Leben LERNEN
Klett-Cotta

Zu diesem Buch

Seit Jahren übersteigt der Bedarf an ambulanter Psychotherapie das Angebot bei Weitem. Um das Behandlungsangebot zu verbessern, wurden seit 2017 die Rahmenbedingungen für Gruppentherapie attraktiver gestaltet. Mit diesem Praxisbuch liegt nun ein umfassender Überblick über die Themen vor, die für eine tiefenpsychologisch fundierte Gruppentherapie von Bedeutung sind. Die Gruppen-erfahrenen Autorinnen geben zum einen ihr Wissen zu den theoretischen und methodischen Hintergründen sowie den Rahmenbedingungen und besonderen Herausforderungen von Gruppentherapien weiter und erklären zum anderen praxisnah und anschaulich die psychodynamischen Interventionsschritte. Ein gut gefüllter Werkzeugkoffer lädt neben den klassischen Herangehensweisen auch zu erlebnisaktivierenden Methoden für einzelne Teilnehmer:innen und auch die Gesamtgruppe ein.

Die Reihe »Leben Lernen« stellt auf wissenschaftlicher Grundlage Ansätze und Erfahrungen moderner Psychotherapien und Beratungsformen vor; sie wendet sich an die Fachleute aus den helfenden Berufen, an psychologisch Interessierte und an alle nach Lösung ihrer Probleme Suchenden.

Alle Bücher aus der Reihe ›Leben Lernen‹ finden Sie unter:
www.klett-cotta.de/lebenlernen

Inhalt

Vorwort: Eva Jaeggi 11

Einleitung 13

1 Grundsätzliche Überlegungen 17
- 1.1 Warum Gruppentherapie? 17
- 1.2 Wie funktioniert Gruppentherapie? 18
- 1.3 Wann empfiehlt sich Gruppentherapie? 21
- 1.4 Was macht gute Gruppentherapeut:innen aus? 21

2 Theoretische Orientierung 25
- 2.1 Die humanistische Sichtweise 25
- 2.1.1 Ganzheitlichkeit und Ressourcenorientierung 26
- 2.1.2 Resonanz und Authentizität 28
- 2.2 Der psychodynamische Hintergrund 29
- 2.2.1 Übertragungen und unbewusste Beziehungsmuster in der Gruppe 29
- 2.2.2 Foulkes und die Gruppenanalyse 32
- 2.3 Der Beitrag von Yalom 35
- 2.4 Gruppendynamik 38
- 2.4.1 Gruppenphasen 38
- 2.4.2 Rangdynamisches Positionsmodell 39
- 2.4.3 Zusammenfassung 44

3 Eine Gruppe in Planung 45
- 3.1 Formale Rahmenbedingungen 45
- 3.1.1 Anzahl, Frequenz und Dauer der Sitzungen 45
- 3.1.2 Gruppengröße und Vergütung 46
- 3.1.3 Gutachterverfahren 47
- 3.1.4 Kombination von Einzel- und Gruppenbehandlung 47
- 3.1.5 Gruppenangebot im Online-Setting 49
- 3.1.6 Dokumentation 50

3.2 Eigene Rahmenbedingungen ... 50
3.2.1 Schweigepflicht und Verbindlichkeit ... 52
3.2.2 Ausfallhonorar- und Ferienregelung ... 52
3.2.3 Kontakte außerhalb des therapeutischen Settings ... 53
3.2.4 Beendigung der Zusammenarbeit ... 53
3.3 Zusammenstellung einer neuen Gruppe ... 54
3.3.1 Vorüberlegungen und Zielgruppe ... 54
3.3.2 Zusammenstellung einer Gruppe mit eigenen oder neuen Patient:innen ... 56
3.3.3 Indikation und Kontraindikation ... 58
3.3.4 Geschlossenes oder halboffenes Setting ... 64
3.3.5 Co-Leitung ... 65
3.4 Vorgespräche und Probatorik für eine Gruppentherapie ... 66
3.4.1 Motivationsförderung und Ermutigung ... 67
3.4.2 Diagnostik im Vorgespräch ... 68
3.4.3 Probesitzungen in der Gruppe ... 69

4 Die Gruppentherapie beginnt ... 70
4.1 Gemeinsamer Anfang ... 70
4.2 Neue Mitglieder kommen hinzu ... 73
4.3 Patient:innen mit Klinikerfahrung ... 74
4.4 Die Sitzordnung ... 76
4.5 Gruppennormen ... 78

5 Der Ablauf einer Sitzung ... 80
5.1 Der Sitzungsbeginn ... 80
5.2 Der mittlere Teil der Sitzung ... 83
5.3 Das Ende der Sitzung ... 84

6 Die mittlere Phase der Gruppe ... 86

7 Fokus unserer Aufmerksamkeit ... 91
7.1 Beachten der Gegenübertragung ... 93
7.2 Nonverbale Signale und verbale Äußerungen ... 96
7.3 Einzelne und die Gruppe als Ganzes ... 98

7.4 Beziehungs- und Interaktionsmuster und Konzentration auf den Inhalt ... 103
7.5 Zusammenfassung ... 105

8 Therapeutisches Vorgehen – psychodynamische Interventionsschritte ... 106
8.1 Klären: die Geschichte verstehen ... 108
8.2 Mitfühlen: Gefühle wahrnehmen und benennen ... 109
8.3 Konfrontieren: Widersprüchliches und Problematisches ansprechen ... 111
8.4 Deuten: Sinn, Funktion und Genese verstehen ... 114
8.5 Durcharbeiten: Hindernisse vor der Umsetzung bearbeiten ... 119
8.6 Umsetzen: Verhalten in der Gruppe und im Alltag verändern ... 122

9 Gruppenbezogene Steuerung ... 125
9.1 Aktivität: zurückhalten oder intervenieren? ... 126
9.2 Ansprechen, was fehlt: Abwehr und Unbewusstes ... 129
9.3 Atmosphäre: Energielevel und Stimmung ... 132
9.4 Die drei Dimensionen des Gruppenleitens im Überblick ... 137

10 Werkzeugkoffer ... 139
10.1 Die Rolle des Körpers bei der Erlebnisaktivierung ... 141
10.2 Das Vorgehen bei einer Einzelarbeit in der Gruppe ... 142
10.3 Erlebnisaktivierende Techniken zu Einzelarbeiten in der Gruppe ... 147
10.3.1 Die Arbeit mit dem leeren Stuhl ... 148
10.3.2 Rollenspiele ... 153
10.3.3 Psychodramatische Aufstellungen ... 154
10.3.4 Aufstellungen von Systemen mit Figuren ... 157
10.3.5 Arbeit mit inneren Persönlichkeitsanteilen ... 158
10.3.6 Abgewehrte Aggressionen ausdrücken ... 161
10.3.7 Timeline-Arbeit ... 164

10.4 Erlebnisaktivierende Techniken für die ganze Gruppe ... 164
10.4.1 Runden ... 165
10.4.2 Awareness in der Gruppe ... 165
10.4.3 Kontaktübungen ... 167
10.4.4 Imaginationsübungen ... 170
10.4.5 Ressourcenorientierte Imaginationen ... 174
10.4.6 Symbole und Identifikationsübungen ... 178
10.4.7 Malen und Gestalten ... 179
10.4.8 Soziometrische Aufstellungen ... 181
10.4.9 Arbeit in Kleingruppen ... 183
10.4.10 Übung zu Gruppennormen ... 184
10.4.11 Feedback und Sharing ... 185
10.5 Psychoedukation und Informationsvermittlung ... 188

11 Herausfordernde Situationen im Gruppenprozess ... 190
11.1 Einzelne scheinen nicht in die Gruppe zu passen ... 190
11.2 Rütteln am Rahmen ... 195
11.3 Schweigen in der Gruppe ... 196
11.4 Rückzugstendenzen eines Gruppenmitglieds ... 199
11.5 Ein Gruppenmitglied nimmt zu viel Raum ein ... 201
11.6 Zu viele Anliegen in einer Sitzung ... 203
11.7 »Die Probleme der anderen belasten mich zu stark.« ... 205
11.8 Zwei haben ein Geheimnis ... 207
11.9 Kollision mit eigenen Werten ... 209
11.10 Selbstgefährdung einer Patientin ... 211
11.11 Alkoholkonsum ... 213
11.12 Umgang mit Scham ... 216
11.13 Ein sexueller Übergriff wird berichtet ... 218
11.14 Suizidale Krise ... 223
11.15 Streit ums Ausfallhonorar ... 225
11.16 Verbaler Angriff auf die Gruppenleitung ... 227
11.17 Umgang mit Aggressionen in der Gruppe ... 232
11.18 Spaltung in der Gruppe ... 238
11.19 Co-Leitung und Spaltung ... 242

11.20 Widerstand in Gruppen ... 248
11.21 Hilfe! Die Gruppe löst sich auf! ... 250

12 Die Gruppentherapie endet ... 253
12.1 Gemeinsames Ende einer Therapiegruppe ... 254
12.2 Ende einer Jahresgruppe ... 256
12.3 Einzelne beenden ihre Gruppenteilnahme ... 257
12.4 Das Sitzungskontingent eines Gruppenmitglieds läuft aus ... 261
12.5 Die Gruppenleitung beendet die Gruppe ... 261

13 Anhang ... 263
Formale Voraussetzungen zum Erwerb der Fachkunde: Erlangen der Abrechnungsgenehmigung für Gruppenpsychotherapie ... 263
Fragenkomplexe für das Vorgespräch ... 264
Beispiel eines Gruppenvertrages für eine Therapiegruppe ... 267
Übung zur achtsamen Wahrnehmung des Körpers ... 269

Literaturverzeichnis ... 271

Vorwort

Man muss nur die ersten Absätze dieses Buches lesen, um festzustellen, dass man es in dieser Einführung in eine moderne Gruppenpsychotherapie mit dem Ergebnis langjähriger Arbeit von zwei sehr erfahrenen Gruppentherapeutinnen zu tun hat.

Neben einer allgemeinen Einführung in Gruppendynamik und verschiedene Theorien des gruppentherapeutischen Prozesses bekommt man eine Übersicht in Grundlagen wichtiger Therapieschulen wie z. B. die humanistischen Therapien und – vor allem – in tiefenpsychologisch wichtige Konzepte. Denn diese Form der Gruppentherapie ist vor allem tiefenpsychologisch fundiert – allerdings eben unter Einschluss anderer theoretischer Perspektiven und praktischer Methoden.

Es werden sehr viele Themen dieser vielschichtigen und komplizierten Behandlungsform dargestellt: angefangen bei basalen Überlegungen einer Gruppentherapeutin oder eines Gruppentherapeuten, wie die möglichst gute Zusammenstellung einer Gruppe, die Gestaltung der ersten Sitzungen und einer möglichst günstigen Platzverteilung, bis hin zu besonders schwierigen Momenten, wie solchen, wo Gruppenmitglieder eine völlig unterschiedliche Wertordnung vertreten, heimliche Alkoholiker sind, andere Geheimnisse haben, Ausfallhonorare nicht zahlen wollen und ähnlich problematische Situationen.

Was das Buch für mich am interessantesten macht, ist die Tatsache, dass hier ganz selbstverständlich auf dem Boden einer gut erklärten psychoanalytischen Theorie eine Vielfalt von psychotherapeutischen Methoden dargestellt wird, die sich in anderen therapeutischen Zusammenhängen schon als wirksam und oft erlebnisvertiefend erwiesen haben. Rollenspiele, Imaginationsübungen, Körperübungen – dies alles wird sehr eindrucksvoll beschrieben und eingepasst in den immer wieder klar benannten Rahmen theoretischer psychoanalytischer Konstrukte und mit nachvollziehbaren Falldarstellungen illustriert.

Das alles wird lebendig und detailreich dargestellt. Der Sprachstil der Autorinnen weicht in wohltuender Weise vom oft etwas hölzernen Stil üblicher Handbücher und wissenschaftlicher Darstellungen ab, sodass das Lesen ein Vergnügen ist.

Wie in manch anderen Veröffentlichungen wird auch hier klar, dass moderne Psychotherapeut:innen die Kunst beherrschen müssen, sich zwar an einem theoretischen Konzept zu orientieren, aber flexibel in der Auswahl der praktischen Methoden situationsspezifisch zu reagieren. Es genügt nicht, sich nur innerhalb eines einzigen schulenspezifischen Behandlungsparadigmas zu bewegen, der Beruf der/des Psychotherapeut:in verlangt in unserer Zeit mehr. Ganz andere Schichten der Bevölkerung als noch vor 50 oder gar 100 Jahren wollen mittels einer Psychotherapie seelisches Gleichgewicht erlangen; es gibt andere Kontextvariablen zu beachten, sehr unterschiedliche Charakterstrukturen und Störungsbilder verlangen breitere Behandlungsmöglichkeiten. In diesem Sinn ist unser Beruf sehr viel komplexer geworden, als er noch vor einigen Jahrzehnten war. Die neue Ausbildungsordnung trägt dem auch Rechnung – aber nicht jeder und jedem ist ganz klar, warum und in welcher Weise er/sie eine größere Breite an theoretischen und behandlungsspezifischen Konzepten erlernen soll.

Für die Gruppentherapie findet man im Buch von Sigrid Pape und Marie-Luise Langenbach nun in sehr eindrucksvoller Form eine klare Antwort auf die Frage, warum es sehr hilfreich ist, sich mit unterschiedlichen Konzepten zu befassen – auch wenn man sich dafür entscheidet, psychoanalytische Konstrukte als günstige Leitlinie des Denkens zu betrachten. Die Bereicherung, die das therapeutische Vorgehen dadurch erhält, die Flexibilität und Lebendigkeit wird der Leserin und dem Leser sehr eindrucksvoll vor Augen geführt.

Ein Buch, das jeder Gruppentherapeut, jede Gruppentherapeutin sehr sorgfältig studieren sollte!

Eva Jaeggi

Einleitung

Seit vielen Jahren haben wir, die beiden Autorinnen, viel Freude daran, Patient:innen in unseren tiefenpsychologisch fundierten Gruppen zu behandeln. Darüber hinaus sind wir in der Aus- und Fortbildung von Kolleg:innen tätig, die das Handwerk oder die Kunst der tiefenpsychologisch fundierten Gruppentherapie erlernen möchten.

Immer wieder wird uns dabei die Frage gestellt: Was genau macht ihr da? Wie macht ihr das? Was leitet euch in der Entscheidung für eure Interventionen? Was ist eigentlich das Spezifische an diesem Ansatz? Und: Wo kann man das nachlesen?

Um diese Fragen zu beantworten, haben wir das vorliegende Buch geschrieben. Doch schon bei der Planung dieses Projekts wurde uns immer mehr bewusst: Gruppen leiten ist doch eine Kunst, ein schöpferischer Akt, der im Moment entsteht und der nur schwer in Regeln festzuhalten ist. Wir sind beim Versuch, die tiefenpsychologisch fundierte Gruppentherapie zu beschreiben, mit einer großen Komplexität konfrontiert, die sich nicht so einfach in ein Handlungsrezept pressen lässt.

Viele Autor:innen vor uns haben Konzepte und Methoden für die Gruppenarbeit entwickelt: 1905 arbeitete Joseph Pratt auf einer Tuberkulosestation mit Gruppen von Erkrankten, die durch die Gruppenarbeit schneller gesundeten. Es folgte Trigant Burrow, der zwischen 1924 und 1927 Texte zur psychoanalytischen Gruppenbehandlung veröffentlichte und den Begriff »group analysis« prägte. Jakob Moreno, in den 20er-Jahren der Begründer des Psychodramas, verwendete 1931 als Erster den Begriff »Gruppentherapie«.

Wilfried Bion, S.H. Foulkes, Irvin Yalom und in den frühen 70er-Jahren schließlich, im deutschsprachigen Raum, Anneliese Heigl-

Evers und Franz Heigl entwickelten und differenzierten – jede und jeder mit einem ganz eigenen Beitrag – das Potenzial der psychoanalytischen Behandlung in Gruppen (Gephart 2009). Theorien der Gruppendynamik wurden von Kurt Lewin ab 1939, später von Raoul Schindler mit seinem Rangdynamischen Modell entwickelt. Auch Jakob Moreno gehört zu den Gruppendynamiker:innen. Wesentliche Erkenntnisse und Erfahrungen in der Behandlung von Gruppen gehen zudem auf die Encounter-Bewegung in den USA der 60er- und 70er-Jahre zurück, in der Carl Rogers, der Begründer der klientenzentrierten Gesprächspsychotherapie, und Fritz und Laura Perls, die Begründer:innen der Gestalttherapie, eine wichtige Rolle spielten.

Doch wie verorten wir als tiefenpsychologisch arbeitende Gruppentherapeut:innen uns auf dem Hintergrund all dieser berühmten »Mütter und Väter« der Gruppenpsychotherapie[1]?

In unserer langjährigen Arbeit in und mit Gruppen haben wir eine intuitive Handlungssicherheit gewonnen. Sie leitet uns bei all den kleinen Entscheidungen in Gruppensitzungen. Oft konnten wir erst im Nachhinein, wenn wir über den Gruppenprozess und unsere Interventionen nachdachten, Gründe für unser Handeln formulieren und daraus nach und nach die Beschreibung unserer individuellen, persönlich gewachsenen Methode entwickeln.

Aber wie beginnt dieser Prozess? Und wie können wir diesen Professionalisierungsprozess voranbringen? Was können wir Kolleg:innen und Ausbildungskandidat:innen an die Hand geben, die beginnen wollen, mit Gruppen zu arbeiten, und denen die Erfahrung noch fehlt? Schließlich handelt es sich doch um eine professionell erlernbare Tätigkeit, um ein Handwerk oder »Sprechwerk« – mit einer dazugehörigen Genehmigung und Abrechnungsziffern der KV.

In diesem Buch beschreiben wir das theoriegeleitete »Handwerk« tiefenpsychologisch fundierter Gruppentherapie systematisch, prozess- und handlungsorientiert für die Praxis. Wir sind dabei im Wesentlichen von unseren eigenen praktischen Erfahrungen als

1 Die Bezeichnungen Gruppenpsychotherapie und Gruppentherapie werden im Folgenden gleichbedeutend verwendet.

Gruppentherapeutinnen und zum Teil auch von Diskussionsbeiträgen befreundeter Kolleg:innen aus dem Großraum Hamburg ausgegangen, mit denen wir uns seit mehr als zehn Jahren in einem regelmäßigen fachlichen Austausch befinden.

Nach einem kurzen Überblick über die theoretischen Hintergründe stellen wir die formalen und inhaltlichen Rahmenbedingungen von tiefenpsychologisch fundierter Gruppentherapie vor. Diese Kapitel werden besonders für diejenigen unter unseren Leser:innen interessant sein, die gerade dabei sind, eine Therapiegruppe zu planen und neu einzurichten.

Der weitere Aufbau des Buches orientiert sich am Verlauf einer Gruppentherapie: Die Planung, der Beginn der Gruppe, der Ablauf einer Sitzung, der Gruppenprozess und schließlich das Ende der Gruppentherapie.

Wir haben den Versuch unternommen, durch das Erkennen von Mustern Ordnungskategorien zu entwickeln, die uns hilfreich erschienen, um sich im Dschungel der Komplexität einer Therapiegruppe mit den daran beteiligten Menschen und ihren Problemen zurechtzufinden:

Zunächst beschäftigen wir uns damit, **worauf** wir als Therapeut:innen während einer Gruppensitzung unsere Aufmerksamkeit richten, um daraus mögliche Interventionen zu entwickeln. Dann geht es darum, **was** das therapeutische Vorgehen in einer Gruppe ausmacht, und anschließend wenden wir uns der Frage zu, **wie** wir als Gruppentherapeut:innen die Prozesse in einer Gruppe so steuern können, dass eine positive Entwicklung der einzelnen Patient:innen unterstützt wird.

Im darauffolgenden Teil des Buches stellen wir eine Vielzahl von therapeutischen »Werkzeugen« bzw. Techniken der Bearbeitung vor, die in bestimmten Situationen in der tiefenpsychologischen Gruppentherapie eingesetzt werden können, um den Zusammenhalt der Gruppe zu fördern, erlebnisaktivierend zu wirken oder innere Prozesse äußerlich sicht- und behandelbar zu machen.

Abgerundet wird dieses Praxisbuch durch ein Kapitel, in dem wir Situationen aus unseren Therapiegruppen zusammengetragen haben, in denen wir uns vor besondere Herausforderungen gestellt sahen. Leser:innen, die schon Erfahrung mit Gruppenleitung haben, werden hier sicher einige Situationen wiedererkennen.

Über das ganze Buch hinweg haben wir eine Vielzahl von Beispielen – positive und weniger positive – aus unseren Gruppensitzungen eingefügt: Wir haben sozusagen ein Fenster zum Gruppenraum geöffnet, durch das Sie hineinschauen können. Sowohl die Namen der beteiligten Patient:innen als auch etwaige Lebensumstände wurden dabei anonymisiert.

Wir würden uns freuen, wenn Sie sich durch unser Buch zum Nachdenken, Nachspüren und zum Entwickeln und Verfeinern eines eigenen psychotherapeutischen Stils in der Gruppenleitung angeregt fühlen.

Wir hatten viel liebevolle Unterstützung und möchten uns ganz herzlich dafür bedanken: bei Eva Jaeggi und Klaus Semmler, die uns mit ihrer psychoanalytischen Kompetenz durch das Lesen des Manuskriptes unterstützt haben, bei Hartwig Giese, Thomas Weghmann, Irene Stratenwerth, Heike Platow-Kohlschein, Andrea Gottschalk, Manfred Klingele-Pape und Charli Pape, die das Manuskript mit viel Wertschätzung gelesen und kritisiert haben, bei Frau Treml vom Klett-Cotta Verlag, die alle unsere Fragen geduldig beantwortet und den Text für uns lektoriert hat, bei den Kolleg:innen aus unserem Gruppentherapie-Netzwerk für die Anregungen, bei Michaela Simon, Gitta Forsbach, Angela-Birgit Maass und Eberhard Binder für die Erlaubnis, Beispiele aus ihrer Praxis zu verwenden – und bei unseren Gruppenpatientinnen und -patienten, die uns immer wieder herausfordern und weiterbringen.

Und nun: Viel Spaß beim Lesen!

KAPITEL 1

Grundsätzliche Überlegungen

1.1 Warum Gruppentherapie?

Eine psychotherapeutische Gruppe stellt einen Mikrokosmos dar, der dem sozialen Gefüge ähnelt, in dem wir uns in unserem Alltag bewegen bzw. in dem wir in der Vergangenheit aufgewachsen sind. Früher erworbene und heute nicht mehr günstige, dysfunktionale Interaktionsmuster werden in der Gruppe sichtbar und können dort effektiv behandelt werden. Ein solches soziales Gefüge ist im dyadischen Setting einer Einzeltherapie nicht herstellbar. Unter einem dysfunktionalen Beziehungs- oder Interaktionsmuster werden unbewusst gestaltete Interaktionen verstanden, die selbst- oder fremdschädigend sind. Sie entstehen meist in der frühen Kindheit und enthalten negative Überzeugungen über sich selbst (z. B.: Ich bin wertlos oder nicht liebenswert), über andere Menschen (z. B.: Die wollen mich ausnutzen; oder auch: Ich bin abhängig von deren Wohlwollen) und die Welt (z. B.: Die Welt ist gefährlich und bedrohlich). Einerseits führen diese Überzeugungen zu inneren Konflikten (z. B. Kontrolle vs. Unterwerfung oder Identitätskonflikte), andererseits werden Beziehungen unbewusst immer wieder so gestaltet, dass die Überzeugungen validiert werden. Die Erkenntnis und Bearbeitung dieser unbewussten Überzeugungen verändern das Leben der Patient:innen.

Ein weiterer wichtiger Aspekt der Arbeit in der Gruppe ist folgender: Die Therapeutin oder der Therapeut wird immer auch als eine Person wahrgenommen, die in ihrer Berufsrolle kommuniziert und handelt. Hinweise oder Ratschläge von Mitpatient:innen werden anders wahrgenommen als Ratschläge von therapeutischer Seite – oftmals werden sie als authentischer und glaubwürdiger empfunden, da sie aus eigener Erfahrung und nicht aus einem theoretischen Hintergrundwissen stammen. Viele der von Irvin Yalom (2005) für die Gruppentherapie beschriebenen Wirkfaktoren sind nicht in erster Linie von der Einwirkung eines Therapeuten oder einer Therapeutin abhängig, sondern entfalten in einer gut arbeitenden Gruppe quasi »von allein« ihre therapeutische Wirkung.

Von Seiten der Krankenkassen werden ökonomische Argumente für die Förderung von Gruppentherapie angeführt: In den letzten Jahren wurde viel dafür getan, gruppentherapeutische Angebote zu erleichtern, z. B. durch den Wegfall des Gutachterverfahrens. Zudem wurde das Angebot von Gruppentherapien finanziell attraktiver gemacht.

Wenn man den hohen Bedarf an Psychotherapie, die langen Wartezeiten auf einen Platz und die psychotherapeutische Versorgungslage in Deutschland betrachtet, so ist das Bestreben der Krankenkassen, gruppentherapeutische Angebote zu fördern, nachvollziehbar: Statt einer behandlungsbedürftigen Person in 50 Minuten können neun Patient:innen in 100 Minuten behandelt werden – das bedeutet eine Steigerung der Versorgung um mehr als das Vierfache.

1.2 Wie funktioniert Gruppentherapie?

Tiefenpsychologisch fundiert arbeitende (TP-)Gruppen, die über eine Krankenkasse finanziert werden, bieten einen zeitlichen Behandlungsrahmen von ca. zwei Jahren und unterliegen bestimmten, von der KV vorgegebenen Regeln, die in der Psychotherapie-Leitlinie, wie z. B. im Faber-Haarstrick-Kommentar beschrieben, nachzulesen sind (Diekmann et al. 2020).

Die TP setzt einen Behandlungsfokus auf dysfunktionale Beziehungsdynamiken und strukturelle Defizite, mit dem Ziel, durch deren Sichtbarmachung, Verständnis und Veränderung das Leiden der Patient:innen zu verringern. Unter Beachtung von Übertragung, Gegenübertragung und Widerstand wird vorwiegend konflikt- bzw. strukturzentriert gearbeitet. Regression wird nicht gefördert, sondern angesprochen, dadurch bewusst gemacht und begrenzt.

Für jede Patientin und jeden Patienten wird vor Beginn der Gruppe ein individueller *Behandlungsfokus* bzw. ein *Behandlungsziel* bestimmt, der bzw. das in der Gruppe in seiner je aktuellen Wirksamkeit untersucht wird. Ziel für die einzelnen Teilnehmer:innen ist eine Symptomreduktion und begrenzte Änderung ihres Verhaltens und ihrer Gefühle im Lebenskontext. Dies soll erreicht werden durch ein tieferes Verständnis der Symptomatik, die in Zusammenhang mit symptomauslösenden Situationen, den darin wirksamen Beziehungsdynamiken und biografischen Beziehungserfahrungen gesetzt wird. Dabei erscheinen die Mitpatient:innen als wichtige, antwortende Dialogpartner:innen. Ihre Reaktionen im Fühlen, Denken und Verhalten geben Aufschlüsse über die Abwehr – die eigene und die des Gegenübers. Ihre Reaktionen eröffnen den Weg zu dahinterliegenden Affekten und dadurch zur unbewusst gerade wirksamen *Beziehungsdynamik.*

Darüber hinaus bietet die Gruppenpsychotherapie die Möglichkeit, gewonnene Erkenntnisse, besonders im interaktionellen Bereich, direkt im Hier und Jetzt der Gruppe in Handlung umzusetzen, sozusagen im geschützten Rahmen der Gruppe Probe zu handeln, bevor dies auch in den Alltag der Patient:innen umgesetzt werden kann.

Die Therapeutin bzw. der Therapeut gibt der Gruppe einen Rahmen, eine Struktur, eine Richtung, findet nicht nur mentalisierend

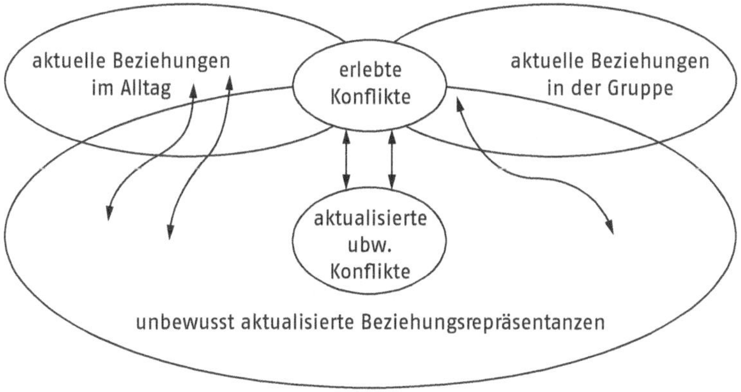

Abbildung 1: TP-Vorstellung der Verbindung zwischen aktuell und biografisch erlebten Beziehungen und Konflikten

Worte für die unbewusst oder vorbewusst im Raum sich entfaltenden Themen, sondern bietet auch Interventionen zur Bearbeitung an. Sie oder er unterstützt den direkten Austausch, die Interaktionen der Teilnehmenden untereinander, stellt vertiefende Fragen an die Gruppe oder Einzelne und kann auch – je nach Wissen und Erfahrung – erlebnisaktivierende Techniken in die Behandlung integrieren, die in den letzten Jahrzehnten in der Gestalt-, Körper- und Familientherapie bzw. in der Kommunikationspsychologie entwickelt wurden und die in der tiefenpsychologisch fundierten Gruppenpsychotherapie effektiv und wirksam angewendet werden können. »Es wird je nach Bedarf Achtsamkeit stärkend, kognitiv und erklärend, psychoedukativ, stabilisierend und ressourcenorientiert, stützend, suggestiv, emotionsaktivierend und störungsspezifisch gearbeitet« (Trautmann-Voigt 2013, S. 16).

Die aktuell in die Gruppe eingebrachten Themen, Erfahrungen und Erlebnisse werden antwortend aufgenommen. Die anderen Patient:innen werden ermutigt, sich mit ähnlichen Erfahrungen zu äußern oder in Resonanz (Wie kommt das bei mir an? Was macht es mit mir?) zu gehen. Das hat in der Regel eine entlastende Wirkung, das betroffene Gruppenmitglied fühlt sich gesehen und verstanden.

Im Laufe der Behandlung werden biografische Verbindungen gefunden zwischen dem Erzählten/Erlebten und längst vergangenen, schmerzhaften Erfahrungen, die in unbewusste Beziehungsmuster geführt haben. Dies lässt eine Gruppe fast automatisch mitfühlend reagieren und verifiziert das Erleben des jeweiligen Gruppenmitglieds.

Im späteren Verlauf ist es dann oft möglich, die unbewussten Eigenanteile der Patient:innen an misslingenden Beziehungserfahrungen im privaten oder beruflichen Feld zu erarbeiten. Von tiefer Scham bis zu erkennender Heiterkeit – alle Gefühle werden von der Gruppe beantwortet und erleichtern in der Regel die Integration in das veränderungsbereite System des Patienten oder der Patientin.

1.3 Wann empfiehlt sich Gruppentherapie?

Die Frage der Indikation für eine Gruppentherapie gerät in der Literatur häufig zur Frage nach der Gruppenfähigkeit von Patient:innen. Grundsätzlich erscheint es aber fraglich, ob man die Frage, ob eine Person »gruppenfähig« ist, in dieser Allgemeinheit überhaupt beantworten kann. Michael Hayne (1998) legt dazu dar, dass die Frage der »Gruppenfähigkeit« von Patient:innen häufig zur Frage der Passung zwischen Gruppenmitglied und Therapeut:in gerät bzw. auch mit einem blinden Fleck oder einer eigenen Problematik der jeweiligen Therapeutin oder des Therapeuten zu tun haben kann. Während die Frage, ob ein Patient oder eine Patientin grundsätzlich »gruppenfähig« ist, womöglich in eine Sackgasse führt, ist die Frage der Differenzialindikation äußerst sinnvoll und zielführend. »Passt *diese* Patientin oder *dieser* Patient in *diese* spezifische Gruppe?« bzw. »Ist *diese* spezifische Gruppe für *diese* Patientin oder *diesen* Patienten passend?« – diese Fragen müssen wir uns stellen, und sie sind, auch mit viel Erfahrung, nicht immer eindeutig zu beantworten. Das gilt natürlich besonders für eine Gruppe, die noch im Stadium der Planung ist, mit der wir also noch keine persönlichen Erfahrungen haben. So stellen wir immer wieder fest, dass wir auch als erfahrene Gruppentherapeut:innen Fehlentscheidungen treffen können, sodass Patient:innen nach kurzer Zeit wegen fehlender Passung wieder aus der Gruppe ausscheiden (vgl. Kap. 3.3.1).

1.4 Was macht gute Gruppentherapeut:innen aus?

Diese Frage ist gar nicht so leicht zu beantworten. In unseren Seminaren mit jungen Kolleg:innen ist es uns immer wichtig zu betonen, dass es viele verschiedene »gute« Arten gibt, eine Gruppenpsychotherapie durchzuführen, und dass im Grunde der eigene persönliche Stil dabei gefunden werden muss. Wir haben großes Vertrauen in den Prozess, dass sich zueinander passende Patient:innen und Therapeut:innen finden und dass die als stimmig empfundene Begegnung der beiden Seiten entscheidend zu einer positiven Prognose beiträgt.

Gruppentherapie verläuft anders als Einzelbehandlung und erfordert neues Wissen und anderes Handeln. Die Therapeutin oder der Therapeut braucht natürlich eine fundierte, gute Ausbildung und dazu ist es aus unserer Sicht absolut notwendig, Gruppentherapie zuvor auch als Teilnehmer:in erlebt zu haben und die ersten Gruppen unter Supervision zu leiten.

Die wichtigste persönliche Voraussetzung gegenüber der Arbeit im Einzelsetting ist, dass man »Lust auf Gruppe« hat. Das Geschehen in einer Gruppe ist sehr viel komplexer und unübersichtlicher als in einem einzeltherapeutischen Setting. Wir müssen diese Überkomplexität durch Fokussierung und Steuerung reduzieren. Ständig treffen wir kleine und größere Entscheidungen, wie etwa: Worauf richtet sich der Fokus meiner Aufmerksamkeit? Halte ich mich zurück, weil ein produktiver Gruppenprozess im Gang ist, oder sollte ich steuernd intervenieren? Wende ich mich Einzelnen zu oder richte ich mich an die ganze Gruppe? Fallen mir nonverbale Äußerungen auf, die angesprochen werden sollten? Ob die Entscheidung dann »richtig oder falsch« getroffen ist, lässt sich in der Regel nicht eindeutig sagen und erfordert von uns den Mut zur intuitiven Entscheidung und zum Unperfektsein.

Dazu gehört, dass man eine gewisse Ambivalenz- bzw. Ambiguitätstoleranz und Spaß an der Komplexität des Gruppengeschehens hat und dass man sich zutraut, auch Unsicherheiten, mitunter sogar das Gefühl von Kontrollverlust, ertragen zu können. Das höhere Aktivierungsniveau in einer tiefenpsychologisch fundiert arbeitenden Gruppe sollte man genießen können.

Aus dem eben Gesagten geht hervor, dass eine Fähigkeit zum Fokussieren hilfreich ist sowie auch eine gute Balance zwischen der Fähigkeit, sich innerlich vom Geschehen zu distanzieren, um den Überblick zu behalten, und der Bereitschaft, in bestimmten Situationen (z. B. bei der Verletzung von Rahmenbedingungen oder beim Schutz einzelner Gruppenmitglieder) schnell aktiv die Führung zu übernehmen.

In der Arbeit mit Gruppen werden wir nicht nur als Therapeut:innen, sondern auch als Menschen mit unseren Stärken und Schwächen sichtbarer als in einer Einzeltherapie. Wir sind sichtbar in unseren Haltungen und Reaktionsweisen, und auch die unbewusst durch uns mitvermittelten Normen und Haltungen spielen eine Rolle im Therapieprozess. Die Gefahr eines Machtmissbrauchs durch das Etablieren von Gruppennormen sollte dabei mitbedacht werden. (Strauß 2017, S. 79 ff.) Deshalb ist begleitende Super- oder Intervision zur Untersuchung der unbewusst wirksamen Dimensionen der Arbeit wichtig und kann mit Interesse und Freude verfolgt werden.

Ein Therapeut oder eine Therapeutin braucht ein authentisches, integres Auftreten. Offenheit und Toleranz sind wie in der Einzelbehandlung wichtige Voraussetzung für das Gelingen eines konstruktiven Arbeitsbündnisses. In der Gruppe kommt die Anforderung hinzu, möglichst alle Gruppenmitglieder mit »gleicher« Zuwendung zu behandeln. Die Gruppenmitglieder orientieren sich an uns, wir haben eine Modellfunktion und müssen uns daran messen lassen, ob wir die Dinge, die wir inhaltlich vertreten, auch selbst verkörpern. Das beginnt bei den Rahmenbedingungen, die wir für die Gruppe aufstellen: Der therapeutische Umgang mit Pünktlichkeit, Klarheit und Verlässlichkeit, Verbindlichkeit im Einhalten von Fristen für Weiterbewilligungen etc. ist ein entscheidender Faktor, der der Gruppe eine stabile, vertrauensvolle Basis gibt und für die Teilnehmer:innen auch eine Vorbildfunktion im Hinblick auf den eigenen Umgang mit Verlässlichkeit und Integrität in ihrem Alltag hat. Dies ist für Patient:innen, die zumindest zum Teil in einem Umfeld aufgewachsen sind, in dem Verlässlichkeit und Bindungssicherheit nicht selbstverständlich waren, besonders wichtig.

Natürlich haben wir nicht nur im Hinblick auf einzuhaltende Rahmenbedingungen eine Orientierungsfunktion. Auch bei der Art, wie wir z. B. mit Konflikten umgehen, ob wir in der Lage sind, uns selbstkritisch zu reflektieren, ob wir Emotionen zeigen und regulieren und auch belastende Themen aushalten können, ob wir Schwächere schützen und Aggressionen begrenzen können, wo wir mitlachen und wo nicht – es gibt viele Gelegenheiten in einer Gruppentherapie, bei denen wir als Therapeut:innen in unseren Haltungen und Lebenseinstellungen sichtbar werden.

Wir arbeiten als unvollkommene Menschen mit Menschen, und

der liebevolle Umgang mit eigenen Schwächen ist nicht nur in seiner Modellfunktion wertvoll. Wir sollten bereit und in der Lage sein, gut mit Kritik umzugehen. Eine Portion Humor kann dabei helfen.

KAPITEL 2

Theoretische Orientierung

Bevor wir uns nun einzelnen Aspekten der tiefenpsychologischen Arbeit mit Therapiegruppen zuwenden, halten wir es für notwendig, einen Blick auf den theoretischen Hintergrund zu werfen. Wie sieht die Theorie aus, die unserer praktischen Arbeit zugrunde liegt, uns Orientierung und Halt gibt bei der Entscheidung für Fokus und Interventionen?

Die tiefenpsychologisch fundierte Arbeitsweise, die zu Beginn und über lange Jahre als »abgespeckte« Form der Psychoanalyse angesehen wurde (Kumbier 2008), hat sich inzwischen längst zu einer eigenständigen Therapieform entwickelt. Basierend auf den grundlegenden Prinzipien der Psychoanalyse hat sie Einflüsse aus anderen Therapieschulen integriert und zum Wohle der behandelten Patient:innen fokussiert in Anwendung gebracht – so auch in der Gruppenpsychotherapie.

Unser Blick richtet sich dabei vor allem, neben der psychodynamischen, auf zwei weitere theoretische Richtungen, die sich in unserer Haltung und Vorgehensweise widerspiegeln: die humanistische und die gruppendynamische.

2.1 Die humanistische Sichtweise

Die humanistische Psychotherapie hat unser[2] Menschenbild geprägt. Sie betont die Selbstaktualisierungstendenz des Menschen: Jeder Mensch hat demnach den Wunsch und die Fähigkeit, sich von innen heraus weiterzuentwickeln und selbst zu verwirklichen. Erst wenn

2 das der Autorinnen

diese Selbstaktualisierungstendenz durch die persönlichen Lebensumstände erschwert oder behindert wird, kommt es zu psychischen Störungen. Verhaltensweisen, die heute als unangepasst oder störend empfunden werden, waren zu früheren Zeiten, in der Kindheit der Betroffenen, sinnvoll oder sogar lebensrettend. Dieser ressourcenorientierte Blick auf die positive Funktion und den Sinn »negativen« Verhaltens prägt die humanistische Grundhaltung, die das Wachstumspotenzial im Menschen betont und nicht defizitorientiert seine psychischen Schwächen. Ressourcenaktivierung im Rahmen einer positiven Beziehungserfahrung wird auch in tiefenpsychologischen Psychotherapien zunehmend als bedeutsamer therapeutischer Wirkfaktor angesehen (Wöller 2015).

2.1.1 Ganzheitlichkeit und Ressourcenorientierung

Mit einem ressourcenorientierten Blick auf Entwicklungsmöglichkeiten werden Menschen als ganzheitliche Lebewesen in einer Körper-Geist-Seele-Einheit verstanden. Bei der Suche nach Veränderungspotenzial werden alle Teile dieser Einheit in den Blick genommen. Die Grundhaltung, in der wir unseren Patient:innen gegenübertreten, ist dabei keine hierarchische, sondern eine Kommunikation auf Augenhöhe, die die Patient:innen als Expert:innen für ihre eigene Lebenswelt versteht und respektiert. Carl Rogers, der Begründer der klientenzentrierten Gesprächspsychotherapie, hat in der Encounter-Bewegung der 60er- und 70er-Jahre ebenso wie Fritz Perls entscheidend zur Entwicklung humanistischer Gruppentherapiekonzepte beigetragen.

Die therapeutische Vorgehensweise, die diesem Menschenbild entspricht, impliziert eine weitgehende Offenheit für das, was wir im Kontakt mit unseren Patient:innen wahrnehmen und erleben, ohne mit einer vorgefassten Theorie oder Wertung an den jeweiligen Menschen und seine geschilderte Problematik heranzugehen. Wir versuchen im Sinne einer phänomenologischen Herangehensweise, die Menschen, die uns als Patient:innen begegnen, erst einmal in ihrem jeweiligen In-der-Welt-Sein kennenzulernen. Gleichzeitig ist es unsere therapeutische Aufgabe, parallel zu dieser phänomenologischen Grundhaltung Hypothesen über die Entstehung und Aufrechterhaltung einer psychischen Problematik zu entwickeln, um unsere Patient:innen bei deren Bearbeitung zu unterstützen. Dabei sollten wir darauf achten, dass diese Hypothesen einen vorläufigen Charakter haben und sich im Laufe der Therapie verändern können.

Diese Haltung verlangt in der Gruppentherapie, unsere Deutungsideen zugunsten einer offenen Wahrnehmung und eines Vertrauens in die Kraft der Gruppe zuweilen hintanzustellen.

Eine junge Patientin, die noch nicht lange Teil der Gruppe war, hatte in der Woche zuvor den gemeinsamen Gruppentag »verschlafen«, was ihr höchst peinlich war. Zur nächsten Sitzung kam sie mit einem selbstgebackenen Kuchen, den sie – quasi als Entschuldigung – während der Sitzung an die Teilnehmenden verteilen wollte. Das »Vergessen« des gemeinsamen Gruppentages rief bei mir (SP) verschiedene Hypothesen auf den Plan: Hatte sie Angst vor der Konfrontation mit den eigenen Problemen? Hatten sich ihre sozialphobischen Tendenzen verstärkt? Vermeidung war ein generelles Problem dieser unsicheren jungen Frau.

Meine Einschätzung, dass sich die bereits »schuldbeladene« Patientin durch ein Ansprechen einer dieser Hypothesen zurückgewiesen fühlen würde oder sogar die Gruppe abbrechen könnte, ließ mich diese möglichen Deutungen zurückstellen. Ich dankte ihr freundlich und schlug vor, uns im Anschluss an die Gruppensitzung eine Viertelstunde Zeit zu nehmen, um den Kuchen gemeinsam zu essen. Ich nahm den »Wiedergutmachungsversuch« der jungen Frau an. Die Patientin fühlte sich wertgeschätzt (korrigierende emotionale Erfahrung) und durch ihre kreative Lösung (wieder) in den Kreis der Gruppe aufgenommen. Etwaige Deutungen wurden auf einen späteren Zeitpunkt vertagt, an dem die junge Patientin eher in der Lage war, eine konfrontierende Deutung anzunehmen.

Ein weiterer Aspekt einer ganzheitlichen Orientierung ist der Einbezug des Körpers in die tiefenpsychologisch fundierte Gruppentherapie: Uns interessiert nicht nur der verbale Austausch in der

Gruppe, sondern auch das, was wir körperlich/sensorisch sowohl bei uns selbst als auch in und an der Gruppe wahrnehmen. So werden wir aufmerksam, wenn wir bei einem Gruppenmitglied Dissonanzen zwischen körperlichem Ausdruck und Gesprochenem spüren. Durch eine Fokussierung auf körperliche Empfindungen können Emotionen verdeutlicht oder vertieft werden.

2.1.2 Resonanz und Authentizität

Resonanz, von Hartmut Rosa (2021) als Gegenteil von Entfremdung beschrieben, bedeutet »widerhallen, ertönen«. Sie entsteht zwischen Menschen, die sich aufeinander beziehen, als körperliche Schwingung, erzeugt eine Atmosphäre und eine psychische Antwort aufeinander, die verbalisiert werden kann. Mit Resonanz ist hier gemeint, dass wir Therapeut:innen uns als »antwortendes« Gegenüber (Heigl-Evers & Heigl 1994) verstehen, indem wir in bestimmten Fällen und in selektiver Offenheit unsere eigene innere Antwort, unsere eigenen Gefühle oder Erfahrungen als Resonanz auf von den Gruppenmitgliedern geschilderte Erfahrungen beisteuern.

Als Leiter:innen einer tiefenpsychologischen Gruppe treten wir also auch als Menschen mit eigenen Emotionen und Reaktionen authentisch in Erscheinung. Die Art und Weise, wie wir uns in Interaktionen verhalten, wann wir Interaktionsprozesse innerhalb der Gruppe laufen lassen und wann und wie wir in diese eingreifen, indem wir z. B. den Rahmen halten, ein Gruppenmitglied schützen oder auch einmal einen Gruppenkonsens in Frage stellen – all dies erzeugt in den Teilnehmenden eine Resonanz, die die Atmosphäre in der Gruppe gestaltet.

Dies passiert natürlich auch in Gruppen anderer therapeutischer Prägung, ob absichtsvoll oder unbewusst, und ist Teil jedes therapeutischen Prozesses.

Nicht nur Patient:innen mit strukturellen Defiziten, sondern auch Patient:innen auf höherem Funktionsniveau scheinen davon zu profitieren, wenn sie in der Person der Therapeutin oder des Therapeuten jemanden erleben, der ihnen – trotz Wissens- und in manchen Fällen Erfahrungsvorsprungs – auf Augenhöhe begegnet.

2.2 Der psychodynamische Hintergrund

Die psychodynamische Sichtweise ergänzt und vertieft die humanistische durch einen theoriegeleiteten Blick auf das Gewordensein des Menschen, die Bedeutung seiner individuellen Geschichte, die sich in seiner Persönlichkeitsorganisation verankert hat und im Heute spiegelt. Vor allem in seinen unbewussten Beziehungsmustern und -erwartungen, die durch Übertragungen und Gegenübertragungen im Hier und Jetzt aktualisiert werden, liegt ein Schlüssel zum tieferen Verständnis heute nicht gelingender Beziehungen oder der Wiederholung immer ähnlichen Schmerzes und vermeintlichen Versagens. Auf welche Weise der Versuch, heute durch Widerstand und Abwehr altem Schmerz zu entgehen, genau wieder in diesen Schmerz führt, wird durch die psychodynamische Sichtweise verstanden, in der Gruppe spür- und sichtbar und schließlich bearbeitbar.

2.2.1 Übertragungen und unbewusste Beziehungsmuster in der Gruppe

Im normalen Gruppengeschehen einer TP-Gruppe beziehen wir uns zunächst auf bewusste Vorgänge. Es werden aktuelle Themen eingebracht, die von und zwischen den Teilnehmer:innen bearbeitet werden. Grenzen der Bearbeitbarkeit, die durch auftretende Widerstände und die Abwehr jedes Gruppenmitglieds gesetzt werden, werden respektiert.

Das sogenannte Unbewusste erscheint dann in der therapeutischen Arbeit nach und nach zunächst in unserem Bewusstsein als Gegenübertragungsgefühl, als plötzlicher Einfall oder Antwort nach längerem Nachdenken über die Funktion oder den Sinn des Verhaltens unserer Patient:innen oder der ganzen Gruppe.[3] Um etwas bisher Unbewusstes in der Gruppe zum Thema zu machen, brauchen

3 Der Prozess vom Unbewussten zum Bewussten in der psychodynamischen Behandlung wurde von William B. Stiles (2002) übersichtlich und verständlich beschrieben.

wir eine Hypothese darüber – die sich entweder auf die ganze Gruppe oder auf einzelne Mitglieder bezieht.

Wenn z. B. vor der Sommerpause nichts mehr geschieht in der Gruppe, kein problematisches Thema mehr angesprochen wird, dann gehen wir davon aus, dass die Gruppe unbewusst Sicherheit erzeugen will, dass wir uns gut verabschieden können und nicht im Streit auseinandergehen. Vielleicht gibt es eine unbewusste Angst, dass jemand nach der Pause nicht wiederkommt. Dies würden wir immer mit einer Wertschätzung verbunden zum Thema machen, also deuten in dem Sinne, dass die Gruppe den Einzelnen wertvoll ist und auf keinen Fall vor der Pause jemand angegriffen werden darf … Es könnten sich dann z. B. Themen wie Trennung der Eltern, plötzliche Verluste, Umzüge in der Kindheit, also Trennungen, die nicht im Vertrauen passierten, dass sich alle wiedersehen werden, anschließen.
Die passende Deutung ist immer abgestimmt auf die Reife und das Thema der Gruppe und natürlich in Übereinstimmung mit unseren Gegenübertragungsgefühlen.

Aber nicht nur die Phänomene der Gesamtgruppe werden gedeutet, sondern auch die einzelner Patient:innen. Dadurch, dass jedes Gruppenmitglied mit seinen Beziehungsmustern in der Gruppe anwesend ist und die anderen permanent in die eigenen unbewussten Muster und damit in Übertragungen einlädt, während diese aber natürlich mit ihren eigenen Beziehungsmustern und -erwartungen unterwegs sind, entsteht eine Dynamik, die im Laufe der Entwicklung der Gruppe z. B. als gegenseitige (Kreuz-)Übertragung sichtbar und mentalisierend besprechbar wird.

Patient M. in einer meiner (ML) Gruppen hatte das Gefühl, er bekomme hier nicht genug. Er erzähle viel von sich, »lasse die Hose runter« und die anderen reagierten kaum und erzählten nichts so Eindrückliches von sich. Zunächst ging er mit großer Aggression gegen einen anderen männlichen Patienten, K., vor, dem er vorwarf, ihn zu beobachten und heimlich zu bewerten, aber sich nicht in die Karten schauen zu lassen. Projektive Unterstellungen folgten. Durch Nachfragen, was genau M. so wütend mache (Klären), was er vom Gegenüber hören wolle, ob er akzeptieren könne, dass das Gegenüber ihn gar nicht negativ bewerte (Konfrontieren) und schließlich, ob er das Gefühl kenne, keine Reaktion von seinem Gegenüber zu bekommen (biografische Spur aufnehmen, fragendes Deuten), konnte M. erzählen, dass er in der Familie immer das Gefühl hatte, besonders zu sein, vom Vater geduldet, aber nicht gewollt. Und dass der Vater ihm nonverbal und über Schweigen seine Ablehnung zeigte. Diese Erkenntnis führte zu einer Entlastung.

Als Nächstes wurde der angegriffene Patient K. gefragt, wie es ihm gehe (Klären). Er sagte, er habe den Eindruck, hier die volle Aggression abbekommen zu haben, und es gehe ihm nicht gut. Er sei unsicher, ob er in der Gruppe richtig sei, er wage nichts mehr zu sagen und fühle sich »in die Ecke gefeudelt«. Auf Nachfrage (biografische Spur) erinnerte er sich an Essenssituationen in seiner Familie mit dem neun Jahre älteren Bruder, der eloquent aus der Schule berichtete, und wie sein Vater ihn zunächst fragte, dann aber immer aggressiver aufforderte, auch etwas aus der Schule zu erzählen. Damals wie eben in der Gruppe bekomme er einen Kloß im Hals (Körpererinnerung) und könne gar nicht mehr richtig denken. Angst, etwas Falsches zu sagen, bestimme die innere Welt, in der eine Weile kein geordneter Gedanke mehr möglich sei (aufdeckendes Arbeiten). Die beiden Männer begriffen, wie sie sich gegenseitig neurotisch bedienten bzw. dass eine »Kreuzübertragung« stattfand.

Da sagte eine Frau, die bis dahin sehr still gewesen war: »Das war bei mir auch so: Meine Schwester war der Liebling meiner Mutter. Ich konnte gegen sie nicht ankommen, nichts Interessantes sagen, wenn sie am Tisch saß. Ich war immer in der Gefahr, beschämt zu werden. Deshalb habe ich mir angewöhnt, nichts zu sagen – und erst recht nicht, wenn ich von meinem Vater aggressiv dazu aufgefordert wurde, der mit mir ein Gegengewicht gegen meine Mutter und meine Schwester bilden wollte – er, der ›Schwache‹, mit mir, der ›Dummen‹. Das war mir peinlich vor den beiden.«

Durch meine Nachfragen an emotional geladenen Stellen im Prozess, woher sie diese (Körper-)Gefühle kennen, erinnerten sich die Gruppenmitglieder wieder an diese alten Erfahrungen. Das zuvor eher unbewusste und intuitive Verhalten wurde in einen neuen Sinnzusammenhang zwischen Ereignissen und Gefühlen in der Gruppe und biografischen Erfahrungen gebracht.

Die sogenannten Kreuzübertragungen, die in Gruppen entstehen, verstehen und auflösen zu können, finden wir, die Autorinnen, sehr wertvoll. Deren Bearbeitung ist etwas Spezifisches in der Gruppentherapie. Sie geben Hinweise auf Beziehungsdynamiken, die im Alltag der Patient:innen schnell und intuitiv entstehen und zu Unverständnis und Leid führen können. Für die Patient:innen ist die liebevolle Art, über Beziehungen nachzudenken mit der selbstverständlichen Annahme, dass jedes Verhalten seinen Sinn hat oder zumindest in früheren Zeiten sehr sinnvoll war und verstanden werden will, sehr hilfreich und entlastend.

Im obigen Beispiel wird bereits sichtbar, dass sich nicht nur Übertragungen auf Eltern oder Autoritätspersonen konstellieren. Die Gruppe lädt durch ihre Struktur auch in Geschwisterrollen und -übertragungen ein. »Geschwisterrollen, ob sie nun auf die Eltern, auf eigene Wahl oder beides zurückgehen, bleiben als Abwehrmechanismus gegen die schlimmsten Konkurrenzgefühle und als Garanten der eigenständigen Identität meist noch lange nach dem Ende der Kindheit bestehen« (Klagsbrun 1993, S. 48). Ebenso können sich Beziehungen zu Geschwistern, die mit fixierten Zuschreibungen verbunden sind, sehr stark – z. B. auf den Selbstwert und das Bewusstsein eigener Stärken und Schwächen – auswirken. Sie finden unbewusst Eingang in die Gruppe, werden lebendig und können dort bearbeitet werden.

2.2.2 Foulkes und die Gruppenanalyse

Ein Blick auf den psychodynamischen Hintergrund der tiefenpsychologischen Gruppentherapie kommt nicht aus ohne eine Würdigung eines der wichtigsten »Väter« der Gruppenanalyse, Sigmund H. Foulkes' (1898–1976) und seines Werkes. Foulkes verband die von

Sigmund Freud als Einzelbehandlung konzipierte Psychoanalyse mit der sozialanthropologischen (Gruppen-)Theorie von Norbert Elias zu seinem Konzept der Gruppenanalyse, der Behandlung von Patient:innen in der Gruppe (Referat Thilo Weiland/Altaussee 2010). Er sah den Menschen als vorrangig soziales Wesen, das sich in unterschiedlichen lebensgeschichtlichen Gruppen zu dem entwickelt, was es ist.

Dementsprechend verschob er den Fokus der analytischen Behandlung von inneren Vorgängen zwischen Persönlichkeitsinstanzen auf die Analyse von Kommunikationsstrukturen zwischen Personen im Gruppenkontext und empfahl die Therapie des Menschen in der Gruppe als vorrangig: »Gruppenpsychotherapie basiert auf der Überzeugung, dass Neurosen und andere psychische Störungen in Wahrheit multipersonale Phänomene sind. Das eigentliche Behandlungsobjekt ist das multipersonale Netzwerk von Kommunikationen und Störungen« (Foulkes 2007a, S. 94).

Jedes Mitglied der Gruppe wird verstanden als Knotenpunkt in diesem Netzwerk, analog der Synapsen in neuronalen Netzwerken. Die Gruppenmitglieder bilden untereinander ein Interaktionsfeld mit bewussten und unbewussten Anteilen. Dieses Interaktionsfeld wird als Matrix bezeichnet, das von jeder Gruppe gruppenindividuell entwickelt wird. Dabei formt und beeinflusst jedes Mitglied die Matrix und wird von ihr beeinflusst, Leiter:innen inbegriffen. Jeder Kommentar eines Mitgliedes kann als Kommentar der ganzen Gruppe verstanden werden, für die das Mitglied in dem Moment Sprachrohr geworden ist. Bei Foulkes ist es die Aufgabe der Therapeutin oder des Therapeuten, die Wechselbeziehung von Individuum und Gruppe systematisch zu verstehen, also zu pendeln zwischen dem Verstehen der Gruppenmatrix und des Gruppenprozesses, der sich im Wandel der Matrix spiegelt, und dem Verstehen der Verschränkung des Einzelnen mit diesem Prozess der Gruppe im bewussten Erleben und seinen unbewussten Dimensionen.

Bei Foulkes besteht die Behandlungsmethode – anders als in der tiefenpsychologischen Gruppentherapie – in der möglichst freien Gruppenassoziation, deren Beiträge gedeutet werden. Darüber hinaus hat er Überlegungen zu Indikation, Gruppengröße, -zusammensetzung und Rahmenbedingungen angestellt, die bis heute grundlegend sind.

Die gruppentherapeutischen Wirkfaktoren bei Foulkes sind:

1. das Bewusstwerden vorher unbewusster Kräfte,
2. die Katharsis,
3. die therapeutische Arbeit mittels Einsicht,
4. die Analyse von Abwehrmechanismen und Widerstandsphänomenen als Faktoren, die auch im Einzelsetting wirksam werden.

Und als rein gruppenspezifische Wirkfaktoren beschreibt er:

5. das gegenseitige Verstandenwerden und Verstehen in der Gruppe, das den Patienten aus seiner sozialen Isolation herausholt,
6. Spiegelphänomene, bei denen der Patient Aspekte seiner selbst im Verhalten und in den Problemen der anderen wiederfinden und durch Identifikation und Projektion genauer betrachten kann,
7. sogenannte Kondensatorphänomene (Damit meint Foulkes die Tatsache, dass in einer Gruppe auch tief unbewusstes Material schneller und umfassender zum Ausdruck gelangen und verstanden werden kann als im Einzelsetting, da die gesamten Assoziationen der Gruppe anregend und entängstigend wirken.)
8. Austausch und Resonanz (Informationsaustausch in der Gruppe hilft allen, die Bedeutung emotionaler Probleme besser zu verstehen.)

Foulkes betonte dabei die Wichtigkeit der Gruppe als Unterstützung bei der anstrengenden Arbeit, die eigene innere Welt zu entdecken und mit narzisstischen Kränkungen umzugehen, die das Akzeptieren von Interpretationen oder Konfrontation durch andere mit sich bringt. Denn in der Gruppe sind diejenigen, die ein Gruppenmitglied möglicherweise mit problematischen Verhaltensweisen konfrontieren, auch gleichzeitig diejenigen, die sich als Identifikationsobjekt anbieten, indem sie aus eigener Erfahrung sprechen und eigene Probleme thematisieren.

Foulkes' Ansatz liegt ein Menschenbild zugrunde, das sich an den Werten von Toleranz und Wertschätzung, Kritikfähigkeit und Selbstkritik, persönlicher und sozialer Verantwortung orientiert und vor dem Hintergrund seiner persönlichen Erfahrung mit dem deutschen Faschismus immer wieder demokratische Erziehungsziele und offenes Weltbürgertum betont. Dieser Werthaltung können wir uns anschließen.

2.3 Der Beitrag von Yalom

Der Psychoanalytiker Irvin D. Yalom hat mit seinem 1970 erstmals auf Englisch erschienenen Buch »Theorie und Praxis der Gruppenpsychotherapie« ein Grundlagenwerk geschaffen, das theoretische Grundlagen, unzählige Fallbeispiele sowie wissenschaftliche Untersuchungen vereint und noch heute als Standardwerk moderner Gruppentherapie gilt. Yalom, der ja auch als Autor philosophisch begründeter Romane bekannt geworden ist, lässt sich schwer einer Theorie zuordnen. Er gewichtet die klinische Relevanz und das Veränderungspotenzial von Gruppentherapie in Bezug auf die jeweilige Zielgruppe weit höher als die Zugehörigkeit zu einer bestimmten Psychotherapieschule, sodass er kaum als klassischer Gruppenanalytiker gelten kann. Im vorliegenden Buch beziehen wir uns häufig auf die folgenden, von ihm erforschten elf Wirkfaktoren, die miteinander interagieren und uns als Gruppentherapeut:innen für das komplexe System einer Gruppentherapie eine erste Art »kognitiver Landkarte« (Yalom 2005, S. 22) bieten:

1. Hoffnung einflößen: Hoffnung in Gruppen entsteht durch die Glaubwürdigkeit des Therapeuten bzw. der Therapeutin und durch die Fortschritte, die die Patientin oder der Patient bei anderen Gruppenmitgliedern wahrnimmt. Dieser Faktor ist oft eine Vorbedingung dafür, dass andere Faktoren überhaupt wirksam werden können.
2. Universalität des Leidens: Viele Patient:innen glauben, nur sie allein hätten belastende oder ängstigende Lebenssituationen, Gedanken, Impulse und Fantasien. Die Relativierung dieser Über-

zeugung durch den Austausch in der Gruppe bringt Erleichterung und Entlastung mit sich und fördert die Selbstakzeptanz.

3. Mitteilung von Informationen: Hierunter versteht Yalom einerseits psychoedukative Unterweisungen über seelische Gesundheit und Krankheit durch die Therapeutin oder den Therapeuten, andererseits auch hilfreiche Anregungen, die sich Patient:innen gegenseitig geben.
4. Altruismus: Anfangs glauben viele Patient:innen, den anderen Gruppenmitgliedern nichts Wertvolles bieten zu können. Doch bald werden engagierte Anmerkungen von Gruppenmitgliedern gern aufgenommen und als besonders glaubwürdig hoch geschätzt. Die Erfahrung, für andere wichtig sein zu können, hebt das Selbstwertgefühl und die Selbstachtung der Gruppenmitglieder.
5. Korrigierende Rekapitulation der primären Familiengruppe: Die meisten Patient:innen haben in ihrer Familie, der ersten und wichtigsten Gruppe, unbefriedigende Erfahrungen gemacht. Für sie ist deshalb die Bewältigung von Problemen in der Gruppe auch ein Durcharbeiten »unerledigter Geschäfte« aus Familie und Vergangenheit. Wichtig dabei ist, dass frühe Familienkonflikte nicht einfach nur wiederholt, sondern korrigierend durchlebt werden.
6. Entwicklung von Techniken des mitmenschlichen Umgangs: Soziales Lernen in Gruppen kann explizit oder indirekt stattfinden. Gruppentherapiepatient:innen, die länger an Gruppen teilnehmen, lernen nachweislich eine Reihe positiver sozialer Fertigkeiten im Umgang mit ihren Mitmenschen. Dazu gehören u. a. Techniken der Konfliktlösung, Toleranz und Einfühlung in andere.
7. Nachahmendes Verhalten: Gruppentherapeut:innen und auch Gruppenmitglieder mit ähnlichen Problemen und guten Therapieerfolgen dienen als Modelle, z. B. für Selbstenthüllung und für Unterstützung. Neue Mitglieder orientieren sich in ihrem Verhalten an »älteren« Gruppenmitgliedern, mit denen sie sich identifizieren können, oder an der Therapeutin bzw. dem Therapeuten.
8. Interpersonales Lernen: Yalom sieht diesen Faktor als besonders wichtig und komplex an; in Fragebögen ist er in »Input« (wie andere einen sehen) und »Output« (wie man mit anderen umgeht) aufgeteilt. Da es den Patient:innen oft an engen zwischenmensch-

lichen Beziehungen fehlt, ist die Gruppe als sozialer Mikrokosmos ein wichtiger Ort für korrigierende emotionale Erfahrungen und ehrliche Rückmeldungen zu ihrem Sozialverhalten und damit für die Entwicklung alternativer Interaktionsmöglichkeiten. Das beinhaltet auch das Durcharbeiten von Beziehungen zu anderen Gruppenmitgliedern und das Erkennen von Übertragungen, wobei Yalom dem Konzept der »genetischen Einsicht« im Sinne frühkindlicher Zusammenhänge eine eher untergeordnete Bedeutung zumisst.

9. Gruppenkohäsion: Der Gruppenzusammenhalt oder das Wir-Gefühl einer Gruppe ist ähnlich wichtig wie die therapeutische Beziehung in der Einzeltherapie. Therapeut:innen investieren viel Energie in den Aufbau von Gruppenkohäsion, weil die Kohäsion eine entscheidende Vorbedingung dafür ist, dass andere therapeutische Faktoren wirksam werden können.
10. Katharsis: Hier geht es um den offenen Ausdruck von intensiven Gefühlen. Katharsis scheint notwendig und wirksam für ein gutes Therapieergebnis zu sein, vor allem wenn der interpersonale Kontext berücksichtigt wird und stützende Gruppenbindungen entstanden sind. Blindes Ausagieren von Gefühlen hat dagegen eher ungünstige Folgen.
11. Existenzielle Faktoren: Gruppen kommen immer wieder auf Themen wie Leben und Tod, Krankheit und Gesundheit, Einsamkeit und Gemeinsamkeit, Verantwortung und Ausgeliefertsein zu sprechen. Erfahrene Gruppenmitglieder betrachten existenzielle Einsichten als bedeutsam für ihre Fortschritte. Die existenziellen Faktoren spielen bei Patient:innen mit lebensbedrohlichen Krankheiten oder bei Hinterbliebenengruppen eine besonders große Rolle.

Über diese Faktoren hinaus betrachtet Yalom die Schaffung und Erhaltung eines sicheren Rahmens, die Schaffung einer Gruppenkultur mit wünschenswerten Gruppennormen und die Konzentration auf die Interaktion im Hier und Jetzt der Gruppe als Grundaufgaben von Gruppentherapeut:innen, die zum Gelingen der Gruppenpsychotherapie erforderlich sind.

2.4 Gruppendynamik

Eine soziale Gruppe[4] ist mehr als die Summe der zu ihr gehörenden Menschen. Von jedem Mitglied zu jedem anderen bildet sich eine Beziehung[5] und es entwickelt sich eine Dynamik zwischen den Mitgliedern und zur Gruppenaufgabe. Es werden Themen von Hierarchie, Macht und Dominanz, Nähe und Distanz, Zugehörigkeit und Ausgestoßensein, Konkurrenz, Zuneigung und Begehren, Ablehnung und Angst verhandelt. Gruppen entwickeln eigene Werte und Normen sowie innere Strukturen, die Stabilität und Sicherheit geben und die sich in einem Entwicklungsprozess immer wieder verändern und dabei auch Angst und Unsicherheit hervorrufen können. Dieser Prozess, dem jede Gruppe unterliegt, wird Gruppendynamik genannt. In der Theorie der Gruppendynamik werden die regelhaft auftretenden Phänomene und Prozesse in Gruppen beschrieben. Durch Reduktion von Komplexität können bestimmte Muster in Gruppen erkannt werden und die Methode der Gruppendynamik greift – konstruktiv – in die Prozesse ein, macht sie transparent und veränderbar.

2.4.1 Gruppenphasen

Der Prozess einer Gruppe – auch einer Therapiegruppe – kann aufgrund des Grades der Vertrautheit und der Länge des Zusammenseins nach Bruce Tuckman (1965; 1977) als Abfolge von Phasen beschrieben werden: Forming oder Warming (Kennenlernphase), Storming (Auseinandersetzung um Positionen), Norming (Einigung auf Gruppenwerte), Performing (Arbeiten an der Gruppenaufgabe) und Adjourning (Abschied). Sie folgen in der Regel aufeinander, allerdings mit dem jeder Entwicklung innewohnenden Prinzip der

---

4 Eine »Gruppe bezeichnet eine bestimmte Anzahl von Mitgliedern (Gruppenmitglieder), die zur Erreichung eines gemeinsamen Ziels (Gruppenziel) über längere Zeit in einem relativ kontinuierlichen Kommunikations- und Interaktionsprozess stehen und ein Gefühl der Zusammengehörigkeit (Wir-Gefühl) entwickeln« (Schäfers & Lehmann 2006, S. 97).

5 Die Anzahl der Beziehungen beträgt $\frac{N \cdot (N-1)}{2}$, also z. B. bei 9 Patienten $\frac{9 \cdot 8}{2} = 36$!

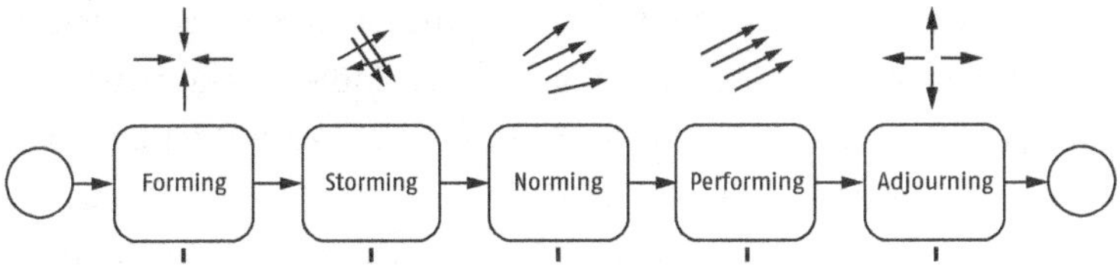

Abbildung 2: Gruppenphasen nach Tuckman (https://commons.wikimedia.org/wiki/File:Modelo_de_Tuckman.png 31.01.2022)

Sprunghaftigkeit, in dem Phasen u. U. mehrmals durchlaufen, übersprungen oder auch einfach einmalig abgearbeitet werden. Verändert sich die Zusammensetzung der Gruppe, entscheidet die Fremdheit oder Vertrautheit der neuen Mitglieder, in welcher Phase der Prozess der Gruppe fortgesetzt wird.

Die Tuckman-Phasen sind in Gruppen, die einen gemeinsamen Anfang und ein gemeinsames Ende haben, deutlicher zu erkennen, als in »halboffenen« Gruppen, bei denen in unregelmäßigen Abständen Mitglieder ausscheiden und neue Mitglieder dazukommen. In ambulanten Therapiegruppen mit einem solchen Setting entwickelt sich nach einiger Zeit meist eine stabile »Performing«-Phase, in der in vertrauensvoller Atmosphäre aufdeckend gearbeitet werden kann. Hier zeigt der Ansatz von König und Schattenhofer (2020) eine weitere Möglichkeit, den Prozess zu verstehen: Die Autoren fassen den Gruppenprozess als aufeinanderfolgende Phasen von Differenzierung und Integration auf, die einem dialektischen Prinzip folgen und ein Pendeln zwischen diesen beiden Polen implizieren.

2.4.2 Rangdynamisches Positionsmodell

Wer hat wie viel zu sagen? Wer unterstützt wen? Wer widerspricht? Wer tut sich mit wem zusammen? Diese Verteilung der Macht- und Abhängigkeitsverhältnisse in einer Gruppe wurde von Raoul Schindler sehr einfach und einleuchtend in seinem »Rangdynamischen Positionsmodell« 1957 erstmalig beschrieben. Es beschreibt intergruppale Vorgänge und die dynamische Struktur einer Gruppe aufgrund der Einflussnahme einzelner Gruppenmitglieder.

Sein Ansatz gilt noch heute als grundlegend zur Beschreibung von Rollenverteilungen in Gruppen[6]. Schindler stellt basierend auf soziometrischen Untersuchungen vier immer wiederkehrende Positionen innerhalb einer Gruppe vor, die einer ständigen Dynamik unterliegen können. Sie stehen durch einen gemeinsamen Kontext (eine Aufgabe, ein Ziel, einen Gegner etc.) untereinander in Abhängigkeit. Schindlers Modell soll für jegliche Art von Gruppen gelten. Ein Blick auf die Verteilung dieser Positionen in einer Therapiegruppe ist ein wichtiges Diagnose- und Interventionsinstrument.

Folgende Positionen werden beschrieben:

Alpha:

Bild: Die Person, die eine Gruppe dazu bringt, gemeinsam einen Berg zu besteigen

In der Alpha-Position befindet sich die Person, die die Idee der Gruppe trägt und voranbringt. Ihre Ideen werden von den anderen akzeptiert. Mit Alpha identifiziert sich das Gros der Gruppenmitglieder. Alle positiven Projektionen der Gruppe richten sich auf diese Position. In ihr erlebt sich die Gruppe als Ganzes. Die Ziele von Alpha sind die Ziele der Gruppe. Alpha ist agierend, aktiv. Der Verlust von Alpha wird durch ein neues Alpha ausgeglichen, sonst droht die Gruppe zu zerfallen. Je nach Persönlichkeitsstruktur kann die Position unterschiedlich ausgefüllt werden.

Alpha repräsentiert die Gruppe in ihrer Dynamik nach außen. In seinen Aktivitäten ist es relativ frei. Es muss aber – beinahe schicksalhaft – mit der Gruppe verbunden sein, es muss als »eine:r von uns« betrachtet werden. Bestehen bei den anderen Gruppenmitgliedern darüber Zweifel, dann bemächtigen sich Angst und Unsicherheit der ganzen Gruppe.

Der Begriff des Alpha in einer Gruppe ist in der Umgangssprache angekommen. Dort werden Personen, die eine Gruppe ohne explizi-

6 z. B. im »Göttinger Modell« von Heigl-Evers und Heigl (1994)

ten Auftrag anführen bzw. dominieren, als Alpha bezeichnet; der Begriff wird häufig eher abwertend gebraucht, um den Charakter einer Person zu beschreiben, die ihr Machtstreben wenig rücksichtsvoll umsetzt. Schindler bezeichnet mit Alpha wertfrei eine Position in der Gruppe, die die Gruppenaufgabe unterstützt. In Therapiegruppen ist die Gruppenleitung zu Beginn häufig in der Alpha-Position.

Beta:
Bild: Der/die Bergführer:in

Beta besitzt die Sachkenntnisse, die im Interessenbereich der Gruppe liegen. Das Gruppenmitglied in der Beta-Position berät die Gruppe und leitet sie sachlich an. Beta vertritt seine Ansichten mit überzeugenden Argumenten und Erfolgen. Dabei stützt es sich vor allem auf sachliche Argumentation. Beta ist fachliche:r Spezialist:in. Die Autorität bleibt unangefochten, wenn Beta auf dem Gebiet, welches für die Gruppe gerade wichtig ist, gute Kenntnisse besitzt.

Die Fachkraft der Gruppe ist neutral, oft unabhängiger als Alpha. Sie legitimiert sich nicht von sich aus, sondern durch ihr Werk.

In der Gruppentherapie ist Beta zumeist die günstigste Position für die Leitung. Es unterstützt Alpha, sagt ebenfalls ja zur Gruppe und zur Aufgabe, setzt dazu seine fachliche Expertise ein und weiß um die Existenz und Wichtigkeit der anderen Positionen, vor allem der des Omega (s.u.). Die Leitung in der Beta-Position gibt jeder Position ihren Raum, wohl wissend, dass jede ein wichtiger Aspekt des Ganzen ist. Dies gilt in besonderer Weise für die Omega-Position, weil sich in dieser der von der Gruppe abgewehrte ungeliebte Eigenanteil zeigt, der auf Omega projiziert wurde. Dies stellt für uns als Gruppenleitung oft eine Herausforderung dar, wenn wir im konkordanten Modus mit dem Gros der Gruppe mitschwingen und in der Gegenübertragung vielleicht zunächst auch eine ablehnende Haltung Omega gegenüber wahrnehmen.

Gamma:

Bild: Die Bergsteiger:innen, die sich von der Idee des Alpha begeistern ließen

Gamma identifiziert sich voll und ganz mit Alpha. Die Gamma-Position ermöglicht eine anonyme Mitgliedschaft, das Eintauchen in die das Persönliche verdeckende Kollektivität. Gammas sind die Ausführenden, die nicht in den Prozess der Willensbildung einbezogen sind. Sie gestehen dem Alpha die Macht zu und unterstützen es vorbehaltlos. Von Alpha erwartet Gamma, dass es sich mutig dem »Gegner« entgegenstellt. Gamma selbst knüpft viele Emotionen an diesen Prozess. Gammas erwarten außerdem, dass Alpha die Omegas, die sich dem Gruppenziel entgegenstellen, in Schach hält.

Wenn die Gammas sich umentscheiden, entsteht eine neue Besetzung der Alpha-Position, und nicht selten gerät das ehemalige Alpha in die Omega-Position. Auch das Umgekehrte ist zu beobachten: Ein Gruppenmitglied kann aus der Omega-Position in die Alpha-Position wechseln, dann nämlich, wenn der zunächst abgelehnte, projizierte Anteil der aktuellen Omega-Position von der Gruppe als wertvoll anerkannt und integriert wird.

Omega:

Bild: Das Gruppenmitglied, welches lieber den Nachbargipfel besteigen oder zu Hause bleiben würde

In der Person des Omega zeigt sich laut Schindler das Abgewehrte der Gruppe. Sie ist geneigt, die Richtung, die die Gruppe einschlägt, abzulehnen und die Gegenrichtung einzuschlagen (Ambivalenz). Die Omega-Position ist oft mit dem Gefühl, nicht mehr zugehörig zu sein oder aus der Gruppe zu fallen, verbunden und es bedarf einer besonderen Achtsamkeit der Leitung, dass das Omega – ist es erst einmal von der Angst erfasst oder versucht diese, z. B. durch Aggression, zu verdrängen – sich nicht immer weiter selbst in eine Außenseiterposition begibt.

Häufig begegnen wir Patient:innen, die diese Rolle gewohnt sind – was einen Teil ihres Leidens ausmacht – und sie auch unabhängig vom Thema unbewusst immer wieder einnehmen. In der Gruppe kann dieses Geschehen nach und nach transparent gemacht und untersucht werden, wie die Patientin oder der Patient die anderen zur Ablehnung einlädt.

G steht bei Schindler für »Gegner:in« bzw. »Gegenüber«, kann die Außenwelt und auch die Gruppenaufgabe bezeichnen. G bündelt die Kraft der Gruppe und zieht sie in eine Richtung.

Für das Verständnis dieser Rangpositionen ist es wichtig, sich zu verdeutlichen, dass sie nicht festgeschrieben sind, sondern sich im Verlauf einer Gruppentherapie verändern können. Hier ein Beispiel einer solchen Veränderung aus unserer Intervisionsgruppe:

Infolge der Coronapandemie hatte die Leiterin vorgeschlagen, in größere Räume umzuziehen (Alpha-Position). Die Gruppe schien gleich Feuer und Flamme, würde das bessere Platzangebot doch auch mehr Sicherheitsgefühl vermitteln. Eine Gruppenteilnehmerin beschwerte sich zunächst, sie wolle keine Veränderung, fühle sich hier doch sehr wohl, gab den weiteren Anfahrtsweg für die meisten zu bedenken und die Kühle und distanziertere Atmosphäre, wenn der Raum »sooo« groß sei (Omega). Sie erntete zunächst nur Widerspruch. Auf die Intervention der Leiterin (Beta), dass ein Umzug natürlich Unsicherheit auslösen könne (Steuerung: das Abgewehrte validieren), kamen Einzelne (Gammas) doch auch mit ihren Bedenken in Kontakt, die sie zuvor nicht gespürt oder aus Ängstlichkeit abgetan hatten. »Omega« wurde durch die Zustimmung der »Gammas« zum »Alpha«, erhielt mehr Zuspruch und wurde für eine Sequenz der Mittelpunkt der Gruppe. Dann konnten nach und nach Bedenken in die eine oder andere Richtung abgewogen werden und die Gruppe fällte, mit gewachsener Gruppenkohäsion, eine Entscheidung – schließlich doch für die größeren Räume.

2.4.3 Zusammenfassung

Wir orientieren uns in der komplexen Arbeit mit Gruppen an diesen drei theoretischen Perspektiven:

1. einem humanistischen Menschenbild, das von gegenseitigem Respekt getragen ist und dem Gegenüber die Verantwortung für seine Entscheidungen lässt; es stellt Techniken zur Entscheidungsfindung auf der Basis von Erleben und Erfahren zur Verfügung;
2. einer psychodynamischen Theorie, die das So-geworden-Sein in der heutigen Beziehungsgestaltung erklären kann und Techniken zum Verständnis bereithält;
3. und schließlich an dem gruppendynamischen Theorie- und Methodengebäude, das ein tieferes Verständnis der Prozesse der Gesamtgruppe, deren Sichtbarmachung und Steuerung entwickelt hat.

Sie geben uns Orientierung in der Auswahl des Fokus' und der entsprechenden Interventionen.

KAPITEL 3

Eine Gruppe in Planung

3.1 Formale Rahmenbedingungen

3.1.1 Anzahl, Frequenz und Dauer der Sitzungen

Für eine tiefenpsychologisch fundierte Gruppentherapie bei Erwachsenen, die mit der Krankenkasse abgerechnet wird, stehen als Höchstgrenze 80 Sitzungen zur Verfügung. Insgesamt kann man bei wöchentlicher Frequenz also von einer möglichen Teilnahmedauer von 1½ bis 2 Jahren ausgehen und sollte den Behandlungsfokus darauf einstellen.

Die Gruppe soll im Regelfall einmal pro Woche für die Dauer von 100 Minuten stattfinden. Seit 2021 können Gruppensitzungen auch nur 50 Minuten dauern, was vielleicht für kleinere Therapiegruppen sinnvoll sein könnte. Die mögliche Behandlungsdauer verdoppelt sich dadurch.

Es ist auch erlaubt, zwei Sitzungen an einem Tag durchzuführen, die genutzt werden können, um z. B. zu Gruppenbeginn die Gruppenkohäsion zu fördern oder ein Thema vertieft zu bearbeiten.

> Diese Doppelsitzungen, sogenannte Kompakttage, die ich (SP) zweimal im Jahr, jeweils im Frühjahr und im Herbst, anbiete, haben sich als sehr wertvoll erwiesen und sind bei den Teilnehmer:innen beliebt. Durch das längere Zusammensein werden intensive Gruppenprozesse ermöglicht und die gemeinsam verbrachten Mittagspausen bieten durch ihre größere Alltagsnähe eine Fülle von Möglichkeiten zu sozialen Kontakten, die in der Gruppenarbeit anschließend aufgegriffen und besprochen werden können. Diese Kompakttage stelle ich meist unter ein Oberthema, das sich aus den vorangegangenen Sitzungen heraus-

kristallisiert hat und zu dem ich eine passende Einstiegsübung wähle (vgl. Kap. 10.4).

Seit Mitte 2021 wurde die »gruppentherapeutische Grundversorgung« in die Psychotherapie-Richtlinie aufgenommen; das sind vier Sitzungen à 100 Minuten, die nicht auf das Therapiekontingent angerechnet werden. Das Angebot ist als Motivationshilfe für Patient:innen gedacht, die sich für Gruppentherapie interessieren, aber noch unsicher sind, ob sie sich darauf einlassen wollen. Es soll als niederschwelliges Angebot dazu dienen, über Gruppentherapie zu informieren und Hemmschwellen abzubauen. Gerade auch für Menschen mit einer sozialen Phobie könnte dieses Angebot sinnvoll sein, um die Entscheidung für eine Gruppenteilnahme zu erleichtern.

3.1.2 Gruppengröße und Vergütung

Eine Gruppe wird von drei bis neun Teilnehmer:innen gebildet[7]. Seit 2021 sind auch Gruppen von sechs bis 14 Teilnehmer:innen unter der Leitung von zwei Therapeut:innen möglich. Das Honorar für eine Gruppensitzung berechnet sich nach der Anzahl der anwesenden Patient:innen und fällt bei geringerer Teilnehmer:innenzahl pro Person höher aus. Der Einkommensverlust bei Fehlen von Gruppenmitgliedern wird dadurch teilweise kompensiert.

Die Möglichkeit, erst einmal mit einer kleineren Teilnehmer:innenzahl anzufangen und dann sukzessiv mehr Patient:innen aufzunehmen, bietet vielleicht einen guten Einstieg für Kolleg:innen, die mit Gruppentherapie noch unerfahren sind. Beginnt man mit einer kleinen Gruppe und möchte sie dann doch vergrößern, sollte bedacht werden, dass die Gruppenmitglieder, die sich gerade auf die kleine Gruppengröße eingestellt hatten, einen Zuwachs von Teilnehmer:innen erleben, der bearbeitet und auf seine emotionalen Auswirkungen hin (stärkere soziale Ängste, Eifersucht auf die neuen »Geschwister«, Angst, zu kurz zu kommen) untersucht wer-

7 Für Privatpatient:innen und Gruppen mit Kindern und Jugendlichen gelten etwas andere Bedingungen.

den sollte. In jedem Fall sollten wir als Therapeut:innen den Gruppenmitgliedern gegenüber die von uns geplanten und festgelegten Rahmenbedingungen von Anfang an und im Verlauf des Prozesses klar kommunizieren.

3.1.3 Gutachterverfahren

Stellungnahmen an die Gutachterin oder den Gutachter sind nur noch in Ausnahmefällen auf Verlangen der Krankenkasse oder bei *kombinierter* Einzel- und Gruppentherapie zu erstellen, wenn die Anzahl der geplanten Einzelsitzungen die der Gruppensitzungen übersteigt.

Die Stellungnahmen unterscheiden sich von den Einzeltherapieanträgen vorwiegend im Punkt »Behandlungsplanung«, wo auf die Zusammensetzung der (geplanten) Gruppe und auf Überlegungen, wie die therapeutische Zielsetzung im Rahmen der Gruppentherapie erreicht werden kann, eingegangen werden sollte. Auch ist es sinnvoll, unter dem Punkt »Behandlungsrelevante Angaben zur Lebensgeschichte« zu schreiben, welche Erfahrungen die Patientin oder der Patient bisher in Gruppenzusammenhängen (Familie, Schulklasse, Freizeitgruppen) gemacht hat. Besteht die Therapiegruppe bereits, sollten zusätzlich die Zusammensetzung, die Gruppendynamik und die behandelten Themen hervorgehoben und in ihren erhofften Auswirkungen auf das neue Gruppenmitglied dargestellt werden.

Wird das Gutachterverfahren bei einem Verfahrenswechsel nach vorheriger Einzeltherapie erforderlich, hat es sich als nützlich erwiesen, die vorbehandelnde Kollegin oder den Kollegen um eine kurze Stellungnahme zu den Gründen für den geplanten Übergang in eine Gruppentherapie zu bitten und diese beizulegen.

3.1.4 Kombination von Einzel- und Gruppenbehandlung

Ein gleichzeitiges Angebot von tiefenpsychologisch fundierter Einzel- und Gruppentherapie ist möglich, auch bei verschiedenen Therapeut:innen.

Diese sogenannte »Kombinationstherapie« muss bei Antragstellung angegeben werden. Sollen Einzel- und Gruppensitzungen bei zwei verschiedenen Therapeut:innen stattfinden, wird der Antrag von beiden Therapeut:innen unterschrieben. Da diese gemeinsame therapeutische Behandlung eines Patienten oder einer Patientin eine gute Absprache erfordert, ist sie wohl am ehesten für Kolleg:innen denkbar, die in einer Gemeinschaftspraxis zusammenarbeiten oder anderweitig gut miteinander im Kontakt sind.

Es wird das Stundenkontingent des jeweils »vorherrschenden Settings« (Dieckmann 2020) zugrunde gelegt, also des Settings, für das die größere Anzahl von Sitzungen veranschlagt wird, wobei eine Einzelsitzung einer Gruppensitzung entspricht. Das wird im tiefenpsychologischen Setting immer die Gruppentherapie (mit 80 Sitzungen Höchstkontingent) sein, denn die Möglichkeit, eine parallel stattfindende Einzeltherapie (mit 100 Sitzungen Höchstkontingent) als vorherrschendes Setting anzugeben, kommt nicht in Frage, weil dann ja wöchentlich eine höhere Anzahl Einzelsitzungen als Gruppensitzungen angeboten werden müsste.

Die Regelung der kombinierten Einzel- und Gruppentherapie gibt uns die Chance, auch schwerer belastete Patient:innen, die parallel stattfindende Einzelgespräche benötigen, in eine Gruppe aufzunehmen (vgl. Semmler 2016). Die Erfahrung zeigt, dass dies oft nur in der Anfangsphase einer Therapie oder in Krisensituationen gewünscht oder erforderlich ist. Aus diesem Grund und wegen der Verringerung des Gruppentherapiekontingents entscheiden sich viele Kolleg:innen, eher keine kombinierte Therapie zu beantragen, sondern für Einzelsitzungen die sogenannte »Gesprächsziffer« (23220) zu nutzen. Zusätzlich kann pro zehn Gruppensitzungen eine Einzeltherapiesitzung abgerechnet werden, die nicht auf das bewilligte Kontingent angerechnet wird.

Diese bei den gesetzlichen Krankenkassen geltende Regelung erweist sich als ausgesprochen sinnvoll, da es immer wieder einmal zu Situationen kommt, in denen ein Einzelgespräch notwendig wird. Bei einer beantragten kombinierten Einzel- und Gruppentherapie können diese zusätzlichen Einzelsitzungen nicht abgerechnet werden.

Einzelsitzungen im laufenden Gruppenprozess können verschiedene Funktionen erfüllen, so z. B. als Krisenintervention, um ein Thema aus einer Gruppensitzung zu vertiefen oder um Patient:innen zu ermutigen, ein schwieriges Thema in die Gruppe einzubringen und dieses in der Einzelsitzung vorzubereiten.

Wenn parallel zur Gruppentherapie Einzelsitzungen stattfinden, wirft das die Frage auf, wie sich das auf den Gruppenprozess auswirkt. Entstehen Neidgefühle bei den anderen Gruppenmitgliedern, weil Einzelne mehr Aufmerksamkeit von der Gruppenleitung bekommen als andere? Tatsächlich kann das passieren, sollte angesprochen werden und bietet die Chance, zugrundeliegende Themen wie Konkurrenz oder Geschwisterrivalität zu bearbeiten. Auf der anderen Seite können in Krisensituationen vereinbarte Einzelsitzungen für die Gruppe eine Entlastung bedeuten, da die Gruppe spürt: Die Therapeutin oder der Therapeut kümmert sich um das betreffende Gruppenmitglied und würde auch ihnen in einer Krise beistehen.

3.1.5 Gruppenangebot im Online-Setting

Bedingt durch die Pandemie sind auch im Bereich der Psychotherapie verstärkt Online-Angebote entstanden. Viele Kolleg:innen haben sich mit Online-Therapie angefreundet als Möglichkeit, auch die Patient:innen zu erreichen, die die Praxis nicht aufsuchen können.

Seit Herbst 2021 ist auch die Durchführung von Gruppenpsychotherapie im Online-Setting durch von der KV-zertifizierte Anbieter zugelassen. Allerdings ist hier der Datenschutz eine besonders heikle Angelegenheit: Da die Gruppenmitglieder in der Regel vom eigenen Zuhause aus teilnehmen, kann nicht mit letzter Sicherheit ausgeschlossen werden, dass unbefugte »Zeug:innen«, z. B. Mitbewohner:innen, unbemerkt an der Sitzung teilnehmen und vertrauliche Inhalte anderer Gruppenmitglieder mithören. Es sind also klare Absprachen und ein großes Vertrauen untereinander nötig, um Online-Gruppensitzungen mit einem sicheren Gefühl für alle durchführen zu können.

3.1.6 Dokumentation

Auch für die Behandlung von Gruppentherapiepatient:innen besteht in der Richtlinien-Psychotherapie eine Dokumentationspflicht (Dieckmann et al. 2020). Wie in der Einzeltherapie wird im Rahmen der Vorgespräche für jede Teilnehmerin und jeden Teilnehmer eine individuelle Patient:innenakte angelegt, aus der die Anamnese und Diagnose(n) etc. hervorgehen. Für die weitere individuelle Dokumentation im Verlauf einer Gruppentherapie gibt es keine offizielle Maßgabe.

Für jede Gruppensitzung wird im Anschluss ein Protokoll erstellt, in dem der Prozess der Gruppe mit den behandelten Hauptthemen, Interaktionen, therapeutischen Interventionen und auch die eigenen Gegenübertragungsgefühle festgehalten werden. Da es unmöglich ist, alle ablaufenden Prozesse den einzelnen Teilnehmer:innen zuzuordnen, empfehlen wir, wichtige neue Informationen oder Veränderungsprozesse einzelner Gruppenmitglieder in deren jeweilige Patient:innenakte zu übernehmen.

3.2 Eigene Rahmenbedingungen

Klare Rahmenbedingungen, wie Setting, Ausfallhonorar, Regeln der Zusammenarbeit und des Abschieds aus der Gruppe sowie die Einhaltung dieser Rahmenbedingungen, sind als Arbeitsgrundlage und für die Entwicklung einer guten Gruppenkohäsion wichtig. Sie bilden den haltgebenden Rahmen, in dem Verlässlichkeit und Sicherheit gedeihen können.

Vor Beginn der Gruppenbehandlung werden die Rahmenbedingungen, wie sie im Gruppenvertrag (siehe Anhang) festgelegt sind, besprochen. Jedes neue Gruppenmitglied muss zustimmen und die Vereinbarung unterschreiben, bevor die inhaltliche Arbeit beginnen kann. Werden Rahmenbedingungen von Gruppenmitgliedern nicht eingehalten, so muss dies vorrangig vor weiterer inhaltlicher Arbeit in den Blick genommen und auf seine Bedeutung hin untersucht werden, da ein »Rütteln am Rahmen« (vgl. Kap. 11.2) ein Hinweis auf zugrunde liegende Konflikte sein kann.

Andererseits kann ein Rahmen natürlich, wenn er denn völlig unflexibel gehandhabt wird, auch zum »einengenden Korsett« werden. Falls bei Diskussionen über Rahmenbedingen von der Gruppe überzeugende Argumente für eine Änderung vorgebracht werden, könnte es eine wichtige und völlig neue Erfahrung für einige Gruppenmitglieder sein, an dieser Stelle ernst genommen zu werden und Selbstwirksamkeit dadurch zu erleben, dass das »mächtigere« Gegenüber (die Leitung als eine »Mutter- oder Vaterübertragungsfigur«) tatsächlich bereit ist, auf Argumente einzugehen und Bedingungen zu verändern.

> In meiner Gruppe (ML) hatte eine Gruppenteilnehmerin durch eine Veränderung ihrer Arbeitszeit, auf die sie keinen Einfluss hatte, das Problem, nicht mehr pünktlich zur Sitzung kommen zu können, und wollte daher die Behandlung abbrechen, obwohl sie gut profitierte und gern weiter teilnehmen wollte. Schließlich kam ein Gruppenmitglied auf die Idee, ob man nicht mit der Gruppensitzung eine halbe Stunde später anfangen könnte. Die Gruppe schien einverstanden. Alle Blicke richteten sich nun auf mich. Da aus meiner Sicht nichts dagegen sprach, ließ ich mich auf den Vorschlag ein und veränderte in diesem Fall, allerdings ausnahmsweise, die Rahmenbedingungen.

Die nun folgenden Punkte bieten Anregungen für die Auseinandersetzung mit dem Thema Rahmenbedingungen, die wir als Gruppenleiter:innen im Gruppenvertrag für unsere Therapiegruppen (frei) festlegen können und müssen. Sie sollten in einem »Gruppenvertrag« (vgl. Anhang) schriftlich fixiert und von jedem Gruppenmitglied unterschrieben werden.

Es hat sich bewährt, bei einer neu beginnenden Gruppe den Gruppenvertrag in einer der ersten Gruppensitzungen durchzusprechen, da dadurch seine Bedeutung betont und klargestellt wird, dass es sich nicht nur um eine Verpflichtung der Gruppenleitung gegenüber, sondern in gleichem Maße auch den anderen Teilnehmer:innen gegenüber handelt.

3.2.1 Schweigepflicht und Verbindlichkeit

Das Thema Schweigepflicht ist erfahrungsgemäß allen Gruppenteilnehmer:innen sehr wichtig. Der Begriff meint: keine Weitergabe von Namen oder Informationen, die andere Teilnehmerinnen oder Teilnehmer erkennbar werden lassen könnten. Über sich selbst darf gesprochen werden, nicht aber über Themen, die andere Gruppenmitglieder betreffen.

Zusätzlich zur schriftlichen Festsetzung sollte dieses Thema bei Neuaufnahmen in der Gruppe angesprochen werden. Dadurch können Missverständnisse ausgeräumt und z. B. unterschiedliche Interpretationen des Begriffes »Schweigepflicht« ausgetauscht und gemeinsam geklärt werden.

Die Teilnahme an allen Gruppensitzungen ist verbindlich, d. h. dass eine Absage nur in dringenden Fällen erfolgen soll und dazu führt, dass ein Ausfallhonorar gezahlt werden muss (siehe Kap. 3.2.2). Dieser Punkt sollte mit jedem neuen Gruppenmitglied schon vor Gruppenbeginn angesprochen, im Gruppenvertrag schriftlich fixiert und unterschrieben werden, um seine Bedeutung herauszustellen. Das Fehlen von Gruppenmitgliedern bedeutet immer eine Störung im gemeinsamen Prozess: Eventuelle Konflikte mit dem fehlenden Gruppenmitglied können nicht angesprochen, Feedback kann nicht eingeholt werden und den Fehlenden mangelt es in der folgenden Sitzung an Informationen.

3.2.2 Ausfallhonorar- und Ferienregelung

Zu Gruppenbeginn sollten die Ferienzeiten der Therapeut:innen möglichst klar festgelegt und kommuniziert werden, damit alle sich darauf einstellen können. Anders als es die sogenannte »Klavierlehrerregelung« vorsieht, dürfen Therapeut:innen sich ihre Ferienzeiten nicht bezahlen lassen.

Bei der Frage des Ausfallhonorars bei Gruppentherapien ist zu bedenken, dass die Leiterin oder der Leiter die Gruppe beim Fehlen von Gruppenmitgliedern trotzdem durchführt und die Zeit nicht anderweitig nutzen kann. Dies spricht dafür, bei Absage eines Termins ein Ausfallhonorar zu fordern. Das Ausfallhonorar beträgt in der Regel die Honorardifferenz, die durch das fehlende Gruppenmitglied entsteht.

3.2.3 Kontakte außerhalb des therapeutischen Settings

Bei der Planung der Gruppe muss überlegt werden, welche Regelung im Hinblick auf Kontakte der Gruppenmitglieder außerhalb der Gruppensitzungen getroffen werden soll. Soll festgelegt werden, dass Kontakte der Teilnehmer:innen außerhalb des Gruppensettings unerwünscht sind (Foulkes 1978) oder sollte dazu ermutigt werden? Das Argument für das Einhalten der Absprache, sich außerhalb der Gruppe *nicht* privat zu treffen, ist u.a. die Befürchtung, dass solche Treffen der Gruppe Energie entziehen.

Themen, die in die Gruppe gehören, werden dann auch außerhalb des therapeutischen Settings verhandelt. Und es kommt eher zur Bildung von Untergruppen bzw. Paarbildung, was unerwünschte Komplikationen in den Gruppenprozess bringt. Das ist für mich (ML) der Grund, Kontakt außerhalb der Gruppe im Gruppenvertrag auszuschließen.

Meine (SP) Entscheidung, bei meiner Gruppe junger Frauen, die vielfach unter sozialen Ängsten leiden, Treffen außerhalb der Gruppe zu erlauben, hat zum Ziel, zu ermöglichen, dass sich Gruppenmitglieder untereinander bei Bedarf konkret im Alltag unterstützen und neue Erfahrungen miteinander sammeln können. Treffen, die außerhalb des Gruppensettings stattfinden, sollen in die Gruppe eingebracht und besprochen werden, was häufig zu spannenden Erkenntnissen führt.

Beide Umgangsweisen haben ihre Berechtigung und können durchaus sinnvoll sein.

3.2.4 Beendigung der Zusammenarbeit

Da das Ausscheiden eines Gruppenmitglieds – anders als in der Einzeltherapie – immer eine Auswirkung auf die ganze Gruppe hat, muss diesem Punkt besondere Beachtung geschenkt werden. Deshalb sollte dazu ein Passus in den Gruppenvertrag aufgenommen werden, in dem die Modalitäten der Beendigung der Gruppentherapie festgelegt werden, z. B. die Vereinbarung, dass ein Ausscheiden einige Sitzungen vorher angekündigt werden muss, sodass noch eine Klärung etwaiger offener Konfliktpunkte und ein angemessener Abschied möglich sind. Ein Hinweis auf diese Vereinbarung hat schon in manchen Fällen, etwa wenn nach einem Konflikt in der Gruppe ein plötzlicher Therapieabbruch drohte, dazu geführt, dass noch eine Klärung möglich wurde. Das jeweils noch vorhandene Sitzungskontingent sowie Termine für Weiterbeantragungen im Auge zu behalten, ist Aufgabe der Gruppenleitung.

Natürlich ist es uns als Leitung nicht möglich, die weitere Teilnahme zu erzwingen oder Ausfallhonorare zu berechnen, wenn ein Mitglied aus welchen Gründen auch immer die Gruppe plötzlich und ohne Einhaltung der vereinbarten Regelungen verlässt. Der Gruppenvertrag ist ein Absprachenkatalog, dessen Einhaltung auf Freiwilligkeit beruht.

3.3 Zusammenstellung einer neuen Gruppe

3.3.1 Vorüberlegungen und Zielgruppe

Bevor eine Gruppe real zustande kommt, ist es sinnvoll, sie – sozusagen als Vision – im eigenen Kopf entstehen zu lassen. Dazu könnte ein Rückblick auf die eigenen Gruppenerfahrungen im privaten und beruflichen Bereich hilfreich sein: Welche positiven und negativen Erfahrungen habe ich selbst bisher in Gruppen gemacht – als Teilnehmer:in und als Leiter:in? Was war mir besonders wichtig? Was hat gefehlt? Was lief schief und welche Hypothesen habe ich über das Warum?

Weiterhin ist es wichtig, als Leiter:in die eigenen Kompetenzen und Begrenzungen realistisch einschätzen, insbesondere in Bezug auf Patient:innen oder Krankheitsbilder, mit denen wir bisher wenige oder sogar schlechte Erfahrungen gemacht haben. Gerade Anfänger:innen sei empfohlen, hier eher »auf Nummer sicher« zu gehen, als sich zu viel zuzumuten. Fehleinschätzungen in der Gruppentherapie wirken sich immer auf die gesamte Gruppe aus.

Bei einer jungen Patientin hatte ich (SP) das Ausmaß ihrer Alkoholproblematik unterschätzt. Da sie trotz vielfacher Auseinandersetzung in der Gruppe nicht bereit war, sich Hilfe für ihr Alkoholproblem zu suchen und gleich zu Beginn häufiger unentschuldigt fehlte, musste ihre Teilnahme vorzeitig beendet werden.
Eine andere Patientin dominierte eine gerade gestartete Gruppe von Beginn an durch ihre Borderline-Struktur derart, dass andere kaum mehr zum Zuge kamen und Spaltungsprozesse drohten, wobei sie sich im Gespräch über ihr Interaktionsverhalten unzugänglich zeigte. Ihr Verhalten hatte zur Folge, dass das Aggressionspotenzial der anderen Gruppenmitglieder dieser Patientin gegenüber stark anstieg. Diese klassische Borderline-Beziehungsdynamik mit der dahinterliegenden Angst ließ sich in dieser Phase der Gruppenbildung nicht bearbeiten und die Patientin schied vorzeitig aus der Gruppe aus.

Diesen Überlegungen bezüglich des eigenen Erfahrungshintergrundes schließen sich erste Gedanken zur geplanten Zielgruppe an, an die sich das Angebot richtet:

Soll eine Gruppe mit einem weiten Spektrum von Patient:innen mit unterschiedlichen Diagnosen entstehen? Oder sehe ich bei einer bestimmten Zielgruppe einen besonderen Bedarf für Gruppentherapie? Habe ich eigene Patient:innen, für die eine Gruppe sinnvoll wäre?

Hier stellt sich die grundsätzliche Frage, wie homogen oder heterogen eine Therapiegruppe idealerweise sein sollte.[8] Auf diese Frage gibt es keine eindeutige Antwort, zumal schon die Definition schwierig ist: homogen in Bezug worauf? Auch Patient:innen mit der gleichen Diagnose können sich in wesentlichen Merkmalen stark unterscheiden. Es existieren eine Reihe von wissenschaftlichen Untersuchungen (u.a. von Yalom 2005 rezipiert), die – kurz zusam-

8 Die Franz Heigl zugeschriebene Regel »so heterogen wie möglich und so homogen wie nötig« erweist sich beim näheren Hinsehen als nur begrenzt aussagekräftig.

mengefasst – darauf hinauslaufen, dass Homogenität die Gruppenkohäsion fördert, wobei Heterogenität den Gruppenprozess belebt. Gruppen für spezielle Zielgruppen, mit denen man bereits arbeitet oder Erfahrung hat, können durchaus heterogen besetzt werden.

Last but not least sollte man sich vor dem Aufbau einer ambulanten Therapiegruppe überlegen, ob man den organisatorischen und zeitlichen Mehraufwand, den dies kostet, zu diesem Zeitpunkt auf sich nehmen kann und will. Zu einer Gruppentherapie muss man einfach auch Lust und inneren Freiraum haben.

Vor dem Eintritt in die konkrete Planungsphase empfehlen wir, mit Kolleg:innen Gespräche über das geplante Vorhaben zu führen und zu recherchieren: Sehen die Kolleg:innen ebenfalls einen Bedarf für die von mir angedachte Gruppentherapie? Welche Erfahrungen haben sie mit (ähnlich strukturierten) Gruppen gemacht? Welche Rahmenbedingungen haben sich als sinnvoll und notwendig erwiesen? Welche Hindernisse und Fallstricke sind zu erwarten?

3.3.2 Zusammenstellung einer Gruppe mit eigenen oder neuen Patient:innen

Zu Beginn einer neuen Gruppe werden wir die eigenen Patient:innen auf die Indikation für eine Gruppenpsychotherapie prüfen. Reicht die Anzahl an möglichen Gruppenmitgliedern aus dem eigenen Patient:innenpool nicht für eine ganze Gruppe aus, werden wir auch neue Patient:innen, die von Kolleg:innen oder Beratungsstellen geschickt werden, aufnehmen.

Bei eigenen Patient:innen können wir, da wir sie gut kennen, leicht für jede oder jeden die Indikation zur Gruppentherapie prüfen, mit ihnen gemeinsam ein Behandlungsziel erarbeiten und Sicherheit vermitteln, da sie uns ja bereits kennen.

Wenn sie dann in die Gruppe kommen, sind wir immer wieder überrascht, wie anders Patient:innen in der Gruppe erscheinen können im Gegensatz zur Einzeltherapie. Plötzlich sind wir Zeug:innen ihrer Interaktion mit anderen und erhalten eine neue Perspektive zu bislang durch die Brille der Patient:innen geschilderten Alltagsinteraktionen. Für die Patient:innen mag das ähnlich erscheinen: Sie erleben uns in der Gruppe in einer anderen Rolle und auf die Gesamtgruppe oder auch auf ein anderes Gruppenmitglied ausgerichtet, durch die Matrix der Gruppe »bestimmt« und nicht nur eingestimmt auf die einzelne Patientin oder den einzelnen Patienten. Die Beziehungserwartung, es werde so weitergehen wie bekannt, wird enttäuscht.

Der Wechsel von Einzelbehandlung auf Gruppenbehandlung bei der gleichen Behandlerin oder dem gleichen Behandler verändert die Übertragung. Lebensgeschichtlich werden jetzt Themen aufgerufen, die an den Wechsel von dyadischen Situationen wie zwischen Elternperson und Kind zu triadischen oder polyadischen Situationen im Familienverband mit Geschwistern erinnern. Dies wird im ersten Moment häufig eher als Verlust erlebt, später eher als Zuwachs und Bereicherung.

Bei Patient:innen, die sich für eine Gruppenbehandlung neu bei uns anmelden, wurde oft schon ein Teil der Motivationsarbeit gemacht, sie kommen mit dem Wunsch nach Gruppe. Aber: Was berichten diese Patient:innen, warum sie eine Gruppentherapie machen möchten? Gab es einen Abschied aus einer bisherigen Therapiesituation und wie war der? Die betreffenden Patient:innen könnten sich abgeschoben und verlassen fühlen. Hier ist es ratsam, auf die eigene Gegenübertragung zu achten und möglicherweise genau nachzufragen, wie es zu dem Wunsch nach Gruppentherapie kam.

Beim Wechsel von Einzelbehandlung in eine Gruppe bei unterschiedlichen Behandler:innen werden eher lebensgeschichtliche Situationen aktiviert, die mit Schwellenerfahrungen zu tun haben: der Eintritt in den Kindergarten, in verschiedene Schulphasen, der Auszug von zu Hause etc.

Während ich (ML) zu Beginn eine neue Gruppe gerne mit bereits bekannten eigenen Patient:innen zusammenstelle, erscheint es mir im Verlauf der Gruppe fast einfacher, Patient:innen aufzunehmen, die ich noch nicht kenne. Der Umstellungsprozess für das neue Gruppenmitglied fällt weg und auch die Gruppe muss keine Fantasien über die bisherige Beziehung zwischen mir und dem neuen Mitglied entwickeln: Für alle beginnt eine neue gemeinsame Erfahrung.

3.3.3 Indikation und Kontraindikation

Zur Frage, für wen Gruppentherapie indiziert sein kann, weichen die Lehrmeinungen auch heute noch deutlich voneinander ab. Diese Kontroverse hat eine lange Geschichte: Während z. B. Foulkes (1974, 2017) die Gruppentherapie im Prinzip als die Methode der Wahl für die meisten Formen von psychischen Störungen ansah, hielten andere Autoren – wie z. B. bereits Fenichel (1946, 2005) – die Gruppenbehandlung für eine der Einzeltherapie grundsätzlich unterlegene Methode.

Unserer Meinung nach profitieren von einer Gruppentherapie insbesondere Patient:innen, die ihre Schwierigkeiten als soziale Interaktionsstörung verstehen, da diese Sichtweise der Arbeit in einer Gruppentherapie entgegenkommt: Die Störung tritt im Miteinander auf und kann dort direkt bearbeitet werden. Wir haben zudem positive Erfahrungen mit Patient:innen, die nach einer einzeltherapeutischen Behandlung eine Gruppe besuchen, um im direkten Kontakt das in der Einzeltherapie erfahrene Wissen in der Praxis der Gruppe zu vertiefen und umzusetzen.

Ein einfaches Kriterium, ob eine Gruppe als hilfreich erlebt werden kann, sind positive Vorerfahrungen in Gruppen, die wir im Vorgespräch erfragen können. Aber auch bei überwiegend negativ berichteten Gruppenerfahrungen können Patient:innen profitieren, wenn sie bereit sind, sich auf das »Risiko Gruppe« einzulassen.

In der folgenden Tabelle von Mattke sind wichtige Empfehlungen gegeben, die wir gerne übernehmen und ergänzen möchten:

Tabelle 1: Empfehlungen für Aufnahme- und Ausschlusskriterien in Gruppentherapien (Strauß und Mattke 2012)

Geeignete Kandidat:innen für eine Gruppentherapie ...	Kandidat:innen, die möglicherweise für Gruppentherapien ungeeignet sind ...
1. haben Probleme in Beziehungen mit Eltern, Freund:innen und/oder Partner:in.	1. berichten über sehr viele interpersonelle Konflikte im Leben – erscheinen aggressiv, abwehrend, agitiert oder feindselig in ihren Beziehungen.
2. haben eine Vorstellung davon, dass die momentanen Beziehungen durch die Dynamik der Ursprungsfamilie beeinflusst sind.	2. sind ausgeprägt schüchtern oder vermeidend, haben gar keine Freunde bzw. kein System sozialer Unterstützung.
3. können ihre Gefühle in gewissem Maß ansprechen und haben bereits gewisse Einsichten bzgl. Vorerfahrungen mit Behandlungen.	3. berichten über sehr häufige selbstschädigende Verhaltensweisen – Drogen oder Alkoholmissbrauch, parasuizidale Handlungen und riskantes Sozialverhalten.
4. scheinen wenigstens eine gesunde Beziehung zu haben und basale Kommunikationsfähigkeit ohne interferierende psychotische Symptome.	4. berichten über ausgeprägte somatische Symptome und bringen diese nicht mit psychologischen Ursachen in Verbindung, neigen generell zur Verleugnung, präsentieren ihre Probleme eher diffus und vage und nehmen ihr Problem nicht richtig ernst.
5. können durchaus in einer schweren Krise sein oder Suizidgedanken haben oder eine psychotische Episode hinter sich haben, sollten aber in der Lage sein, mit anderen in Kontakt zu treten, ihre Gefühle zu besprechen und bereit sein, mit der Gruppe und deren Leiter:in einen Vertrag zu schließen.	5. äußern das sichere Gefühl, sich in einer Gruppe nicht behaglich zu fühlen, nicht in der Lage zu sein, Probleme offen diskutieren zu können, oder stellen die Wirksamkeit einer Gruppe ernsthaft in Frage.
6. sollten sich an die Rahmenvereinbarungen (wie Zeiten und Dauer der Gruppe) halten können.	6. leiden unter einer ausgeprägten Paranoia, die sich auf die Arbeit des oder der Einzelnen in der Gruppe negativ auswirken würde.

Geeignete Kandidat:innen für eine Gruppentherapie …	Kandidat:innen, die möglicherweise für Gruppentherapien ungeeignet sind …
7. haben evtl. eine übermäßige Abhängigkeit an eine:n Einzeltherapeut:in entwickelt und können von den multiplen Übertragungen in einer Gruppe profitieren.	7. könnten dazu neigen, von den Zielen der Gruppe in einer Weise abzuweichen, dass die anderen Gruppenmitglieder dadurch beeinträchtigt werden.
8. sollten, falls sie zuvor eine Einzel- oder Gruppentherapie gemacht haben, in früheren Therapien soweit zurechtgekommen sein, dass sie wenigstens teilweise über positive Erfahrungen verfügen.	8. zeigen schwere Inkompatibilitäten mit einem oder mehreren Teilnehmenden der für sie vorgesehenen Gruppe.
9. sollten durch die Teilnahme an einer Gruppe nicht im Hinblick auf ihre Gesundheit gefährdet sein.	9. können die Sicherheit der Gruppe auf irgendeine Weise gefährden.
10. sollten nicht fremdmotiviert für die vorgesehene Gruppentherapie sein.	

Zu Punkt 5 auf der rechten Seite möchten wir konkret auf Patient:innen mit einer ausgeprägten Schamproblematik verweisen. Sie können sich meist zu Beginn einer Behandlung nicht in einer Gruppe über ihre Probleme äußern und sind im Schutz einer Einzeltherapie (zunächst) besser aufgehoben.

Zu Punkt 5 auf der linken Seite, dass auch Patient:innen in einer schweren Krise oder mit suizidalen Gedanken aufgenommen werden können, möchten wir ergänzen, dass dies für erfahrene Gruppentherapeut:innen gilt und überdies wahrscheinlich besser einschätzbar ist, wenn es sich um Patient:innen handelt, die bereits aus einer Vorbehandlung bekannt sind. Patient:innen in einer akuten Krise und bei Suizidalität sind in dieser Situation so stark belastet, dass sie die volle Aufmerksamkeit und Unterstützung der Gruppenleitung benötigen würden. Das Interesse an den anderen und die Konzentration auf andere ist in der akuten Krise stark eingeschränkt.

Eine Gruppe wäre mit einem Mitglied, das von Beginn an alle Aufmerksamkeit mit belastenden Themen auf sich zieht, ebenfalls überfordert, geriete in einen Konflikt zwischen Empathie und Hilflosigkeit einerseits und Ärger, nicht nachhaltig helfen zu können oder selbst nicht den erwarteten Raum zu bekommen, andererseits. Die konflikthafte Auseinandersetzung damit wäre der schwer belasteten Patientin oder dem Patienten in der Krise aber nicht zuzumuten. Aggression wird dann unterschwellig und in den Untergrund verdrängt. Die Arbeit der Gruppe ist blockiert. Deswegen raten wir davon ab.

Wenn sich eine solche Situation erst im Verlauf der Gruppentherapie entwickelt, ist schon eine Gruppenkohärenz entstanden – das betreffende Gruppenmitglied konnte sich schon in anderer Verfassung zeigen und fühlt sich im günstigen Fall von der Gruppe gehalten. Zusätzliche Einzelsitzungen können in der Krise unterstützen.

Neben diesen eher phänomenologischen Kriterien ist auch die Betrachtung der Diagnosen für die Indikationsstellung wichtig. Hierzu gibt es mittlerweile in der Forschung aussagekräftige Metaanalysen, die Bernhard Strauß (2022, S. 188) so zusammenfasst: »Im Vergleich mit unbehandelten Kontrollgruppen (u. a. Wartelisten, Minimalkontakt-Bedingungen) konnten für Angst- und Zwangsstörungen sowie für Depression große Effekte von Gruppenpsychotherapie bei der Reduktion der störungsspezifischen Symptomatik nachgewiesen werden. Für Essstörungen (Bulimie und Binge-Eating-Störung) sowie für posttraumatische Belastungsstörung fanden sich entsprechend mittelgroße Effekte, während für substanzinduzierte Störungen und Schizophrenie kleine Effekte gezeigt wurden.«

Dazu möchten wir Folgendes ergänzen:

- Patient:innen mit stoffgebundenen Süchten (Alkohol, Drogen, Medikamente etc.) dürfen laut Psychotherapie-Richtlinien (Dieckmann et al. 2020) in der tiefenpsychologisch fundierten Psychotherapie nur behandelt werden, wenn nach zehn Sitzungen eine Abstinenz erreicht ist. Gelingt dies nicht, muss die Behandlung beendet werden. Das setzt bei der Patientin bzw. dem Patienten den Willen voraus, auf das Suchtmittel zu verzichten. Ohne Entzugsbehandlung kann dies nur bei Personen gelingen, deren Griff zur Droge sich gerade erst entwickelt hat, vielleicht als Begleitsymptom einer Angststörung oder Depression. Eine Gruppe mit dem von vornherein unsicheren Verbleib eines Mitglieds zu belasten, halten wir nicht für empfehlenswert.

- Von der Aufnahme von Patient:innen mit einer schweren Traumafolgestörung (PTBS) in eine heterogene ambulante TP-Gruppe raten wir ab.
- Patient:innen mit einer ausgeprägten Anorexie müssen parallel ärztlich behandelt werden und dort Vereinbarungen treffen und Kontrollen bezüglich Mindestgewicht durchführen lassen. Sie kommen in einer heterogenen ambulanten Gruppe in eine Sonderstellung, die schwer handhabbar sein kann.
- Patient:innen mit schwerer Depression oder einer bereits diagnostizierten, aber noch nicht behandelten Persönlichkeitsstörung (als da u.a. sind: paranoide, schizoide, dissoziale, narzisstische, anankastische, emotional instabile) stellen in einer heterogen gemischten Gruppe eine besondere Herausforderung dar. Die Therapeutin oder der Therapeut sollte über Erfahrungen in der Einzelbehandlung mit dem Krankheitsbild verfügen und sich der Herausforderung gewachsen fühlen.
- Patient:innen mit einer bekannten Impulskontrollstörung können, wenn sie eine Einsicht in ihre Störung haben und sich konfrontieren und begrenzen lassen, d.h. wenn sie eine gute Compliance zur Therapeutin oder dem Therapeuten haben, von einer gemischten Therapiegruppe gut profitieren.

Für fast alle oben genannten Patient:innen gibt es störungsspezifische Gruppen, die in besonderem Maße auf das spezielle Krankheitsbild eingehen. Das wäre dann die passendere Indikation.

Nach der Betrachtung des Patienten oder der Patientin schauen wir uns die Beziehung an, die sich zwischen uns und der Patientin oder dem Patienten aufbaut: Wenn schon im Vorgespräch deutlich wird, dass sie oder er eine deutliche negative Gegenübertragung bei uns auslöst, so kann dies eine Kontraindikation für die Aufnahme in eine Therapiegruppe sein. Im Gegensatz zum Einzelsetting, wo es wichtig und spannend sein kann, die Gründe für die negative Gegenübertragung auf jemanden, der oder die uns im ersten Moment unangenehm ist, im weiteren Therapieverlauf zu untersuchen und therapeutisch zu nutzen, besteht in der Gruppe die Gefahr, dass sich dies auf die gesamte Gruppe auswirkt und die gemeinsame Arbeit stark beeinträchtigt.

Im Vorgespräch (ML) hatte der mir bis dahin unbekannte Patient Mühe, Blickkontakt aufzunehmen und zu halten. Er berichtete von Beziehungsproblemen zu Frauen, die er in der Gruppe bearbeiten wolle; alle seine Beziehungen seien gescheitert, er sei immer wieder verlassen worden und wisse nicht warum. Ich spürte, dass ich kaum nachzufragen wagte. Es entstand eine bedrohliche Atmosphäre, ich roch förmlich Gewalt. Obwohl der Patient sich darum bemühte, einen guten Eindruck zu machen und zustimmte, wann immer und wozu auch immer er konnte, hatte ich den Eindruck: Ein »falsches« Wort von mir und er explodiert. Ich fragte, ob er Wutausbrüche von sich kenne und er lachte auf eine für mich äußerst unsympathische Weise. »Gegenfrage: Was verstehen Sie darunter?« Und ja, das kenne er schon.
Ich traf meine Entscheidung: Auf keinen Fall in die Gruppe, einerseits, da der Patient kaum über die nötige Selbstreflexion verfügte, um seine interaktionelle Wirkung wahrzunehmen und zu verarbeiten. Andererseits und vor allem, weil ich einen Patienten, vor dem ich Angst habe, nicht in einer Gruppe behandeln kann und möchte.

Und auch die Passung von Patient:in und Gruppe ist wichtig. So wird sich ein einzelner Mann in einer ansonsten reinen Frauengruppe in einer Sonderrolle fühlen, die seiner therapeutischen Entwicklung womöglich im Wege steht. Gleiches gilt für andere Faktoren, durch die Teilnehmer:innen zu sehr aus der Gruppe herausstechen (z. B. durch ihr Alter) oder nur schwer Anknüpfungspunkte finden können.

Als Faustregel ist hier die Arche-Noah-Regel hilfreich. Wenn sich

Teilnehmer:innen in einem Merkmal spür- oder sichtbar von den anderen unterscheiden, sollten sie – wenn möglich – mindestens zu zweit sein. Darüber hinaus hat sich eine gute Mischung zwischen introvertierten und extrovertierten Teilnehmer:innen als günstig für die Gruppenarbeit erwiesen.

Bedenkenswert erscheint uns in diesem Zusammenhang auch die Beobachtung, dass die Aufnahme einzelner strukturell schwerer gestörter Patient:innen in eine Gruppe, bei der sich die meisten Gruppenmitglieder auf höherem Funktionsniveau bewegen, meist relativ unproblematisch ist, wohingegen ein einzelnes relativ gut aufgestelltes Gruppenmitglied sich in einer Gruppe auf niedrigerem Funktionsniveau wahrscheinlich unwohl und »nicht in die Gruppe passend« fühlen wird. Tschuschke (2010, S. 153) schreibt dazu: »Ist das Gefälle im psychischen Funktionsniveau zu groß, werden einige Patienten nicht von der Gruppenmaßnahme profitieren.«

3.3.4 Geschlossenes oder halboffenes Setting

In den meisten ambulanten Therapiegruppen werden beim Ausscheiden von Gruppenmitgliedern neue aufgenommen, sodass die Gruppe als halboffene geführt wird. Denn die Dauer der Behandlung, die ein Gruppenmitglied braucht, variiert und in jeder Gruppe kann es zu Abbrüchen und Ausfällen kommen.

Eine laufende Verringerung der Teilnehmerzahl würde die Existenz und Arbeitsfähigkeit der Gruppe bedrohen und einen permanenten Honorarausfall für die Gruppenleitung bedeuten. Es ist wohl eher Kurzzeittherapiegruppen vorbehalten, in geschlossener Form geführt zu werden. Tschuschke (2010, S. 153) schreibt: »Je kürzer die Gruppendauer ist, desto eher sollte ein geschlossenes Format gewählt werden.«

Einige Kolleg:innen machen gute Erfahrungen damit, das Ausscheiden von Gruppenmitgliedern und die Aufnahme neuer Teilnehmer auf zwei Termine im Jahr festzulegen oder z. B. eine geschlossene Jahresgruppe anzubieten, mit der Option, dass die Teilnehmer:innnen, die die Gruppentherapie weiterführen möchten, sich dann entscheiden können, an einer neu zusammengestellten Gruppe (von alten und neuen Gruppenmitgliedern) weiter teilzunehmen. Dies hat den Vorteil, dass die neu konzipierte Gruppe gemeinsam in einen Gruppenprozess eintritt, diesen durchläuft und am Ende zu einem gemeinsamen Abschluss kommt.

Völlig »offene« Gruppenangebote, bei denen die Patient:innen – wie etwa bei einem offenen Beratungsangebot – nach eigener Entscheidung teilnehmen oder fernbleiben können, sind mit dem Konzept und der Zielsetzung einer tiefenpsychologisch fundierten Gruppentherapie nicht vereinbar, könnten aber eventuell im Rahmen der »gruppentherapeutischen Grundversorgung« (vgl. Kap. 3.1.1 Anwendung finden.

3.3.5 Co-Leitung

Eine Gruppe zu zweit zu leiten macht Spaß und erweitert den eigenen Blick auf Patient:innen und Gruppenprozesse. Von einem guten Miteinander der Co-Leitenden profitieren sowohl diese selbst als auch die Gruppenteilnehmer:innen, die unterschiedliche Herangehensweisen an Probleme und Lebenseinstellungen erleben. Besonderes Augenmerk braucht dabei die Beziehung zwischen den beiden Leitungspersonen. Dafür muss regelmäßig Zeit außerhalb der Gruppensitzung eingeplant werden. Wie fühlen wir uns gerade miteinander und was hat das möglicherweise mit dem Gruppenprozess oder unserer Position in der Gruppe zu tun? Insbesondere wenn die Zusammenarbeit schwierig wird oder Spannungen entstehen, ist es hilfreich, den Gruppenprozess dazu in Beziehung zu setzen (s. u.).

Auch innerhalb der Sitzung können kurze Absprachen oder Abstimmungen unter den beiden Gruppenleiter:innen notwendig werden. Diese können Modellcharakter haben. (»Wir sind offenbar gerade unterschiedlicher Meinung, wie wir weiter vorgehen wollen. Lass uns kurz besprechen, wie wir das lösen können.«)

Grundsätzlich besteht die Möglichkeit, die Rollen, die beide Leiter:innen während der Gruppensitzung einnehmen, aufzuteilen: Während der oder die eine sich mehr dem konkreten Prozess widmet (Vordergrund), kann die oder der andere sich eher im Hintergrund halten, Atmosphärisches beobachten und die Gruppenteilnehmer:innen im Auge behalten, die sich nicht aktiv am Gruppenprozess beteiligen.

Das Leitungspaar wird unterschiedliche Übertragungen bekommen:

> In meiner Gruppe (SP) fiel mir auf, dass eine Teilnehmerin schon seit einer Weile mit deutlich abweisendem Verhalten auf meine (neu zur Therapiegruppe hinzugekommene) Co-Therapeutin reagierte. Darauf angesprochen, konnte die Patientin keinen Grund für ihre Aversion benennen, bis sie sich darauf besann, dass ihre Mutter nach der Trennung von ihrem Vater eine Frauenbeziehung eingegangen war. Diese »Stiefmutter« hielt Einzug in die Familie und mischte sich in unsensibler Weise in die Erziehung der Kinder ein, was bei der Patientin starke Ablehnung hervorrief. Dieses Gefühl hatte sie auf die Co-Therapeutin übertragen. Durch die Einsicht in diesen Zusammenhang löste sich die entstandene Spannung auf.

Es gibt aus dem Bereich der humanistischen Therapien bereits viele Erfahrungen zum gemeinsamen Gruppenleiten, z.B. aus der Encounter-Bewegung, und wir möchten aus eigener Erfahrung Kolleg:innen, die eine Gruppe planen, ermutigen, diese Möglichkeit positiv zu bedenken.

3.4 Vorgespräche und Probatorik für eine Gruppentherapie

In den vor Beginn der Gruppentherapie stattfindenden probatorischen Einzelsitzungen wird die Anamnese erhoben, Therapieziele werden erarbeitet und die Besonderheiten von Gruppentherapie allgemein und der spezifischen Gruppe werden besprochen. Positive und negative Gruppenerfahrungen der Patient:innen und auch ihre Bedenken und Befürchtungen bezüglich der Gruppenteilnahme haben hier schon mal einen ersten Platz (Yalom 2005).

Wir können unsere Gegenübertragung wahrnehmen, erste Erfahrungen mit Probedeutungen machen und erfahren, wie die Patientin oder der Patient auf vertiefende Fragen oder kleine Konfrontationen reagiert. Wir können spüren, welche Atmosphäre zwischen uns hergestellt wird und ob in uns ein wirkliches Interesse an der Patientin oder dem Patienten entsteht.

Auch für das zukünftige Gruppenmitglied sind diese Gespräche der ersten Beziehungsanbahnung wichtig: Eine entängstigende, vertrauensvolle Beziehung zur Gruppentherapeutin bzw. zum Gruppentherapeuten ist eine wichtige Voraussetzung für die Teilnahme.

3.4.1 Motivationsförderung und Ermutigung

Patient:innen suchen selten direkt Gruppentherapie, es sei denn, sie kommen aus der Klinik und haben gute Erfahrungen damit gemacht. Unsere Erfahrung zeigt, dass gruppenunerfahrene Patient:innen dagegen häufig der Meinung sind, Gruppentherapie sei weniger hilfreich als Einzeltherapie, es sei quasi ein »Angebot zweiter Wahl«. Nach der einfachen Rechnung: Dauer der Gruppentherapiesitzung geteilt durch die Anzahl der Teilnehmenden – bekomme man ja weniger »Therapeut:innen-Zeit«.

Um diesem Argument von vornherein entgegenzuwirken, kam ein Kollege auf die Idee, einen Artikel über die positiven Effekte von Gruppentherapie in seinem Wartezimmer auszulegen – mit dem Erfolg einer deutlich gestiegenen Anzahl von Anfragen nach Gruppentherapie.

Viele Menschen, und gerade diejenigen mit Kontaktschwierigkeiten bis hin zu sozialer Phobie, die von einer Gruppe gut profitieren könnten, haben Angst, sich einer Gruppe mit unbekannten Menschen »auszuliefern«, nicht zu wissen, was in vielerlei Hinsicht dort geschieht. Sie brauchen Ermutigung und Zuspruch von uns. Ein Hinweis auf einige der gut erforschten Wirkfaktoren von Yalom (vgl. Kap. 2.3) kann zur aktiven Ermutigung genutzt werden, um fundierte Argumente für die Teilnahme an einer Gruppe zu geben.

3.4.2 Diagnostik im Vorgespräch

Die folgenden Themenkomplexe müssen geklärt werden:

1. Ist diese Patientin oder dieser Patient für die angebotene Gruppentherapie geeignet? Und: Ist Gruppentherapie für diesen Menschen die geeignete Behandlungsform?
2. Ist die Gruppe, die ich anbiete, für diese Patientin oder diesen Patienten geeignet? Wie müsste eine passende Gruppe für die- oder denjenigen aussehen?
3. Welche Gruppenerfahrungen hat diese Patientin oder dieser Patient bisher im Leben gemacht und was könnte das für ihre oder seine Gruppenteilnahme bedeuten?
4. Welche (realistischen) Therapieziele können erarbeitet werden?
5. Wie fühle ich mich mit der Patientin oder dem Patienten? Welche Gegenübertragung kann ich wahrnehmen?

Die Vorgespräche (Fragebogen siehe Anhang) sind zur Klärung wichtig und um eine dyadische Beziehung zur Therapeutin bzw. zum Therapeuten herzustellen und fühlbar zu machen. Unserer Erfahrung nach verhalten sich Menschen in Gruppen unter Umständen völlig anders als im Einzelkontakt. Die Aufnahme in eine Gruppe ist immer ein Abenteuer, ein Versuch, der sich auch als falsch herausstellen kann.

Bei den Teilnehmer:innen, die sich in einer frühen Phase der Vorgespräche melden, ist es ratsam, weitere Termine während der Wartezeit zu verabreden, um den Kontakt zu halten, und auch, um etwaige Veränderungen in den Lebensumständen und Problemstellungen, die gerade bei jüngeren Menschen und bei Patient:innen in Krisensituationen schnell einmal eintreten, aufgreifen zu können.

Die Erfahrung hat gezeigt, dass eine »Sammelphase« von etwa drei Monaten durchaus realistisch ist. Eine noch längere Vorlaufzeit kann dazu führen, dass einzelne angemeldete Teilnehmer:innen wieder abspringen. Unter Umständen kann diese »Sammelphase« aber auch deutlich kürzer ausfallen, wenn schon eine Anzahl eigener Patient:innen vorhanden ist, die sich für das Gruppenangebot interessieren.

3.4.3 Probesitzungen in der Gruppe

Probatorische Sitzungen sind in der Gruppe möglich und abrechenbar. Von den vier probatorischen Sitzungen dürfen maximal drei in der Gruppe durchgeführt werden.

Die Möglichkeit, sich die geplante Therapiegruppe »erst einmal anzuschauen«, bevor man sich für eine längerfristige Teilnahme entscheidet, kann eine große Motivationshilfe sein, sich überhaupt auf eine Gruppentherapie einzulassen. Vom Standpunkt der Teilnehmer:innen aus betrachtet sind also gruppentherapeutische Probesitzungen angstreduzierend und sicher wünschenswert.

Vom Standpunkt der Gruppenleitung aus gesehen sind sie nicht ganz so unproblematisch: Sie können einen zusätzlichen Unsicherheitsfaktor bedeuten, falls angemeldete Teilnehmer:innen aufgrund von ersten Eindrücken doch noch von einer weiteren Teilnahme Abstand nehmen.

Und es kann die Gruppe und die Vertrauensbasis in der Sitzung belasten, wenn Menschen nur »auf Probe« teilnehmen und dann womöglich wieder wegbleiben.

> So erklärte eine meiner (SP) Gruppenteilnehmer:innen, dass sie sich in Sitzungen, an denen ein neues Gruppenmitglied probeweise an der Gruppe teilnähme, nicht auf ihre tieferen Themen einlassen würde. Das sei ihr zu unsicher. – Trotz der hier angeführten Gegenargumente habe ich überwiegend gute Erfahrungen mit probatorischen Sitzungen in der Gruppe gemacht und nur in seltenen Fällen erlebt, dass Teilnehmer:innen sich im Verlauf der Probatorik gegen die Gruppenteilnahme entschieden.

KAPITEL 4

Die Gruppentherapie beginnt

»Und jedem Anfang wohnt ein Zauber inne …«
(Hermann Hesse)

Wie in der Einzelbehandlung ist der Beginn der Gruppentherapie durch das Kennenlernen und den Aufbau einer konstruktiven Arbeitsbeziehung geprägt. Zur ersten Sitzung einer neuen Gruppe kommen die meisten Patient:innen mit erhöhter Aufmerksamkeit, Freude, Neugier, Sorge, wer noch in der Gruppe ist, und auch Angst, wie sie sich zeigen und ob sie angenommen werden. Wichtige erste Festlegungen werden getroffen und Werte und Normen etablieren sich schnell.

Ein gemeinsamer Anfang aller Patient:innen ist bei einer ambulanten tiefenpsychologisch fundierten Gruppe nur dann gegeben, wenn die Gruppe neu gegründet wird. Häufig wird es in einer ambulanten Gruppe darum gehen, dass Einzelne – oder auch zwei oder drei Patient:innen gemeinsam – zu einer bestehenden Gruppe hinzukommen. Beide Situationen sind unterschiedlich zu betrachten und lösen unterschiedliche Gefühle sowie Übertragungs- und Regressionsbereitschaften bei den Teilnehmenden aus.

4.1 Gemeinsamer Anfang

Beim gemeinsamen Anfang ist sozusagen für alle »alles noch offen«. Die Gruppe gibt es noch nicht – sie entsteht erst. Auch wenn die Therapeutin oder der Therapeut in den Vorgesprächen und im Gruppenvertrag schon Rahmenbedingungen festgelegt hat, so ist doch für alle Teilnehmer:innen vieles noch ungeklärt: Wie geht eigentlich

Gruppentherapie? Werden wir uns sympathisch sein? Werde ich hier akzeptiert? Gibt es hier irgendwelche Regeln, die mir nicht bekannt sind, oder müssen/dürfen wir die selber aushandeln?

Dadurch, dass alle Beteiligten (inklusive der Gruppenleitung) beim gemeinsamen Anfang mehr oder weniger große Unsicherheiten haben, ist eine kollektive Unsicherheit im Raum, auf die Menschen unterschiedlich reagieren, die meisten mit einer Regression auf altbekannte, vertraute Verhaltensweisen und Übertragungen. In klassischen psychoanalytischen Gruppen, aber auch in gruppendynamischen Workshops wird eine solche Regression durch eine gewollt unstrukturierte Anfangsphase gefördert, um die dadurch aufkommenden frühen Interaktionsmuster zur weiteren Bearbeitung zu nutzen. In der tiefenpsychologischen Gruppentherapie wird wegen der zeitlichen Begrenzung eine Förderung von Regression grundsätzlich nicht angestrebt und auftretende Regressionen werden begrenzt.

Demnach wird der gemeinsame Anfang einer TP-Gruppe eher durch ein strukturierendes Vorgehen bestimmt sein: Die Gruppenleitung begrüßt die Teilnehmenden, benennt die Besonderheit der Situation und schlägt eine Vorstellungsrunde oder einen anderen Einstieg zum Kennenlernen vor:

1. z.B. ein Paarinterview, bei dem sich zwei Mitglieder gegenseitig interviewen und das jeweils andere in der Gruppe vorstellen
2. oder jede:r hat ein Symbol mitgebracht, mit dem sie oder er sich vorstellt
3. oder jede:r kann sich aus einer Bilder- oder Fotosammlung ein passendes Bild aussuchen, mit dem sie oder er sich vorstellt.

Während der ersten Sitzung interveniert die Therapeutin oder der Therapeut schneller als in späteren Gruppenphasen und stärker haltgebend, um keine längere, verunsichernde Stille, die die Angstbewältigungskapazität der Teilnehmenden überfordert, aufkommen zu lassen. Am Ende wird es eine Runde zum Mitteilen der Erfahrungen geben.

Bereits in der ersten Sitzung gibt die Leitung auch Hinweise darauf, wie gearbeitet werden wird:

Ich (ML) leite die Vorstellungsrunde gerne mit der Frage ein, warum die Teilnehmer:innen in der Gruppe sind, und dem Hinweis, jede:r möge so viel erzählen, wie sie oder er jetzt möchte. Dann frage ich, wo das individuelle Interesse hingehe, wer jetzt an einzelne Mitglieder weitergehende Fragen habe. Nachdem jemand seine Frage gestellt und die Antwort darauf erhalten hat, frage ich dann weiter: »Und was ist für Sie interessant an der Frage?« Oder: »Was hat die Frage mit Ihnen zu tun?« Die erste Frage nach dem geweckten Interesse lädt zur Interaktion ein und zur Offenheit für das, was die anderen in einem auslösen. Durch die Frage nach der persönlichen Bedeutung der Frage wird bereits vermittelt, dass Selbstwahrnehmung und -reflexion und die Offenlegung eigener Motive wichtige Arbeitsmittel sind. Häufig geht es auch in der ersten oder einer der ersten Sitzungen schon um die Einführung der Regel, in Ich-Aussagen zu sprechen, die bereits durch die sprachliche Form Selbstoffenbarung erleichtern.

Beim Aufbau eines konstruktiven Arbeitsbündnisses mit tragfähigen Arbeitsbeziehungen untereinander kommt der Leitung der Wunsch der Mitglieder nach Zugehörigkeit und Aufgenommensein sowie die regressive Unsicherheit zu Beginn zugute. Die Gruppe sucht in der ersten Phase (»Orientierung« bei Antons 2000) Gemeinsamkeiten untereinander, die die Unsicherheit der Einzelnen beruhigen, und es findet in der Regel ein Anpassungsprozess aneinander statt. Abweichungen werden deutlich wahrgenommen, z.B. wenn jemand länger spricht als die anderen. Es beginnt sich eine Gruppenkohäsion zu entwickeln. König und Schattenhofer (2020) beschreiben die Orientierungsphase als eine Integrationsphase (im Gegensatz zu Differenzierungsphasen).

Bei Unsicherheit im Verlauf der ersten Sitzungen geht der Blick sofort zur Gruppenleitung, und zu Beginn werden wir in der TP-Gruppe steuernd eingreifen und auf alle Fragen auch resonierend[9]

9 mitschwingen, lateinisch resonare = wieder ertönen, aus: re- = wieder, zurück und sonare = tönen, hallen (https://www.duden.de/rechtschreibung/resonieren, 31.01.2022)

antworten. Wir haben in den ersten Sitzungen – wie oben gezeigt – die Möglichkeit und auch die Aufgabe, die Frage »Wie geht Gruppentherapie?« im Tun zu beantworten. Wir sind Modell für den respektvollen Umgang untereinander und für die Umsetzung der Idee, dass alles, was gesagt wird, einen Platz bekommen darf, weil es einen wichtigen Teil des Gesamten – und sei es, einen abgewehrten – repräsentiert. Von Sitzung zu Sitzung beruhigt sich die Anfangsnervosität und die Teilnehmer:innen entwickeln mehr Sicherheit untereinander – auch durch die Entwicklung von Gruppenregeln, Normen und einen Vergleich der Werte. Die Gruppenkohäsion wächst.

4.2 Neue Mitglieder kommen hinzu

Gänzlich anders gelagert ist die Situation, wenn ein neues Gruppenmitglied zu einer bestehenden Gruppe hinzukommt. Hier haben sich bestimmte Gruppennormen und -rituale schon etabliert. Dem neuen Gruppenmitglied sind sie nur noch nicht bekannt. Die oder der Neue kommt erfahrungsgemäß mit Unsicherheit zum ersten Treffen. Zusätzlich zur generellen Unsicherheit, sich einer Gruppe von unbekannten Menschen anzuschließen, mit denen sehr persönliche Dinge besprochen werden sollen, kommt für das neue Gruppenmitglied in diesem Fall noch die Unsicherheit, ob es von der bestehenden Gruppe akzeptiert wird. Es kommt vor, dass Patient:innen, zu denen wir im Einzelsetting einen guten Kontakt etablieren konnten, von der Gruppe abgelehnt oder mit Skepsis aufgenommen werden. Die Gruppe sollte für einen Neuzugang gut vorbereitet sein. Bevor jemand Neues in die Gruppe aufgenommen wird, sollte der Abschied vom »alten« Gruppenmitglied und der möglicherweise entstandene Verlust für die Gruppe gut bearbeitet sein. Dies gilt besonders dann, wenn eine Gruppe lange Zeit in gleicher Konstellation zusammengearbeitet hat und das ausscheidende Gruppenmitglied eine wichtige Rolle in der Gruppe hatte. Von Fall zu Fall kann es auch notwendig und ertragreich sein, vor einer Neuaufnahme mit der Gruppe zu thematisieren, welche Erfahrungen sie mit Trennungen, Veränderungen und Neuanfängen in ihrem Leben gemacht haben. Dann ist der Boden für eine Neuaufnahme im Allgemeinen gut bereitet.

Doch auch wenn ein neues Gruppenmitglied zunächst ohne erkennbare negative Reaktionen in die bestehende Gruppe aufgenommen wird, bedeutet jeder Neuzugang eine Veränderung in der Konstellation der Gruppe: Die impliziten Positionen und Beziehungen untereinander müssen neu ausgehandelt werden. Ein selbstbewusst auftretender »Neuzugang« gerät leichter in Gefahr als ein zurückhaltender, auf bisherige Gruppenmitglieder bedrohlich zu wirken und Konkurrenzgefühle hervorzurufen, die sich in Rückzugstendenzen oder (latent) aggressivem Verhalten zeigen. Schon allein die Frage der Platzwahl *(Eine neue Teilnehmerin setzt sich auf einen Platz, den traditionell immer ein anderes Gruppenmitglied besetzt hatte …)* kann Gegenreaktionen auslösen und muss möglicherweise neu ausgehandelt werden. Für uns als Gruppenleitung lohnt es sich, bei einem Wechsel auch auf implizite nonverbale Hinweise zu achten und diese Themen einfühlsam anzusprechen, da bei dem neuen Gruppenmitglied sonst leicht ein Gefühl des Unerwünschtseins ausgelöst werden kann (vgl. Kap. 11.16).

Das Positive: Ein Wechsel in der Gruppenzusammensetzung mit neuen Teilnehmer:innen bringt oft »frischen Wind« in die Gruppe und bietet neue Anknüpfungspunkte für Gemeinsamkeiten und konstruktive Auseinandersetzungen.

4.3 Patient:innen mit Klinikerfahrung

Oft melden sich Patient:innen mit Interesse für eine ambulante Gruppentherapie, weil sie zuvor positive Erfahrungen mit Gruppentherapie im stationären Setting gemacht haben. Dennoch kann man nicht davon ausgehen, dass diese Patient:innen schon gut auf die ambulante Gruppentherapie vorbereitet sind. Abgesehen davon, dass jede Gruppentherapeutin und jeder Gruppentherapeut der eigenen Gruppe ein ganz eigenes Gepräge gibt, existieren auch grundsätzliche Unterschiede zwischen klinischem und ambulantem Gruppensetting, die sich auf den Übergang auswirken.

In Kliniken sind Gruppensitzungen von häufigem Wechsel der Teilnehmer:innen geprägt, während ambulante Therapiegruppen oft monatelang in gleicher Besetzung stattfinden, was sich positiv auf die Gruppenkohäsion und das gegenseitige Vertrauen auswirkt. Andererseits kann das Gefühl, sich im Kliniksetting in einer Situation fern des Alltags unter Mitpatient:innen zu befinden, denen man später nie wieder begegnen wird, dazu führen, dass Patient:innen sich eher trauen, auch schambesetzte Inhalte anzusprechen und neue Verhaltensweisen auszuprobieren.

Ein weiterer Unterschied besteht darin, dass sich die Gruppenteilnehmer:innen im stationären Setting auch in anderen Zusammenhängen begegnen, z.B. in Therapiepausen und bei Freizeitaktivitäten. Sie können viele Stunden am Tag zusammen verbringen im Vergleich zu einer einzigen Sitzung von 100 Minuten pro Woche in der ambulanten tiefenpsychologischen Gruppenpsychotherapie.

Die Themen in der Klinikgruppe sind oft durch Begegnungen außerhalb der Gruppe bestimmt und Konflikte untereinander werden nicht nur in der Gruppe, sondern auch außerhalb ausgetragen. Das kommt einerseits einer Alltagssituation näher, andererseits fühlen sich die Patient:innen durch den Abstand zum familiären Alltag, das intensive Therapiegeschehen und die Rundumversorgung in der Klinik oft wie in einer »Blase«, die als getrennt von ihren Alltagserfahrungen erlebt wird und den Transfer in den Alltag erschwert.

Dadurch, dass ein ganzes Team von ärztlichen, psychologischen und pflegerischen Fachkräften mit der therapeutischen Behandlung der Patient:innen betraut ist, fließen Beobachtungen aus verschiedenen Therapie- und Kliniksituationen in die Behandlung ein. Die Patient:innen haben die Möglichkeit, sich auf die verschiedenen Therapieangebote individuell einzustellen und dabei Erfahrungen mit unterschiedlichen Übertragungsangeboten zu machen, was im ambulanten Setting so nicht der Fall ist.

Während in einer Klinik das jeweilige Gruppenangebot mehr oder weniger unabhängig vom Leiter oder der Leiterin der Gruppe vorgehalten wird, fällt die Therapiegruppe im ambulanten Setting bei Krankheit oder Urlaub der Therapeutin oder des Therapeuten aus. Die Möglichkeit, dass zwei zugelassene Gruppentherapeut:innen gemeinsam eine Gruppe leiten, mag diesen Aspekt in Zukunft verändern.

Die Beziehung zur ambulanten Gruppentherapeutin oder zum Gruppentherapeuten ist stärker von gegenseitiger Abhängigkeit geprägt als in einer Klinik, wo das Einkommen der Therapeut:innen nicht von der Anzahl der Teilnehmenden an einer Therapiegruppe bestimmt wird und die Gruppentherapie in der Regel auch stattfindet, wenn die jeweilige Gruppenleitung ausfällt.

Beim Übergang von Patient:innen aus der Klinik in die ambulante Gruppentherapie sollten diese Unterschiede in den Blick genommen und vor dem Wechsel angesprochen werden.

> Für eine junge Patientin, die gerade eine längere stationäre Therapie in einer Klinik abgeschlossen und dort gute Erfahrungen mit einer Therapiegruppe gemacht hatte, war z. B. die für die ambulante Gruppentherapie geltende Ausfallhonorarregelung völlig unverständlich und schwer annehmbar: In der Klinik habe sie doch auch nichts bezahlen müssen, wenn sie mal eine Sitzung versäumt habe (vgl. Kap. 11.15).

4.4 Die Sitzordnung

Wir müssen uns klarmachen, dass die Art und Weise, wie wir – sitzend – an einer Gruppensitzung teilnehmen, auch immer etwas darüber aussagt, wie wir uns zueinander in Beziehung setzen. Durch die Art und Aufstellung der vorhandenen Sitzgelegenheiten geben wir als Therapeut:innen dabei einen Rahmen vor: Sind es gemütliche Sessel oder Stühle mit aufrechten Lehnen, die wir der Gruppe zur Verfügung stellen? Oder Sitzkissen auf dem Boden, die z. B. regressive Gefühle aufkommen lassen können?

Durch sehr unterschiedlich komfortable Sitzmöbel könnten unbewusst Neid oder Konkurrenzgefühle eingeladen werden oder auch die Aufforderung, sich für sich selbst einzusetzen, oder gar der Auftrag, überpünktlich zu sein, um ein gutes Sitzmöbel zu ergattern. Wenn wir als Co-Therapeut:innen auf gegenüberliegenden Plätzen sitzen, so hat das den Vorteil, dass wir uns auch während des Gruppenprozesses nonverbal, mit Blicken oder kleinen Gesten, leicht verständigen können. Wir werden dabei eher als zwei Einzelne, auch als unterschiedliche Pole der Gruppenleitung wahrgenommen. Bei aufkommenden Spaltungstendenzen in einer Gruppe im Verlauf des Prozesses kann es dagegen sinnvoll sein, sich als Paar zu präsentieren und dies durch nebeneinander liegende Plätze zu symbolisieren.

In meiner Gruppe (SP) gibt es »Lieblingsplätze«, aber keine feste Sitzordnung – bis auf die Plätze für mich und die Co-Therapeutin, die mir gegenübersitzt. Die »Sitzordnung« der jeweiligen Sitzung orientiert sich am Eintreffen der Teilnehmerinnen und erscheint eher zufällig. Bei näherem Hinsehen stellt sich aber heraus, dass es doch nicht ganz zufällig ist, wer von den Anwesenden nah oder weiter entfernt von mir als Therapeutin Platz genommen hat. Eine Teilnehmerin z.B., die in der letzten Sitzung einen Konflikt mit mir hatte, saß beim nächsten Mal besonders weit von mir entfernt, nahe an der Tür …

Als wir in unserer Kolleg:innengruppe vor einiger Zeit über das Thema »Sitzordnung« sprachen, wurde deutlich, wie unterschiedlich dies gehandhabt wird:

- Einige Kolleg:innen berichteten, dass sich in ihrer Gruppe feste Sitzplätze etabliert haben, die die einzelnen Teilnehmer:innnen für sich beanspruchen. Wenn ein neues Mitglied dazukommt, muss neu ausgehandelt werden.
- Ein Kollege berichtete, dass er in seiner Therapiegruppe keinen festen Platz habe, sondern als derjenige, der den Raum zuletzt betrete, jeweils den Platz einnehme, der übrig sei.

Auch bei der Frage der Sitzordnung geht es nicht um richtig oder falsch, sondern darum, welche unbewussten Prozesse durch unsere Entscheidungen in der Gruppe ausgelöst werden, wie wir sie bewusst machen und sie im besten Falle absichtsvoll einsetzen und für die Therapie nutzen können.

So kann sich der Umgang mit abwesenden Teilnehmer:innen in der Aufstellung von Sitzmöbeln widerspiegeln. Wir überlegen uns, ob wir für Mitglieder, die fehlen, den Stuhl stehen lassen oder wegräumen. Symbolisch könnte das nicht anwesende Gruppenmitglied durch einen leeren Stuhl »dabei sein«. Dies könnte auch für die Sitzung nach dem Abschied eines Gruppenmitglieds eine Option sein, um mit der Gruppe über die Lücke zu sprechen, die der Abschied hinterlässt – und damit auch auf all die anderen Lücken und »leeren Plätze« in unserem Leben zu sprechen zu kommen.

4.5 Gruppennormen

In jeder Gruppe, die über einen längeren Zeitraum hinweg besteht, sei es eine Familien-, Freizeit- oder Therapiegruppe, gibt es explizite und implizite Regeln und Normen. Die expliziten Regeln einer therapeutischen Gruppe sind im Gruppenvertrag festgelegt und wurden mit den Beteiligten besprochen.

Und schnell entwickeln sich auch implizite Regeln und Normen, z. B.: Wie viel Raum darf ich mir als Patientin hier in dieser Gruppe nehmen? Muss ich mich hier beteiligen oder darf ich einfach still dabei sein? Kommt immer die Person dran, der es am schlechtesten geht? Darf ich hier auch mal klar äußern, wenn jemand mich nervt? Gibt's hier feste Plätze? Und was passiert, wenn ich mich auf den Platz von jemand anderem setze? Darf ich während der Sitzung mein Brötchen essen?

Viele implizite Normen bemerken wir erst, wenn wir oder andere sie übertreten. Dies kann passieren, wenn Gruppenteilnehmer:innen – z. B. in einer Klinik – bereits an einer Gruppenpsychotherapie teilgenommen haben und bestimmte Erwartungen bezüglich Regeln und Normen mitbringen, die dann in der ambulanten Gruppe nicht gelten. Oder neu hinzugekommene Patient:innen kennen die impliziten Regeln noch nicht:

So kritisierte ein neuer Teilnehmer in einer meiner Gruppen (ML) einen Mitpatienten, dass er so langsam spreche. Er könne ihm nicht (mehr) zuhören. Ob er sich fokussieren könne. Er hatte insofern recht, als der Patient seine Gedanken und Themen sehr langsam und umständlich in die Gruppe einbrachte. Die anderen hatten sich dran gewöhnt und gaben ihm die Zeit, die er brauchte, obwohl sie sicherlich auch manchmal ungeduldig oder ärgerlich hätten werden können. Diese für den Patienten eigentlich wertvolle, wenn auch unangenehme Rückmeldung wurde von der Gruppe sofort neutralisiert durch den Satz: »Ich höre ihm gerne zu. Rede ruhig weiter.« Und von einer anderen Patientin zum kritisierenden neuen Patienten: »Wir versuchen hier, uns ausreden zu lassen.« Ups. Natürlich hatte der neue Patient den Mitpatienten nicht schlecht behandeln wollen, war aber ungeduldig geworden und hatte sich getraut, sein Gefühl einzubringen. Nach einer Klärung mit dem Vorgehen »Problemansprache in drei Schritten« (»Ich habe wahrgenommen, …«; »Das wirkt auf mich bzw. macht mit mir«; und »Ich wünsche mir von dir …«) habe ich dann die Gruppennormen und -regeln zum Thema gemacht.

In einer anderen Gruppe (SP) gab eine Teilnehmerin im Gespräch über Gruppennormen an, sie glaube, dass man hier nicht über Sex sprechen dürfe. Zumindest habe sie das, seit sie an der Gruppe teilnehme, noch nicht erlebt. Das führte zu einem interessanten Gruppengespräch, in dem es u. a. darum ging, wie man erkennen könne, ob bestimmte »Regeln« oder Tabus tatsächlich oder nur in unserem Kopf existieren und ob wir uns an alle vorgestellten Regeln halten müssen. Über Sex wurde dann auch noch gesprochen.

Auch für uns als Gruppenleiter:innen kann es interessant sein, uns die Frage nach den impliziten Regeln in Bezug auf unsere Gruppe(n) zu stellen und zu überlegen, ob sich eventuell Vorgehensweisen oder Schwerpunktsetzungen etabliert haben, die der therapeutischen Zielsetzung nicht dienlich sind oder gar entgegenstehen.

KAPITEL 5

Der Ablauf einer Sitzung

5.1 Der Sitzungsbeginn

Grundsätzlich gibt es verschiedene Möglichkeiten, eine Gruppensitzung zu beginnen: Wir können eine Anfangsrunde machen, in der die Gruppenmitglieder reihum oder in loser Reihenfolge kurz über ihr Befinden, wichtige Erlebnisse und ihre Anliegen für die heutige Sitzung sprechen. Dies hat für uns als Gruppenleitung den Vorteil, dass wir gleich am Anfang schon einmal von allen kurz etwas gehört haben und einschätzen können, wo Probleme liegen und wer heute unsere besondere Aufmerksamkeit braucht. Auch kommen sozial ängstliche Teilnehmer:innen leichter ins Gespräch, wenn sie gleich am Anfang schon einmal »an der Reihe waren«.

Durch das Etablieren einer Anfangsrunde wird eine Sitzungsstruktur vorgegeben, die einerseits entängstigend wirkt, andererseits aber auch einengen kann, indem das Gefühl, einer von der Leitung vorgegebenen Struktur zu folgen, sich als Grundgefühl auf die gesamte therapeutische Erfahrung überträgt und die Selbstwirksamkeit der Teilnehmenden behindert. Im Extremfall kann eine Anfangsrunde die Sitzungsstruktur so stark bestimmen, dass sie bis zum Ende der Sitzung dauert, wobei nacheinander sämtliche Anliegen der einzelnen Gruppenmitglieder kurz »abgearbeitet« werden. Hat sich solch eine Struktur einmal etabliert, ist es gar nicht so leicht, sie wieder zu ändern.

In meiner aktuellen Gruppe (ML) habe ich mich in der Orientierungsphasefür eine Anfangsrunde entschieden. Jedes Mitglied steht einmal kurz im Mittelpunkt und ich nehme seine Verfasstheit einmal deutlich wahr. Sollte ein Mitglied die Struktur der

Runde verlassen, weil ein tieferes Thema sich Bahn bricht, kann die Gruppe damit umgehen. Nach der Runde entscheidet die Gruppe im Prozess, ob ein gemeinsames Thema in den Mittelpunkt kommt oder ob das individuelle Thema eines Mitglieds vertieft wird.

Die zweite Möglichkeit für den Sitzungsanfang besteht darin, keine Vorgaben zu machen und den Teilnehmenden dadurch die Möglichkeit zu geben, sich nach eigenem Gutdünken in die Sitzung einzubringen. Für Gruppen, die schon länger therapeutisch arbeiten und gut miteinander im Kontakt sind, ist dieser Anfang gut geeignet. Er hat den Vorteil, dass sich Interaktionsmuster deutlicher abbilden und angesprochen werden können. *(Z.B.: »Sind Sie damit zufrieden, dass Sie immer den anderen den Vortritt lassen, wenn es darum geht, wer seine Anliegen hier als Erstes anspricht?«)* Brisante Themen können direkt verfolgt und vertieft werden, ohne dass eine vorgegebene Struktur eingehalten werden muss. Haben sich Gruppenmitglieder dabei kaum eingebracht, empfiehlt es sich, spätestens kurz vor Sitzungsende noch Zeit einzuräumen, um diejenigen, die kaum etwas gesagt haben, zu fragen, wie es ihnen damit geht.

Einen solchen unstrukturierten Anfang wähle ich (SP), wenn die Gruppe gut aufeinander eingespielt ist. Sind neue Teilnehmer:innen dabei oder trifft sich die Gruppe nach einer längeren Urlaubspause, beginne ich dagegen regelmäßig mit einer Anfangsrunde, um Gemeinsamkeit herzustellen und sicher zu sein, dass ich alle eventuellen Belastungen im Blick habe.

Als Gruppenleitung besteht für uns am Anfang der Sitzung die Möglichkeit, die Interaktion unter den Teilnehmenden zu fördern, indem man die Runde z. B. mit den Worten eröffnet: »Schauen Sie sich doch einmal hier in der Gruppe um und überlegen Sie, wen in der Gruppe Sie etwas fragen oder zu wem Sie etwas sagen möchten.« Die Erfahrung zeigt, dass sich dieser Sitzungsbeginn schnell verselbständigt, indem sich die Gruppenmitglieder künftig auch ohne Impuls durch die Leitung aufeinander beziehen und miteinander in Kontakt treten.

Wurde die vergangene Sitzung durch ein eindrückliches Ereignis bestimmt (z.B. der Weggang eines Gruppenmitglieds, ein schweres Thema oder ein Konflikt in der Gruppe), so könnte der Eingangsimpuls der Gruppenleiterin oder des Gruppenleiters in der nächsten Sitzung lauten: »Bitte denken Sie noch einmal an die letzte Sitzung und schauen Sie, ob es etwas gibt, was Sie davon im Nachhinein noch beschäftigt hat!« Mit diesem Eingangssatz wird der Fokus der Teilnehmer:innen auf Unerledigtes gelenkt. Sie werden ermutigt, zurückgehaltene oder später aufkommende Gedanken und Gefühle zu äußern und es wird die Kontinuität der Gruppentherapie über die einzelnen Sitzungen hinweg betont.

Hat die Therapeutin oder der Therapeut eine konkrete Vermutung oder ein sich aufdrängendes Gegenübertragungsgefühl, so kann sie oder er die Reflexion natürlich auch dadurch einleiten, dass die eigene Wahrnehmung angesprochen und um Rückmeldungen dazu gebeten wird. Dabei sollte darauf geachtet werden, den Fokus nicht zu eng zu formulieren, um möglicherweise unerwarteten Gedanken und Gefühlen der Teilnehmer:innen Raum zu lassen.

Auch eine kurze Einstimmung auf ein achtsames Spüren der eigenen Körperempfindungen (siehe Kap. 10.4.2) kann ein guter Anfang für eine Gruppensitzung sein, bei dem die Aufmerksamkeit gleich zu Beginn von der rein kognitiven Ebene auf einen emotionalen Zugang zu inneren Themen gelenkt wird.

Hier einige Beispiele für den Einstieg in die therapeutische Arbeit:

Die Teilnehmer:innen verhandeln, wer heute ihr oder sein Problem bearbeiten will – soll – darf, und nachdem das Geschehen eine Weile gelaufen ist, kommt eine (aktiv steuernde) Intervention. Diese ist sowohl abhängig vom Reifegrad der einzelnen Teilnehmer:innen als auch der Gruppe. Die Therapeutin oder der Therapeut könnte eine der folgenden Fragen stellen:
Heute scheint es schwer zu sein, sich zu einigen, und ich frage mich, was Sie miteinander verhandeln: Geht es um Gerechtigkeit – jedem den gleichen Raum? Oder darum, wer am stärksten belastet ist im Moment? Geht es um Wertschätzung von den anderen? Um Gesehenwerden? Darum, wer sich durchsetzen

kann und Raum beanspruchen darf mit seinem Thema? Oder womit sind Sie beschäftigt?
Oder biografische Erfahrungen werden angesprochen:
Wird hier Geschwisterrivalität verhandelt? Wie war das früher bei Ihnen zu Hause? Wer hat sich durchgesetzt? Wofür wurde Raum eingeräumt? Und wie sind Sie zum Zuge gekommen?
Oder es wird auf ein Gruppenmitglied eingegangen:
Wie ist es gerade für Sie, dass Sie so kämpfen müssen: sich zurückziehen, ärgerlich/traurig werden? Woran erinnert es Sie? Was würden Sie am liebsten tun oder sagen? Wie wäre es, das jetzt hier zu versuchen? Was wünschen Sie sich von der Gruppe/von mir?

5.2 Der mittlere Teil der Sitzung

Da wir in einer tiefenpsychologischen Gruppensitzung keinem festgelegten Ablauf folgen, ist nach der Anfangsphase der Raum offen für das Gruppengeschehen. Haben wir mit einer Anfangsrunde begonnen, entsteht danach oft eine Besinnungspause, in der sich entscheidet, wie es weitergeht. Wessen Anliegen soll heute als Erstes bearbeitet werden? Kristallisiert sich ein gemeinsames Thema heraus? Sollen Auffälligkeiten in der Interaktion besprochen werden?

Es gibt Sitzungen, in denen die ganze Gruppe intensiv und engagiert an einem gemeinsamen Thema arbeitet. Das Sitzungsende kommt dann fast zu schnell und unverhofft und alle sind sich einige, dass das heute eine richtig gute Sitzung war.

In anderen Sitzungen ergeben sich zwei oder drei Schwerpunkte, die nacheinander angesprochen und bearbeitet werden. Meist profitieren nicht nur diejenigen, die das Thema eingebracht haben, sondern auch die anderen Gruppenmitglieder, die sich aktiv beteiligt oder auch nur aufmerksam zugehört haben.

Und dann wieder gibt es Sitzungen, die sich zäh anfühlen. Niemand scheint bereit oder in der Lage zu sein, sein Anliegen einzubringen. Das ist für die Gruppenleitung oft eine »herausfordernde Situation« (siehe Kap. 11.3), weil es trotz entsprechender Frage an die

Gruppe nicht immer sofort gelingt herauszufinden, woran es liegt, dass der Gruppenprozess heute nicht recht in Gang kommt. Wenn eine Gruppe erst am Anfang steht und keine Gruppenmitglieder dabei sind, die schon anderweitig viel therapeutische Erfahrung gesammelt haben, muss der Prozess einer therapeutischen Arbeit in der Gruppe von uns als Gruppenleitung zunächst auf den Weg gebracht, angeregt und begleitet werden. Bei einer erfahrenen Gruppe ist weniger Steuerung nötig. Wie der therapeutische Prozess im Mittelteil der Gruppensitzungen betrachtet, bearbeitet und gesteuert werden kann, ist Inhalt der folgenden Kapitel 6 bis 10.

5.3 Das Ende der Sitzung

In vielen Gruppen wird, um die Sitzung zu beenden, eine Abschlussrunde gemacht, zum Beispiel mit der Frage: »Was war das heute für eine Sitzung?« Diese offene Frage lädt zur Reflexion über den Gruppenprozess ein. Eine ähnliche Frage, etwas spezifischer auf den individuellen Umgang mit den in der Sitzung gemachten Erfahrungen gerichtet, wäre: »Was nehmen Sie aus der heutigen Sitzung mit, was möchten Sie hierlassen?« Neue Erkenntnisse oder Erfahrungen in der Sitzung können so noch einmal benannt und »mitgenommen« werden. Die Chance, dass nicht alles gleich vergessen wird, sondern in den Alltag mitgenommen werden kann, vergrößert sich dadurch.

Wie beim Anfang der Sitzung kann auch am Sitzungsende durch die Formulierung einer Abschlussfrage der Fokus auf einen bestimmten Aspekt gerichtet werden, der in der Sitzung wichtig war, z. B.: »Wie möchten Sie mit dem Thema … in der kommenden Woche umgehen?« Allerdings ist im Regelfall zu empfehlen, die Abschlussfrage relativ offen zu halten, da bei den Einzelnen recht unterschiedliche Aspekte emotional berührt sein können, die dann in der Abschlussrunde noch einen Platz finden können.

Haben sich einige Mitglieder wenig oder gar nicht am Prozess in dieser Sitzung beteiligt oder spüren wir, dass viel Nichtausgesprochenes, Abgewehrtes im Raum ist, so können wir in der Abschlussrunde darauf den Fokus legen, indem wir – sozusagen im Konjunktiv – fragen: »Wenn Sie heute etwas von sich eingebracht hätten – was wäre es gewesen?« Oder: »Was haben Sie heute in dieser Sitzung *nicht* gesagt?« Oft ist es erstaunlich, was dabei zum Vorschein kommt! Die Sicherheit, dass das bevorstehende Sitzungsende eine Vertiefung des Themas nicht erlaubt bzw. die »Last-Minute-Option«, noch schnell etwas loszuwerden, bevor es zu spät ist, macht es manchen Gruppenteilnehmer:innen möglich, noch wesentliche Themen ins Gespräch zu bringen, die dann in der folgenden Sitzung aufgegriffen werden können.

Die Protokollierung oder der Austausch mit einer Co-Therapeutin oder einem Co-Therapeuten nach Sitzungsende bringt häufig noch einmal neue Erkenntnisse. Die Sitzung wird noch einmal durchgegangen, Gegenübertragungsgefühle und der Prozess der einzelnen Mitglieder werden festgehalten.

KAPITEL 6

Die mittlere Phase der Gruppe

Bereits Yalom[10] sagt, dass Anfangs- und Endphase einer Gruppe genauer beschrieben werden können als die Mittelphase, in der die Arbeit volle Fahrt aufnimmt, die aber von Gruppe zu Gruppe sehr unterschiedlich verläuft. Gruppentherapeut:innen, die mehrere Therapiegruppen durchführen, können bestätigen, dass jede Gruppe ihr eigenes Gepräge, ihren eigenen Charakter hat. Wir werden in diesem kurzen Kapitel zum mittleren Prozess einer Gruppe nur allgemeine Gedanken zu den Phasen, dem Umgang mit den Themen und der Aufgabe der Therapeutin oder des Therapeuten beschreiben, bevor wir uns in den folgenden Kapiteln damit beschäftigen, worauf wir unsere Aufmerksamkeit im Gruppengeschehen richten können, wie wir therapeutisch vorgehen und wie wir den Gruppenprozess steuern können.

Der Mittelteil der Gruppentherapie umfasst ein komplexes Geschehen. Ist der Anfang gemacht, die Zusammensetzung konstant und die Gruppenkohäsion erst einmal hergestellt, beginnt der vertiefende Teil der Arbeit.

Auf der Ebene der Gruppendynamik geht es nach Antons (2000), der ähnliche Phasen wie Tuckman (Stahl 2012) beschreibt, nach der Orientierungsphase zunächst um Positionskämpfe und die Einnahme von Positionen in der Rangdynamik, denen eine Phase der Vertrautheit und Intimität folgt, die dann die Basis für eine Differenzierung der Einzelnen bietet, bei der die Gruppenkohäsion erhalten bleibt. Die Gruppe braucht die Unterstützung der Therapeut:innen,

10 »Wenn eine Gruppe erst einmal ihre ersten Monate überlebt hat, kann man keine genau abgegrenzten Entwicklungsstadien mehr beschreiben« (Yalom 1995, S. 319).

um die Phasen, seien sie nun nach Tuckman (Stahl 2012), Antons (2000), König und Schattenhofer (2010) oder Yalom (2005) beschrieben, gut zu durchleben.

Wie bereits gesagt, sind diese Phasen bei halboffenen Gruppen weniger deutlich zu beobachten. Während es in der *Orientierungsphase* darum geht, das Kennenlernen und die Erkundung der Mitglieder untereinander zu unterstützen, Distanz zuzulassen und zu Vertrauen zu ermuntern, ist es für die Phase der *Positionskämpfe* (»Storming« bei Tuckman) wichtig, die psychische Sicherheit der Einzelnen in der Gruppe zu gewährleisten. Dazu sollten z. B. Unterschiedlichkeiten ausdrücklich positiv markiert und damit zugelassen werden. Positionskämpfe sollten geklärt werden, z. B. indem der Gegensatz, um den jeweils gestritten wird, und dessen persönliche Bedeutung herausgearbeitet wird, mit dem Ziel, dass beide Seiten respektiert werden können. In der Nachbearbeitung können nach und nach die »Waffen« bzw. Abwehrformen, mit denen Positionen eingenommen bzw. verteidigt werden, benannt werden, wie z. B. Entwertung, Unterbrechen, Gehörtes verdrehen oder bewusst falsch verstehen.

In der Phase der Vertrautheit und Intimität werden die Tendenz zur gegenseitigen Offenbarung und das vertiefte, gegenseitige Verstehen unterstützt. Die Gruppe wird den Teilnehmenden sehr wertvoll. Sie wird nach und nach in die Phase der *Differenzierung* wechseln, in der die Unterschiedlichkeit der Einzelnen gelassener wahrgenommen und als Bereicherung für die Gruppe angesehen werden kann.

Da in der TP-Gruppe häufig Themen, die die Mitglieder von außen aus ihrem Alltag mitbringen, bearbeitet werden, werden die Gruppenmitglieder wie ein Spiegel für die verschiedenen Aspekte des Narrativs gebraucht. Die Gruppe als Gesamtheit fungiert dabei wie eine triangulierende Position zwischen Patient:in und Thema. Die Aufgabe der Leitung wird es dabei zunehmend sein, die Selbstverantwortung der Einzelnen zu unterstützen und irgendwann den *Abschiedsprozess* der Gruppe oder der entsprechenden Mitglieder vorzubereiten und zu erlauben.

Während diese Phasen durchlaufen werden, entwickeln die Mitglieder nicht nur Empathie für sich und füreinander. Sie lernen, Perspektivwechsel einzusetzen, und es entsteht innerlich Raum, auch zunächst Unvorstellbares aufzunehmen und anzuerkennen. Die Mentalisierungsfähigkeit (vgl. Taubner et al. 2019) wird gefördert und gefordert. Die soziale und emotionale Intelligenz wächst wie auch die Fähigkeit, emotionale Unterstützung anzunehmen und wertzuschätzen. Im – mehr oder weniger heftigen – Austragen von Positionskämpfen, seien es die eigenen Kämpfe oder »nur« die, die man als Mitglied beobachten darf, entstehen Mut und Vertrauen in die Bewältigung von Konflikten. Auch durch die (erlebnisorientierte) Bearbeitung von Konflikten, die Mitglieder »von draußen« mitbringen, wird die Normalität von Konflikten validiert und dadurch die Toleranz für sie verbessert.

Die in der Gruppe angesprochenen Themen werden in unterschiedliche Richtungen weiter vertieft und bearbeitet, um eine Auseinandersetzung und ein tieferes Verständnis zu ermöglichen. Die Bearbeitung eines Themas kann durch eine genauere Untersuchung einer Situation von außerhalb – aus Familie, Beziehungen, beruflichem Feld – erfolgen und die Biografie des Patienten oder der Patientin miteinbeziehen oder auch im »Hier und Jetzt« der Gruppe stattfinden.

In diesem Teil des Gruppenprozess besteht eine wichtige Aufgabe darin, das von außen eingebrachte Material auf das Hier und Jetzt der Gruppe zu beziehen.

Dies ist vor allem dann der Fall, wenn wir uns beim Zuhören selbstverständlich – ohne lange zu überlegen – an Situationen oder Interaktionen in der Gruppe erinnert fühlen. Die entsprechende Intervention bezogen auf das direkte Miteinander der Gruppe intensiviert das Gruppenerleben, die Gefühle sind unmittelbar spürbar und im Hier und Jetzt entsteht ein Möglichkeitsraum für neue Erkenntnisse und Erfahrungen. Auf die Dauer entängstigt es die Patient:innen im Umgang miteinander und mit anderen und führt zu authentischen Begegnungen. Yalom (2005) betont die Gefahr, dass eine Gruppe, die nicht im »Hier und Jetzt arbeitet, in eine Stagnation fällt.

Interventionen wie: »Haben Sie das hier auch schon einmal erlebt?«, »Gibt es auch einen aktuellen Zusammenhang zu dieser Gruppe?«, »Was davon ist hier erlebbar?«, »Und wie ist das hier gerade?« versuchen diesen Zusammenhang direkt herzustellen und konfrontieren die Mitglieder mit der Möglichkeit, im Hier und Jetzt ihre Erfahrungen direkt zu veri- oder falsifizieren. Können sich die Mitglieder darauf einlassen, beginnt meist ein fruchtbarer Prozess der Auseinandersetzung in der Gruppe. Der Zeitpunkt der Intervention sollte so gewählt sein, dass der Zusammenhang zwischen Erleben außer- und innerhalb der Gruppe bewusstseinsnah und damit für das Mitglied und die Gruppe annehmbar ist. Gleiches gilt, wenn eine Deutung zu diesem Zusammenhang gegeben wird: »Ihre Schilderung erinnert mich an unsere Gruppensituation, z. B.: Auch hier wird Kritik untereinander vermieden; wird Schwäche selten gezeigt; spüre ich hier Angst, Schwäche zu zeigen; muss Unsicherheit schnell mit Lösungen beantwortet werden.«

In der Orientierungsphase oder wenn neue Gruppenmitglieder hinzukommen, überwiegt in der Regel die Ausrichtung auf Äußeres. Das Erleben ist geprägt von den belastenden Erlebnissen in der Außenwelt, für die die Teilnehmenden Verständnis und Validierung ihrer Gefühle brauchen. Nach und nach lernen die Gruppenmitglieder sich dann auch in ihrem jeweiligen Gewordensein kennen. Sie bekommen ein Gefühl sowohl für die Auswirkungen ihrer eigenen familiären Beziehungen und prägenden Erfahrungen wie auch für die der anderen und lernen, aktuelles Verhalten im Lichte eines Übertragungsgeschehens zu verstehen, und die eigenen Anteile werden aufgedeckt. Konkrete Lösungen können in der Gruppe erarbeitet und im Alltagsgeschehen erprobt werden. Neue Grenzen werden erlaubt und entwickelt.

Unserer Erfahrung nach ist es für Teilnehmer:innen einer Gruppentherapie prinzipiell leichter und »ungefährlicher«, über Ereignisse bzw. Konflikte »außerhalb« zu sprechen, als Probleme oder Konflikte innerhalb der Gruppe, d. h. mit Anwesenden, zu klären. Letzteres hat direkte Auswirkungen auf die Beziehungen innerhalb der Gruppe und ist für die Einzelnen weniger kontrollierbar. Angst vor dem Ausgeschlossenwerden, der Wunsch nach Zugehörigkeit und Angenommensein kommen an die Oberfläche, werden spür- und möglicherweise sichtbar. Auch deshalb sind wir als Therapeut:innen in solchen Momenten oft zunächst einmal mit Abwehrprozessen der involvierten Gruppenmitglieder konfrontiert, Wesentliches wird eventuell nicht mehr berichtet, einige ziehen sich vielleicht zurück.

Als Gruppenleiter:innen können wir unsere Sinne für derartige, der Gruppe vielleicht noch unbewusste, unterschwellige Themen schärfen: In unserer Gegenübertragung bemerken wir vielleicht eine Art Unwohlsein, eine Müdigkeit oder auch eine gewisse Anspannung, die ein Hinweis darauf sein können, dass sich unter der Oberfläche der stattfindenden Interaktion ein Thema oder ein Konflikt befindet, der einerseits vermieden, aber andererseits angesprochen werden will. Das thematisieren wir, z. B. mit dem Öffnen unserer Gegenübertragung: »Ich spüre eine Schwere/eine Spannung in der Gruppe, kann jemand etwas damit anfangen? Geht es jemand anderem auch noch so?«

Es kann ein bewusstseinsnahes Thema sein, wie z. B. der Umgang mit Geheimnissen innerhalb der Gruppe (vgl. Kap. 11.8). Es kann sich aber auch um etwas handeln, das unterschwellig spürbar wird und sich auf das Hier und Jetzt der Gruppe bezieht, also z. B. geteilte Angst, ein Unvertrautheitsgefühl durch neue Gruppenmitglieder, Kränkungen, Konflikte um explizite und implizite Gruppennormen, Rollenverteilungen, Konkurrenz und andere Fragen der Gruppendynamik.

Wenn diese Konflikte an die Oberfläche geholt und positiv gelöst werden können, erweist sich das als enorm förderlich für die Gruppenkohäsion und die Entwicklung der einzelnen Teilnehmer:innen.

Mit dieser Blickrichtung, das eigene Leben und die wichtigen Beziehungen selbst (mit-)gestalten zu können, entstehen Mut und Hoffnung auf ein erfüllteres Leben trotz immanenter unveränderlicher Widrigkeiten.

KAPITEL 7

Fokus unserer Aufmerksamkeit

Tiefenpsychologisch fundierte Psychotherapie zeichnet sich unter anderem dadurch aus, dass fokussiert gearbeitet wird. Das meint einen überdauernden Behandlungsfokus, unter dem die Therapie der einzelnen Patient:innen steht.

Wenn wir hier im Folgenden jedoch von Fokussierung sprechen, meinen wir damit die Fokussierung unserer therapeutischen Aufmerksamkeit, die wir in der Gruppensitzung wählen, um Komplexität zu reduzieren. Als Anfänger:in fragt man sich: Worauf soll ich denn meine Aufmerksamkeit richten? So vieles passiert gleichzeitig oder kurz nacheinander; und wie soll ich die aktuellen und zugrunde liegenden Probleme der einzelnen Patient:innen, die Atmosphäre in der Gruppe, den Gruppenprozess und mein eigenes Befinden (Gegenübertragung) gleichzeitig im Auge behalten?

Auch erfahrenen Gruppentherapeut:innen ist es nicht möglich, alle diese Punkte gleichzeitig zu beachten, doch im Laufe unserer Entwicklung als Gruppentherapeut:innen lernen wir, in der Sitzung einen mehrfachen Aufmerksamkeitsfokus aufrechtzuerhalten. Nach und nach verändert und vertieft sich unsere Intuition in Richtung einer multifokalen Aufmerksamkeitsverarbeitung. Ein Kollege verglich es mit seiner Erfahrung, Tango tanzen zu lernen. Zu Beginn reichte ihm ein Aspekt, auf den er sich richten konnte. Autofahren lernen ist ein ähnlicher Prozess, in dem zunächst bewusste Aufmerksamkeit immer mehr in automatische selbstverständliche Handlungsabläufe übergeht.

Die Entscheidung, worauf sich der Fokus ihrer Aufmerksamkeit richtet, treffen erfahrene Gruppenleiter:innen im Grunde intuitiv. Aber was bedeutet »intuitiv«? Es geht dabei um die Nutzung der Gegenübertragung, also um das eigene Gefühl zur Gruppe, das sich

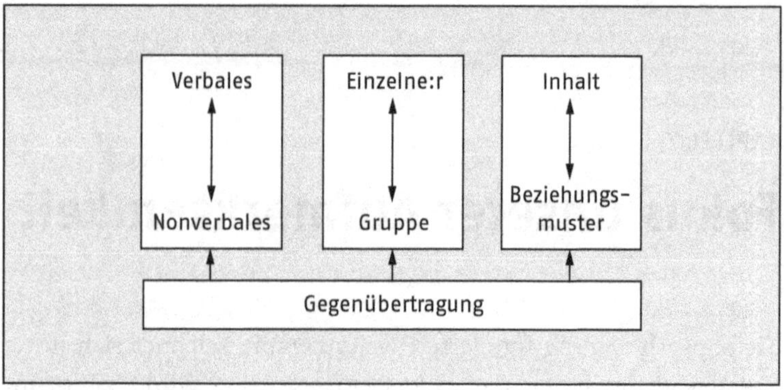

Abbildung 3: Der Fokus unserer Aufmerksamkeit

je nach Situation ändert. Je nach eigener emotionaler Reaktion auf die Gruppe rücken unterschiedliche Dinge in den Vordergrund unserer Aufmerksamkeit und führen dann auch zu entsprechend unterschiedlichen Interventionen.

Dieser innere Prozess der bewussten Lenkung der Aufmerksamkeit ist vielleicht am besten als ein Pendeln beschreibbar: Wir können aufmerksam das in der Gruppe gerade verbal Geäußerte verfolgen und gleichzeitig wie in einer Pendelbewegung wahrnehmen, was an Nonverbalem in unseren Blick (oder unser Ohr) gerät. – Wir richten unsere Aufmerksamkeit vielleicht fokussiert auf ein einzelnes Gruppenmitglied und dann wieder auf die Gruppe als Ganzes. – Wir verfolgen den Inhalt des Gesagten und können dabei den Fokus unserer Aufmerksamkeit auf sich wiederholende Beziehungs- und Interaktionsmuster oder Positionen, die die Einzelnen in der Gruppe einnehmen, richten. Und manchmal bemerken wir erst nach Sitzungsende, dass uns ein bestimmter Fokus heute in den Hintergrund geraten ist.

Wenn wir mit Co-Therapeutin oder Co-Therapeut arbeiten, kann es hilfreich sein, den Fokus der Aufmerksamkeit aufzuteilen, sodass sich jede:r von beiden auf einen Pol der Pendelbewegung konzentriert.

7.1 Beachten der Gegenübertragung

Vor längerer Zeit – ich (SP) hatte kürzlich mit einer neuen Therapiegruppe gestartet – fiel mir auf, dass ich schon am Nachmittag keine Lust auf die abendliche Gruppensitzung hatte. Was war los? Ich hatte diese Gruppe nach einer längeren Vorbereitungsphase mit viel Elan begonnen und jetzt schon keine Lust? Nun war mir klar, dass »Lustlosigkeit« meist kein eindeutiges Gefühl ist, sondern eher ein »Deckmantel« über ein darunterliegendes, unerwünschtes Gefühl. Genaueres Nach-innen-Horchen ergab: Ich hatte irgendwie Angst vor der Gruppe. Wovor genau? Ich spürte dann, dass ich Angst hatte zu versagen, der abendlichen Sitzung nicht gewachsen zu sein. Oder noch schlimmer: Angst davor, dass mir die ganze Gruppe, die doch gerade erst begonnen hatte, auseinanderfliegen könnte. Da mir die Heftigkeit meiner Angstreaktion unangemessen schien, sprach ich mit einer Kollegin darüber. Dabei fiel mir eine Situation gegen Ende des Psychologiestudiums ein, als ich ein Wochenendseminar für Mitstudent:innen abhalten sollte, bei dem ich ziemlich verzweifelt versuchte, meinen vorbereiteten Plan umzusetzen, während die Gruppe mir mitteilte, »lieber gemeinsam kochen« zu wollen und mich als Seminarleiterin nicht ernst nahm.

Diesen Zusammenhang zu erkennen machte es mir möglich, einen Teil meiner Angstreaktion als Eigenübertragung, bezogen auf eine Situation aus der Vergangenheit, zu verbuchen und mich wieder mit Interesse der gegenwärtigen Situation zuzuwenden.

Wie ich feststellte, bezogen sich meine Gefühle vorwiegend auf »Luna«, eine Teilnehmerin mit einer Borderline-Störung, die sich in eine andere Teilnehmerin verliebt hatte und diese trotz deren klarer Ablehnung aggressiv verfolgte, sodass diese die Gruppe zu verlassen drohte. Auch andere Teilnehmer:innen hatten stark verunsichert gewirkt. Ich hatte Lunas aggressives Potenzial, ihre dahinterliegende archaische Angst vor Ablehnung, auf die ich im Sinne einer projektiven Identifizierung mit eigener starker Angst reagiert hatte, und ihre Spaltungstendenzen unterschätzt. Ich beschloss daraufhin, Luna mit den Auswirkungen ihres Verhal-

tens zu konfrontieren, was schließlich mit Lunas vorzeitigem Ausscheiden aus der Gruppe endete.
Schmerzhaft an dieser Entwicklung war sicher, dass Luna reinszenieren konnte, was sie schon kannte, wie z. B.: Wenn ich meine Gefühle zeige, werde ich abgelehnt. Eventuell hätte mir ein frühzeitigeres Analysieren meiner Gegenübertragung Möglichkeiten eröffnet, Lunas Brüchigkeit zu erkennen, ihre Mentalisierungsfähigkeit zu stärken und sie dadurch in der Gruppe zu halten.

Oft ist es jedoch gerade bei intensivem Geschehen während einer gruppentherapeutischen Sitzung nicht einfach, sich die eigenen Gegenübertragungsgefühle bewusst zu machen. Diese innere Stimme kann häufig erst in Ruhe, also vor oder nach einer Gruppensitzung, analysiert werden. Da in einer Gruppe unterschiedliche Gegenübertragungsgefühle gleichzeitig ausgelöst werden können, kann es, wie im obigen Fall beschrieben, ein wenig »innere Forschungsarbeit« erfordern, die ursprüngliche Quelle eines Gefühls aufzuspüren, was eben oft erst im Nachhinein klappt. Doch mit zunehmender Erfahrung in der Leitung einer Therapiegruppe und mit zunehmender Dauer einer Gruppe gelingt es immer besser, direkt während des Prozesses innerlich ein wenig Distanz zu nehmen und Gegenübertragungsgefühle und deren Ursprung wahrzunehmen.

Wir gehen hierbei von einer Definition des Begriffs der Gegenübertragung aus, die besagt: »Unter Gegenübertragung verstehen wir die Gesamtheit aller unserer emotionalen Reaktionen, die im Kontakt mit einem Patienten entstehen, mögen sie nun ihren Ursprung im Patienten oder in uns haben« (vgl. Heimann 1950, zitiert nach Wöller/Kruse 2001, S. 173). Eine klare Zuordnung ist oft nicht möglich. Typischerweise sind Gegenübertragungsreaktionen eine Mischung aus beidem. Zumindest bei starken eigenen Reaktionen ist es sinnvoll, wie in obigem Fall nach eigenen Anteilen zu forschen, die man dann besser von den durch das Gegenüber ausgelösten separieren kann, um wieder handlungsfähig zu werden. Um in solchen Fällen den Anteilen von Eigenübertragung auf die Spur zu kommen, empfiehlt es sich, zeitnah Supervision oder Intervision in Anspruch zu nehmen.

In der Gruppentherapie kann sich unsere Gegenübertragung auf die gesamte Gruppe beziehen, auf Teilgruppen, auf einzelne Patient:innen und, wenn wir mit Co-Therapeut:innen arbeiten, auch auf die Beziehung zu unserer Co-Therapeutin oder unserem Co-Therapeuten.

Eigenen Gefühlen von Angst oder größerer Beunruhigung sollte man immer schnell nachgehen, da es sich um eine drohende Gefahr, z.B. Gruppenabbruch oder krisenhafte Entwicklung, handeln könnte, die schnelles Eingreifen erfordert. Bei anderen starken Gegenübertragungsgefühlen (z.B. Ärger, Wut oder Misstrauen) empfiehlt es sich dagegen meist, auf schnelle Reaktionen zu verzichten und erst einmal selbst zu analysieren, was dahintersteckt. Es ist immer mitzubedenken, dass jede Äußerung nicht nur von der betreffenden Person, auf die sich das Gefühl bezieht, wahrgenommen wird, sondern in der ganzen Gruppe Reaktionen auslöst.

So hatte ich (ML) vor einigen Jahren zum ersten Treffen einer neuen Gruppe eine Gruppenteilnehmerin, die beteuerte, dass sie auf jeden Fall an der neuen Gruppe teilnehmen werde und im Kontakt mit den anderen ihre Beziehungsschwierigkeiten verstehen wolle, dann aber am Ende der ersten Gruppensitzung, nachdem sie sich kaum beteiligt hatte, sagte, sie wisse noch nicht, ob sie weiter teilnehmen werde. Ich war sofort sehr ärgerlich und konnte nicht wirklich verstehen, warum ich so reagierte. Schließlich war die erste Sitzung zum Kennenlernen angesagt, jede oder jeder hätte sagen können, sie oder er kommt nicht wieder. Ich blieb nach außen gelassen. Nach der Sitzung kam die Patientin zu mir und erklärte, sie habe jetzt ein Ehrenamt, wo sie 14-tägig verpflichtend zur Gruppenzeit an einer Sitzung teilnehmen müsse. Ich fühlte mich hintergangen, hätte gerne vorher gewusst, dass es einen Konkurrenztermin gibt, und hätte dann überlegt, ob ich die Patientin unter diesen Umständen überhaupt in die neue Gruppe einladen wollte. Ihr Verhalten mir und der Gruppe gegenüber fühlte sich missbräuchlich bzw. funktionalisierend an: Ich schaue mal, was ihr mir bieten könnt, und wenn ich nicht die Aufmerksamkeit bekomme, die ich möchte (oder ein anderer innerer Grund), dann kann ich mich »rausstehlen« mit einem anderen Termin. Es war in diesem Falle wichtig, meinen Ärger in der Gruppe für mich zu behalten, weil es noch keinen Boden gab, auf dem ich einen Konflikt hätte austragen oder die Patientin vorsichtig hätte konfrontieren mögen. Dies geschah dann in der Einzeltherapie, wo andere Beziehungserfahrungen der Patientin mit dieser gerade erlebten in eine Reihe gestellt werden konnten und ein wesentlicher Aspekt ihrer schwierigen Beziehungsgestaltung deutlich wurde: nämlich, dass sie die anderen benutzt, während sie sich selbst immer wieder benutzt fühlt.

In das Gefühl, das in uns als innere Antwort auf die komplexe Gruppensituation entsteht, also in unsere Gegenübertragung, fließen unbewusste Anteile der Gruppenmitglieder und der Gruppenatmosphäre mit ein. Auch sie beeinflussen natürlich unseren Fokus. Manchmal ist das bewusst spürbar. Wir als Leitung nehmen vieles auch nicht bewusst wahr.

Bei unklaren Gegenübertragungsgefühlen – z. B. wenn wir als Leitung ein inneres Unwohlsein spüren, das wir noch nicht zuordnen können – ist es oft eine sehr effektive und einfache Möglichkeit, die Gruppenteilnehmer:innen zu fragen, was sie gerade spüren. Dies ist auch mit der Frage »Wo sind Sie gerade?« oder einer »Blitzlichtrunde« möglich, oder wir sprechen unser eigenes Unwohlsein an, verbunden mit der Frage: »Geht es Ihnen ähnlich?« Oft ist es spannend, die unterschiedlichen Gefühle unserer Gruppenteilnehmer:innen aufzunehmen, darauf wiederum die eigene Resonanz zu spüren und dann zu entscheiden, wie es nun weitergehen soll.

7.2 Nonverbale Signale und verbale Äußerungen

Ich (ML) hatte gerade eine neue Gruppe begonnen. Sie entwickelte sich gut, begann, tiefer zu arbeiten, und ich wollte gerne ein neues Mitglied aufnehmen, vor allem, um die Heterogenität der Gruppe zu erweitern. Ich sprach das in der Gruppe an. Begeistert waren sie nicht, aber dann doch, ja, o.k., wann denn? – Die erste Reaktion von Skepsis legte sich und es begann ein vorsichtiges Annehmen meiner Ankündigung. Eine Patientin hatte vehementer als die anderen reagiert und deshalb sprach ich sie an: »Und wie ist es für Sie?« »Ja, ganz o.k. Ich brauche immer ein bisschen länger, um mich an neue Leute zu gewöhnen.« Dabei versank sie fast im Stuhl mit hochgezogenen Schultern und eingeklemmten Kopf, als müsse sie sich verstecken und sehr schützen: Mein Fokus ging daraufhin zur nonverbalen Ebene und der Bearbeitung der Dissonanz.

Spätestens durch unsere Ausbildung sind wir auf das Wahrnehmen und Entschlüsseln nonverbaler Körperbotschaften trainiert. Ob wir wollen oder nicht: Der zweite, der körperliche Kanal des Gegenübers neben dem gesprochenen Wort – Mimik, Gestik, Blickkontakt, Körperhaltung, auch Geruch, körperliche Positionierung gegenüber der Gruppe – läuft für uns spürbar mit. Der Körper vermittelt oft Botschaften, die der oder dem Kommunizierenden (noch) nicht bewusst sind. Oft sind es gerade diese nonverbalen Botschaften, die die Atmosphäre in der Gruppe bestimmen und unsere Gegenübertragung beeinflussen. Vor allem bei Dissonanzen (vgl. Kap. 8.3) spüren wir in der Gegenübertragung eine Reaktion, eine leichte Spannung oder Irritation, ein »Welcher Kanal sagt das Wesentliche?« Im Beispiel oben war die unbewusste Einladung sehr deutlich, das Nonverbale in den Fokus und auch in die Bearbeitung zu nehmen. Das ist nicht immer so. Häufig nehmen wir Dissonanzen wahr, entscheiden intuitiv: noch nicht oder nicht jetzt, und beschäftigen uns nach der Sitzung mit der möglichen Bedeutung.

Das Nonverbale, nicht direkt verbal Geäußerte, ist die Trägerin des Un- und Vorbewussten. Es umfasst auch die Art des Sprechens, wie z.B. die Stimmlage oder Art der Pausen. Im Entschlüsseln dieser Signale tun sich wesentliche, oft sehr berührende Erkenntnisse auf. Die Art des Entschlüsselns, wie überhaupt der Umgang mit Unbewusstem in der Gruppe, erfordern Fingerspitzengefühl.

Nonverbale Botschaften können auch in Unmutsäußerungen, Gähnen oder Schweigen auf das, was gerade in der Gruppe passiert, übermittelt werden. In solchen Äußerungen versteckt sich oft ein Widerstand, den wir als Leitung zunächst einmal nur registrieren. Wir halten einen Fokus innerlich auf der Person, die dies Verhalten zeigt, während das Gruppengeschehen weitergeht. – Kommt die Person wieder ins Gruppengeschehen zurück? Benennt sie gar, was sie zuvor beschäftigt hat? Dann können wir den Fokus auf anderes richten, vielleicht nach einer kleinen Bemerkung, die deutlich macht, dass wir die Veränderung wahrgenommen haben. Bleibt sie schweigsam oder in der Abwehr, müssen wir eine Entscheidung treffen, ob, wie und wann wir das Verhalten zum Thema machen. Zwischen Wahrnehmung, Fokussierung und Intervention liegt unsere psychotherapeutische Kunst. Nonverbales Verhalten, was nicht bewusst gezeigt wird, sofort durch Ansprechen zu markieren, läuft Gefahr, verfolgend zu wirken und kann den Widerstand verstärken oder Mitglieder hilflos und beschämt werden lassen. Nonverbales Verhalten völlig unkommentiert zu lassen läuft Gefahr, dass es sich als eine erlaubte Form der Abwehr in der Gruppe etabliert oder Mitglieder sich nicht gesehen fühlen.

Nonverbale Botschaften können auch anders vermittelt werden: Durch das sogenannte Ausagieren von Widerständen oder Abwehr. Wenn dieses Verhalten den Rahmen betrifft, also etwa Fehlen oder mehrfaches Zuspätkommen, sollte es vorrangig fokussiert und angesprochen werden, bevor die Gruppe zum Inhaltlichen übergeht (vgl. Kap. 11.15 und 11.20).

7.3 Einzelne und die Gruppe als Ganzes

Angehende Gruppentherapeut:innen, die bislang nur mit einzeltherapeutischer Arbeit vertraut waren, haben viel Erfahrung damit gesammelt, den Fokus auf die inneren Prozesse der einzelnen Patient:innen und ihre Probleme zu richten. Täte man das auch in der Gruppentherapie, würde man u. U. die Chance vergeben, die Kraft und Energie, die in einer Gruppe steckt, vollständig zu nutzen, und verhindert möglicherweise, dass in der Gruppe das Gefühl von Selbstwirksamkeit entsteht. Es bestünde die Gefahr, dass eine ohnehin schon vorhandene Abhängigkeit von der Therapeutin oder dem Therapeuten noch unterstützt wird.

Wie nun soll man entscheiden, wann man als Leitung den Fokus auf die Gruppe und wann auf die Einzelnen in der Gruppe richten sollte?

Grundsätzlich gilt, dass Einzelarbeiten in der Gruppe bzw. Arbeiten mit der ganzen Gruppe an den zugrunde liegenden Problemen einer Person meist dann erforderlich sind, wenn jemand unter akuter Belastung steht. Bei schweren Krisen Einzelner müssen wir als Therapeut:innen die Verantwortung für die Arbeit mit dem betroffenen Gruppenmitglied übernehmen, da die Gruppe damit überfordert wäre. In diesen Fällen ist eine Einzelarbeit zur Stabilisierung notwendig. Das Problem eines einzelnen Gruppenmitglieds in den Fokus zu nehmen und tiefer einzusteigen, kann aber auch nützlich sein, wenn eine Patientin oder ein Patient ein Thema über längere Zeit einbringt und nicht recht voranzukommen scheint oder ein existenzielles Thema angesprochen ist, an dem dann alle indirekt mitarbeiten können. Nach Beendigung einer Einzelarbeit geht der Fokus wieder zurück zur Gruppe, z. B. in Form einer Sharing-Runde (vgl. Kap. 10.4.11)

Andererseits passiert es gar nicht selten, dass ein von einem Gruppenmitglied eingebrachtes Problem sofort auf starke Resonanz der anderen trifft und dass sich dadurch ohne therapeutisches Zutun ein spannendes Gruppengespräch entwickelt, von dem alle profitieren. Hat sich das Thema im Gruppengespräch erschöpft, kann es sinnvoll sein, den Fokus bewusst zu der Person zurückzulenken, die das Thema eingebracht hat, und sie zu fragen, wie es ihr jetzt mit dem Thema geht bzw. was sie heute aus der Gruppe mitnimmt.

Das gemeinsame Gruppenthema wird nicht immer klar und deutlich verbalisiert. Es gibt Situationen, in denen sich für uns als Gruppentherapeut:innen durch das Anhören zunächst scheinbar wenig zusammenhängender Äußerungen von Einzelnen plötzlich doch eine Gemeinsamkeit eröffnet – durch eine auftauchende Assoziation oder auch ein Gegenübertragungsgefühl, das wir fokussieren und der Gruppe als gemeinsames Thema anbieten können.

Fokussierung auf den Gruppenprozess

Auf die Metaebene zu gehen und den Gruppenprozess in den Fokus zu nehmen ist sinnvoll, wenn die Gruppe z. B. nicht gut im Kontakt untereinander ist, die Themen sich wiederholen, sich nicht vertiefen oder der Eindruck entsteht, dass alle in der Komfortzone bleiben und Konflikte untereinander oder mit der Leitung vermeiden. Dazu ist es hilfreich, wenn die Gruppentherapeutin oder der Gruppentherapeut eine Hypothese zum Stillstand, zur Blockade oder zur unecht wirkenden Gruppenharmonie hat, z. B.:

- Hat sich die Zusammensetzung der Gruppe verändert? Ist ein neues Mitglied aufgenommen worden – vielleicht nur probatorisch? Was hat dies in der Gruppe ausgelöst?
- Hat ein wichtiges Mitglied die Gruppe verlassen, das vertiefende Fragen stellen konnte, mutig in der Rückmeldung war und/oder schambesetzte eigene Themen zur Sprache bringen konnte?
- Gab es in einer Auseinandersetzung Reste, die aus Scham oder Angst zurückgehalten werden? Dies kann auch schon länger her sein (siehe Beispiel unten).
- Gab es z. B. Verletzungen, die kaum spürbar waren, aber nun den Prozess durch Zurückhaltung Einzelner, die sich schützen, blockieren?
- Gibt es vielleicht eine Gruppenfantasie oder -atmosphäre, die nahelegt, dass die Leiterin oder der Leiter am besten mit »angepassten« Mitgliedern zurechtkommt und Konflikte als unangenehm erlebt? Und gab es dafür Anzeichen/Erfahrungen in der Gruppe?
- Gibt es vielleicht die Gruppenfantasie, dass die Leiterin spüren will, dass die Behandlung schon erfolgreich ist und neue Konflikte ein Beweis für einen Misserfolg wären?
- …

Die Hypothesen lassen sich gut im Gespräch mit Kolleg:innen oder in einer Supervision validieren. Schon das Aussprechen und Erklären der eigenen Gedanken gegenüber einer anderen Person schärft die eigene Hypothesenbildung.

Eine meiner Gruppen (ML) war an einem Abend ruhiger als sonst, die Themen waren da – aber irgendwie ohne richtig spürbares Interesse. Vor der Gruppe und auch nachher sah ich die Mitglieder auf dem Hof stehen und angeregt miteinander sprechen. Was war dort möglich, aber hier in der Gruppensitzung nicht? Offenbar war das Interesse aneinander da. Gab es ein Gruppenmitglied, das beim Zusammenstehen fehlte und um das es sich drehen könnte? Nein. Die Einzige, die fehlte, war wohl ich. Ich sann nach, was in den letzten Sitzungen geschehen war, und kam zunächst auf keine gute Hypothese. Dann fiel mir wieder ein, dass ich das Gespräch darüber begonnen hatte, ein neues Mitglied aufzunehmen, Die Gruppe war zunächst kurz verstummt, hatte sich dann ein bisschen »gewehrt« und schließlich eingewilligt. Ich fragte mich, ob das der Grund für das abwartende Verhalten der Gruppe war.

In der nächsten Sitzung nahm ich die Eingangsrunde, die ich auch in dieser Gruppe regelmäßig zu Beginn machte, zum Anlass, die Gruppe selbst zum Thema zu machen. Ich beschrieb meine Gedanken vor dem Eintritt der Stille, nämlich dass wir eine Phase lebendiger, vertrauensvoller Sitzungen hatten, und dann meine Wahrnehmungen innerhalb und außerhalb der Sitzungen bei den letzten beiden Treffen. Ich hielt meine eigene Hypothese zurück. Stille, auf den Boden schauen, Blickkontakt vermeiden, schließlich: »Man weiß ja nicht, wer kommt. Man hat ja schon erlebt, dass einem einfach etwas untergeschoben wird und man nicht einmal gefragt wird.« Die Formulierung mit »man« verwunderte mich. »Sie haben das hier erlebt?« »Wir alle, oder?«, jetzt doch Blick in die Runde. Und eine andere Teilnehmerin: »Wir haben uns ja jetzt immer wohler gefühlt, wer weiß, wie es werden wird.« Es wurde deutlich, dass der Monate zurückliegende Weggang eines Gruppenmitglieds, das die Gruppe nur mit Schuldzuweisung an die anderen Mitglieder beenden konnte, reaktiviert wurde. Wir stiegen wieder in die Bearbeitung ein (Durcharbeiten). Im weiteren Verlauf konnte die Teilnehmerin, die sich zuerst geäußert hatte, sich von der Gruppe validierende Unterstützung für die Situation damals und Verständnis für ihre Unsicherheit bezogen auf neue Gruppenmitglieder holen. Danach konnte sie ihren Ärger auf mich, dass ich sie damals nicht ausreichend geschützt hätte und ihr nun jemand Neues zumute, loswerden. Die Gruppe reagierte äußerst erleichtert. Atmosphärisch schien sich eine Wolke aufgelöst zu haben, die zwischen den Mitgliedern und mir reaktiviert worden war.

Auch wenn die Gruppe »gut läuft«, Themen sich vertiefen und die Einzelnen gute Fortschritte machen, kann die Thematisierung und der gemeinsame Blick auf den Prozess der Gruppe gewinnbringend sein: Wenn wir den Gruppenteilnehmer:innen explizit die Möglichkeit geben, den Gruppenprozess zu reflektieren und sich darüber auszutauschen, so ist damit gleichzeitig ihre Selbstwirksamkeit angesprochen, also die Möglichkeit, den Prozess, den die Sitzung in diesem Moment nimmt, aktiv mitzusteuern.

Dies gilt besonders für die Patient:innen, die zutiefst überzeugt sind, dass sie im Grunde ihren Lebensumständen hilflos ausgeliefert sind und wenig Einwirkungsmöglichkeiten haben. Wenn sie in der Gruppe erleben, dass sie sehr wohl (mit-)bestimmen können, worüber und wie gesprochen wird, so kann das ein wichtiger Schritt der Ermächtigung für sie sein.

Wenn wir andererseits dem Gruppenprozess folgen, was sich anbietet, wenn die Gruppe gut im Kontakt und aktiv in den Themen der Gruppe oder Einzelner ist, fragen wir, wie schon erwähnt, am Ende der Sitzung häufig: »Was war das heute für eine Gruppensitzung?« und leiten damit einen Reflexionsprozess ein, der auch das Nachdenken über den Gruppenprozess mit einschließt. Manchmal geben wir Wahrnehmungen oder Deutungen von uns mit ein, etwa wie: »Heute haben sich alle beteiligt«, »Heute war viel Trauer im Raum«, oder auch: »Langsam wächst die Gruppe zusammen«, »Das neue Mitglied scheint innerlich angekommen zu sein«, »Kritisches konnte gesagt und aufgenommen werden«. Das Ziel dabei ist, den Aufmerksamkeitsfokus und die Wahrnehmung für Veränderungen im Gruppenprozess anzuregen.

7.4 Beziehungs- und Interaktionsmuster und Konzentration auf den Inhalt

In Kapitel 2.2.1 wird ein Beispiel mit einer sogenannten »Kreuzübertragung« beschrieben, in dem deutlich wird, wie übertragungsbasierte Interaktionsmuster von Gruppenteilnehmer:innen ineinandergreifen und zu Konflikten führen, die sich auflösen können, wenn die genetische Herkunft des jeweiligen Musters erkannt worden ist.

Die Fokussierung auf derartige Interaktionsmuster kann und sollte von uns als Gruppenleiter:innen von Anfang an unterstützt werden. Wir achten während des Gruppenprozesses darauf, wie sich die Rollenmuster, in denen sich die Patientin oder der Patient früher befunden hat, in der Gegenwart der Gruppe widerspiegeln. Wenn diese Muster dann angesprochen werden, können wir auf verschiedene kleinere Beobachtungen verweisen, die sich zu einem Gesamtbild zusammenfügen lassen, wobei es unerlässlich ist, in einer respektvollen Haltung zu intervenieren, die deutlich macht: Ich habe Sie wahrgenommen, gesehen und Ihr Verhalten/Tun (im Sinne einer genetischen Deutung) verstanden. Ähnlich wie beim Fokus auf nonverbal Wahrgenommenes ist auch beim Ansprechen sich wiederholender Interaktionsmuster Fingerspitzengefühl erforderlich, weil diese Muster den Patient:innen meist nicht bewusst sind und leicht als Schuldzuweisung verstanden werden können (vgl. Kap. 8.3).

Diese Spiegelungen in der Gegenwart der Gruppe bieten eine sehr wichtige Grundlage zu genetischen Deutungen und einem tieferen Verständnis der erworbenen Rollenmuster und deren Sinnhaftigkeit in der Ursprungsfamilie, die sich möglicherweise längst überlebt haben und verändert werden können. Sie sind ein gruppenspezifisches Agens und so in der Einzelbehandlung nicht möglich. Yalom (2005) nennt das die korrigierende Rekapitulation der primären Familiengruppe.

Es braucht ein bisschen Zeit, bis wir als Leitung und auch die Gruppenmitglieder erkennen können, dass sich bei jedem Mitglied spezifische, auf eine besondere Art ähnliche Problemschilderungen wiederholen. Chronische dysfunktionale Beziehungsmuster werden erst nach und nach in den Wiederholungen der Narrative sicht- und spürbar: Die Rekonstruktion einer belastenden Geschwisterdynamik in der Gruppe, die immer wieder autoritären Chefs, die immer wieder fehlende Wertschätzung durch die anderen – obwohl so viel für sie getan wurde. Wieso erlebt die eine immer wieder Ablehnung oder Ausgeschlossensein, fühlt die andere sich immer wieder ausgenutzt? Die daran beteiligten Eigenanteile rücken erst nach einer Weile in den Vordergrund der Bearbeitung mit folgenden Fragen: Wie lade ich das Gegenüber (unbewusst) ein, sich so zu verhalten? Wie mache ich das hier in der Gruppe? Und was daran ist mir aus früheren Beziehungen bekannt? Welche Lösungen kann ich für mich finden, um die Dynamik selbst zu steuern und Verantwortung zu übernehmen für das, was passiert?

> Linda sprach länger darüber, dass sie sich in ihrer Studiengruppe »so doof« fühle. Sie habe keine Allgemeinbildung, wage deshalb nicht, sich in Diskussionen einzubringen, und sei neidisch auf Kommilitonen, die »so super schlau« seien. Auch hier in der Gruppe gehe es ihr oft so. Das sei der Grund, dass sie oft warte, bis sie angesprochen werde. Auf meine (SP) Frage, woher sie dies Gefühl denn kenne (biografische Spur), fiel ihr ein, wie klein und unbedeutend sie sich immer in Gegenwart ihrer älteren Schwester fühle, die sich bei Familienfeiern stets wortgewaltig in Szene setze und alle Aufmerksamkeit auf sich ziehe. Eine andere Teilnehmerin meinte daraufhin sehr nachdenklich: »Ich bin auch eine ältere Schwester!« und begann darüber nachzudenken, ob sie ein ähnliches Gefühl bei ihrer Schwester hervorrufe.

Fragen wie: »Das Gefühl haben Sie häufiger, oder?« bzw. »Woher kennen Sie das?« leiten eine andere Ebene der Bearbeitung ein, eröffnen einen anderen Blick und verschieben den Fokus von der Konzentration auf den Inhalt der geschilderten Einzelsituation im Hier und Jetzt hin zum Blick auf sich wiederholende Muster. Die Frage unterbricht dabei den Fluss der Erzählung und die weitere Vertiefung des aktuellen Problems. Der Rahmen der Bearbeitung erstreckt sich nun auch auf die Vergangenheit und zunächst werden jetzt ähnliche Situationen mit ähnlichen Rollen und Gefühlen gesucht. Die anderen Gruppenmitglieder unterstützen durch Fragen oder Kommentare. Auch sie wechseln den Fokus von der aktuellen auf die »immer wiederkehrende« Situation, die wahrscheinlich in der Kindheit oder mit einer einschneidenden früheren Situation begonnen hat, und entdecken vielleicht ähnliche Beziehungsmuster bei sich selbst oder im Hier und Jetzt der Gruppe.

In der anschließenden Feedback- und Sharing-Runde war Linda erstaunt zu erfahren, dass andere Gruppenmitglieder sie keineswegs als unwissend einschätzen, sondern wegen ihrer Zurückhaltung sogar eher den Eindruck hatten, sie fühle sich anderen überlegen (korrigierende emotionale Erfahrung).

Solche Unterschiede in der Selbst- und Fremdwahrnehmung zu realisieren ist typisch für einen guten Austausch unter den Gruppenmitgliedern und kann zu einer Neubewertung der eigenen Selbsteinschätzung führen.

Oft gibt es im späteren Verlauf der Gruppe Feedbacks zur Wahrnehmung von verändertem Verhalten, wie z.B.: »Ich erlebe dich gar nicht mehr so ängstlich«, »Dein Ausdruck ist viel klarer und attraktiver geworden« oder »Neuerdings möchte ich mit dir nicht mehr in Streit geraten, so gut, wie du dich mittlerweile vertreten kannst«.

7.5 Zusammenfassung

Wie schnell unser Aufmerksamkeitsfokus wechselt und was in die aktuelle Bearbeitung kommen sollte, lässt sich nicht als Regel beschreiben. Die Entscheidungen variieren zwischen verbalen und nonverbalen Botschaften, Einzel- oder Gruppenthema sowie Beziehungsmustern oder Inhaltlichem. Die notwendige reflexive Nachbereitung der Sitzungen ermöglicht einen vollständigeren, bewussteren Blick, hilft, Hypothesen zu bilden, und schärft die Intuition in den bevorstehenden weiteren Gruppensitzungen.

KAPITEL 8

Therapeutisches Vorgehen – psychodynamische Interventionsschritte

Wie in der Einzelbehandlung basiert auch die Arbeit in der Gruppe prinzipiell auf den klassischen tiefenpsychologisch fundierten Interventionen Klären, Konfrontieren, Deuten und Durcharbeiten (Wöller & Kruse 2002), und zwar sowohl, wenn das Thema eines Gruppenmitglieds bearbeitet wird, als auch, wenn es um gemeinsame Gruppenthemen oder den Gruppenprozess insgesamt geht. Das Besondere in der Gruppentherapie ist aber darüber hinaus zum einen die wertvolle Erfahrung der Empathie und des gegenseitigen Mitfühlens der Gruppenmitglieder untereinander, die in dieser Komplexität und Fülle in einer Einzelbehandlung nicht erfahrbar ist, und zum anderen die einzigartige Möglichkeit, bereits Durchlittenes und Erkanntes vor den Augen der Gruppe und in deren Zeugenschaft in neues Verhalten umzusetzen. Wir haben das klassische therapeuti-

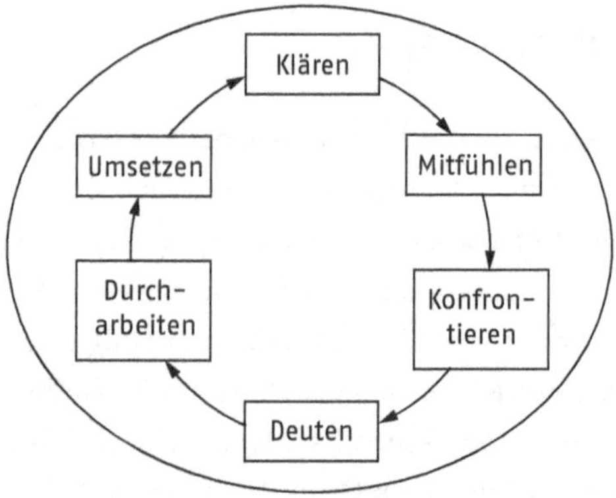

Abbildung 4: Psychodynamische Interventionsschritte in der Gruppe

sche Vorgehen um die zwei Stationen »Mitfühlen« und »Umsetzen« erweitert.

Die von Foulkes beschriebene Matrix (vgl. Kap. 2.2.2) als Gesamtheit der historischen Gruppenerfahrung und der Gruppe im Hier und Jetzt wird »in jedem Moment durch die verschiedenen Kommunikationen in der Gruppe, wie Klären, Mitfühlen, Konfrontieren, Deuten, Durcharbeiten oder Umsetzen, von der ganzen Gruppe beeinflusst und umgeformt, was wiederum die einzelnen Gruppenmitglieder formt und verändert« (mündliches Zitat Februar 2022, Amelié Noack, Gruppenanalytikerin in London).

Dabei ist es von essenzieller Bedeutung, dass die Therapeutin oder der Therapeut diesen Prozess mit einer möglichst offenen, nicht wertenden Haltung begleitet, die in einer gut funktionierenden Gruppe die Atmosphäre positiv beeinflusst und sich auf die einzelnen Gruppenmitglieder überträgt.

Die nachfolgend beschriebenen Interventionen gehen in der Gruppentherapie nicht nur von der Leitung aus. Alle sind hier an der Bearbeitung der Themen beteiligt und klären, fühlen mit, konfrontieren und deuten untereinander das eingebrachte »Material«. Das Durcharbeiten bzw. Umsetzen wird von der Gruppe begleitet, z. T. in der Gruppe geübt, Fortschritte werden gefeiert, Hindernisse oder Blockaden versucht zu verstehen und aufzulösen. Dabei greifen die unterschiedlichen Prozesse in einer lebendigen Interaktion ineinander, die oder der Einzelne kann, muss aber nicht wie in einer Einzelarbeit in der Gruppe längere Zeit die Aufmerksamkeit aller haben.

Gibt es weder ein krisenhaft-aktuelles Thema noch eine wiederkehrende drängende Problemlage bei einer oder einem einzelnen Teilnehmenden, kann sich die Gruppe ohne vorgegebene Struktur und unter Beteiligung der gesamten Gruppe einem Thema zuwenden, das sich aus dem Prozess entwickelt. Dies sind oft lebendige Gruppensitzungen, bei denen die ganze Gruppe sich über ein Thema austauscht, das alle gleichermaßen beschäftigt.

8.1 Klären: die Geschichte verstehen

Zum »Klären« gehört das aktive Zuhören, das Nachvollziehen von Gedankengängen und Empfindungen (Empathie) der oder des Erzählenden. Ziel ist es, das Narrativ der Patientin oder des Patienten in eine nachvollziehbare Abfolge des subjektiven Erlebens und Verhaltens einzuordnen und das subjektive Verständnis, die subjektive Realität zu erfassen. Dabei werden auch nonverbale Botschaften entschlüsselt, die intuitiv von der Gruppe wahrgenommen werden. An dieser Arbeit ist die gesamte Gruppe rege beteiligt: Es geht ums Fragen, Verstehen und Verifizieren, was gehört wurde.

Vor allem in der Kennenlernphase der Gruppe ist es sinnvoll, dem Nachfragen der anderen viel Raum zu geben, es zu ermuntern, um möglichst stimmige, genaue und konkrete Bilder in den Köpfen zu erzeugen, die dann zu entsprechenden inneren Resonanzen der Gruppenmitglieder führen. Wird zu schnell »verstanden«, kommt dies häufig durch zu viele Ergänzungen aus der eigenen Lebenserfahrung zustande, die verifiziert werden sollten. Zur Verdeutlichung: Eine Patientin sagt, sie wohne im eigenen Haus – und es entstehen in diesem Moment in den Köpfen so viele Häuser wie Gruppenteilnehmer:innen und die Gefühle dazu.

Je unkonkreter die Erzählung, desto mehr Raum bleibt für Fantasien. Diese sollten möglichst durch konkretes Nachfragen überprüft werden. Denn: Je genauer das innere Bild des Gehörten im Zuhörenden wird, desto präziser sind die Gefühle, die das Gehörte auslöst, und desto besser fühlt sich die erzählende Person verstanden. Oft lohnt auch die Frage danach, in welchen Situationen denn ein Problem *nicht* auftaucht bzw. die Dinge gut laufen.

Auch während der Klärung der Themen oder des Themas sind wir als Therapeut:innen schon mit Fokussierung und weiterer Steuerung (Kap. 9) beschäftigt.

Beim offenen explorativen Klären ist eine besondere Achtsamkeit auf Seiten der Therapeutin oder des Therapeuten gefordert, vor allem dann, wenn angsteinflößende Situationen geschildert werden:

(ML): Eine Patientin erzählte, dass sie sich selbst verletzt – aber zunächst nicht, wie oft und wie. Erst auf meine Nachfrage sagte sie, sie kneife sich manchmal fest in die Wange. Ein anderer Patient war dadurch beruhigt, er hatte sich tiefe Schnittwunden vorgestellt, sich völlig hilflos gefühlt und selbst nicht getraut nachzufragen.

Die Gefühle, die durch eine Erzählung ausgelöst werden können, und die Atmosphäre, die in der Gruppe entsteht, werden in einer solch ängstigenden Situation von der Therapeutin oder dem Therapeuten aufgenommen und möglichst benannt. Es entsteht eine Zäsur und alle können in einer »Sharing-Runde« ihre momentanen Gefühle teilen.

In der Anfangsphase einer Gruppe und bei strukturell stärker beeinträchtigten Patient:innen ist besonders darauf zu achten, dass zuerst ein Gefühl der Sicherheit und Gruppenkohäsion entstanden sein muss, bevor tabuisierte oder sehr schmerzliche Themen angesprochen werden. Diese Phase kann unter Umständen längere Zeit erfordern und immer wieder von Neuem durchlaufen werden, wenn neue Gruppenteilnehmer:innen hinzukommen.

Eventuell müssen Teilnehmer:innen, die sich vorzeitig stark exponieren, gebeten werden innezuhalten und zu prüfen, ob eine vertrauensvolle Basis für das angesprochene Thema vorhanden ist. Das zu schnelle Sichöffnen ohne sichere Basis kann auf ungenügender Selbstfürsorge beruhen und ist manchmal bei Trauma- oder emotional instabilen Patient:innen zu beobachten.

8.2 Mitfühlen: Gefühle wahrnehmen und benennen

Auch in der Einzeltherapie ist es wichtig, dass unsere Patient:innen unser Mitgefühl spüren, wenn sie belastende Erfahrungen und Gefühle mit uns teilen. In der Gruppentherapie kommt diesem Bearbeitungsschritt jedoch eine noch größere Bedeutung zu. Durch das Erzählen und Nachfragen entsteht Mitgefühl bei den Gruppenteilnehmer:innen, die Gruppe identifiziert sich mit der oder dem Erzählenden. Die erzählende Person fühlt sich gesehen und verstanden. Dies ist bereits ein wichtiger Wirkfaktor in Gruppenbehandlungen. In dieser ersten Phase der Identifikation mit dem erzählenden Mitglied – fast egal, was erzählt wird (s. u.) – werden die berichteten Gefühle in der Regel validiert, ein sehr wichtiger Vorgang, um sich verstanden zu fühlen. Für viele Patient:innen hat die Erfahrung, dass sie mit ihrem Leiden nicht allein sind, dass auch andere ähnliche Dinge erlebt haben und ähnliche Gefühle kennen, eine große Bedeutung. Yalom (2005) hat den Faktor »Universalität des Leidens« nicht umsonst als ersten in der Liste der von ihm ermittelten Wirkfaktoren von Gruppentherapie genannt. Mitgefühl von anderen Betroffenen fühlt sich noch einmal anders an als therapeutische Empathie: Die betreffenden Patient:innen fühlen sich aufgenommen in die Gemeinschaft von Betroffenen, nicht mehr ausgegrenzt und unverstanden, wie vielleicht in manch privatem Kontext. Sie spüren Gefühle von Erleichterung und Wärme, von Akzeptanz und Wertschätzung. Diese Art von empathischer Resonanz[11] ist die Basis für ein positives Gruppengefühl (vgl. Kap. 2.1.2).

Mitfühlen kann auf verschiedenen Ebenen stattfinden:

- Andere fühlen mit, weil sie sich in einer ähnlichen Situation wie das betroffene Gruppenmitglied befunden haben und dessen Gefühle selbst erlebt haben.
- Andere haben Mitgefühl, weil sie die geäußerten Gefühle aus anderen Zusammenhängen gut kennen und nachvollziehen können.
- Gruppenmitglieder zeigen auch ohne deutliche Anklänge an eigenes Erleben starkes Mitgefühl, weil sie in der Lage sind, sich innerlich in die Lage des Betroffenen hineinzuversetzen.

Die Mitteilung solcher Gefühle ist nicht nur für den Empfänger des Mitgefühls wichtig; auch die Mitteilenden sind u. U. mit starken eigenen Emotionen oder Erinnerungen beschäftigt und benötigen Unterstützung bei der Verarbeitung. Mit der geäußerten Empathie

11 Die Bedeutung der Resonanz für uns Menschen wird in dem Buch von Hartmut Rosa »Resonanz« (2021) sehr ausführlich dargestellt.

stellen sie eine emotionale Nähe zum bzw. zur Betroffenen und zu den anderen Gruppenteilnehmer:innen her, die sich positiv auf die Gesamtatmosphäre auswirkt und die Gruppenkohäsion fördert. Lediglich im Falle einer zu großen »Ansteckung« von Emotionen, durch die sich am Ende eventuell auch noch alle als Opfer fühlen (vgl. Kap. 11.13), kann es für die Gruppenleitung geboten sein, gegenzusteuern, z. B. den Blick wieder auf positive Aspekte zu richten.

Gerade bei Patient:innen mit eingeschränkten strukturellen Fähigkeiten beansprucht die Phase des Mitfühlens einen längeren Zeitraum, bevor eine vorsichtige Konfrontation mit eigenen, noch nicht bewussten Anteilen möglich wird und für die Patient:innen verkraftbar erscheint. Aber auch für die Gruppenkohäsion insgesamt ist es förderlich, wenn durch das Mitteilen von Mitgefühl erst einmal eine stabile Basis geschaffen wird, bevor konflikthafte Inhalte oder Beziehungen angesprochen werden.

Als Letztes sei noch ein Aspekt genannt, der schon zum nächsten Interventionsschritt des Konfrontierens hinführt:

Im Anschluss an die Validierung können sich nach und nach auch Identifikationen mit den anderen an der jeweiligen Geschichte Beteiligten entfalten (vgl. Beispiel in Kap. 7.4). Dadurch wird ein Perspektivwechsel ermöglicht und die Gefühle der Protagonistin oder des Protagonisten werden relativiert. Es wird der Raum zur Konfrontation eröffnet, in dem Widersprüche und Eigenanteile am Geschehen benannt werden können. Die Vielfalt der emotionalen Reaktionen fördert eine konstruktive Verarbeitung.

Selbst dann, wenn das Mitfühlen nicht konkordant, sondern komplementär ausfällt, ist die Erfahrung, andere mit dem Erzählten emotional zu erreichen, heilsam.

8.3 Konfrontieren: Widersprüchliches und Problematisches ansprechen

Im »Klären« und bisweilen auch im »Mitfühlen« wird das »Konfrontieren« meist schon eingeleitet: Die Patient:innen konfrontieren sich untereinander auch mit widersprüchlichen oder konflikthaften

Aspekten des eingebrachten Materials und weisen sich auf Aspekte ihres Erlebens, Denkens und Verhaltens hin, die nicht bewusst sind, die sich aber aus dem beobachtbaren Verhalten erschließen lassen und die im Widerspruch zu verbalen Ausführungen stehen. In der Regel sind das vorbewusste Aspekte und Inhalte:

- Auf nonverbales Verhalten hinweisen: *z.B. Arme verschränken, auf dem Stuhl nach vorne kommen, den Kopf senken oder heben, in sich zusammensacken, die Lautstärke verändern …*
- Auf Verhalten ansprechen, in dem sich ein Widerstand zeigt: *z.B. in den letzten Minuten einer Sitzung etwas Wichtiges ansprechen oder Umsetzung/Expositionen vermeiden, zu spät kommen …*
- Zusammenhänge zu körperlichen Vorgängen herstellen: *z.B. schweres Atmen beim Erzählen von der Exfreundin …*
- Auf Widersprüche zwischen dem verbal geäußerten Erleben und Verhalten hinweisen: *z.B. wenn eine Patientin sagt, sie habe ausreichend gegessen, aber sichtbar abgenommen hat, oder ein Patient sagt, er sei nicht mehr aggressiv, aber im nächsten Moment aufgebracht reagiert* (Beispiele aus Wöller & Kruse 2002).

Auch wenn Zusammenhänge zwischen Verhalten, das aus Situationen im Äußeren berichtet wird, mit Gruppensituationen hergestellt werden, wird das oftmals als konfrontativ empfunden.

Bei Konfrontationen im obigen Sinn ist zu beachten, dass das Gegenüber nicht mit dieser Einlassung rechnet, vor unerwartetem Material steht, das möglicherweise Gefühle von Ertapptsein und Scham hervorrufen und den Impuls auslösen kann, sich zu verteidigen. Schamgefühle sind in der Gruppentherapie grundsätzlich ein noch größeres Thema als in der Einzeltherapie, da die oben genannten Widersprüche ja nicht von einer psychotherapeutisch ausgebildeten Fachkraft im intimen Rahmen eines Zweiergesprächs angesprochen werden, sondern quasi »öffentlich« vor der ganzen Gruppe (vgl. Kap. 11.11).

Damit (Scham-)Gefühle im akzeptablen Ausmaß bleiben – ganz verhindern können wir sie meist nicht – und der Inhalt des Gesagten akzeptiert werden kann, ist der Stil der Konfrontation wichtig. Die Leitung fungiert zu Beginn der Gruppe als Modell, und der Stil der Konfrontation sollte zur Patientin bzw. zum Patienten passen und taktvoll und unterstützend sein. Auch eine Deutung, so passend sie uns erscheint, kann als Konfrontation empfunden werden.

Nicht immer ist das zu vermeiden, aber »ein *zu* konfrontierender Führungsstil, mit dem Druck auf Einzelne ausgeübt und Selbstöffnung forciert wird«, wird – ebenso wie mangelnder Schutz – als Quelle für negative Entwicklungen in der Gruppe beschrieben (Strauß 2017, S. 79).

Vor allem bei Patient:innen, die aus einer Kultur kommen, in der Scham eine wichtige Rolle spielt, braucht eine Konfrontation den richtigen Zeitpunkt und viel Taktgefühl. In der Leitungsrolle ist daher anzuraten, Konfrontationen vorzubereiten, etwa durch einen Satz wie: »Ich möchte Ihnen etwas mitteilen, was mir aufgefallen ist, aber es ist etwas Kritisches. Möchten Sie das jetzt hören?« Oder auch salopper, z. B.: »Moment mal« – kurze Pause, damit sich das Gegenüber auf einen Einwand einstellen kann – »Sie wechseln gerade das Thema.«

Naheliegende Aspekte, wie z. T. in den obigen Beispielen, werden von Gruppen, die gerade im Fluss sind, ohne Mühe konfrontiert. Das ergibt sich schon aus Nachfragen in der Art von: »Echt jetzt? So machst du das?« Es entsteht eine Verständnislücke, in der die Verschiedenheit der Mitglieder spürbar wird, die offen benannt und ohne jegliche Aggression besprochen werden kann. Auf jeden Fall muss nach einer Konfrontation die Frage nach der inneren Reaktion des Mitglieds, das konfrontiert wurde, erfolgen.

Vor allem aber: Wenn alle in der Gruppe sich bei einem Aspekt, der für die oder den Betroffenen schwierig ist, einig sind, ist es für uns als Leitung wichtig, die Patientin oder den Patienten dabei zu unterstützen, auszudrücken, was die Konfrontation bei ihr oder ihm ausgelöst hat und dann ins Sharing zu gehen: »Wer von Ihnen kennt das auch so oder ähnlich?« Diese Frage lädt die anderen Gruppenmitglieder ein, wieder eine emotionale Verbindung zu der oder dem Betroffenen aufzunehmen und damit der Gefahr zu begegnen, dass die Patientin oder der Patient Aggression gegen sich richtet, sich ausgeschlossen und defizitär erlebt oder in die Omega-Position gerät.

Manchmal mischen sich in eine Konfrontation eigene ungelöste Konflikte oder bislang unausgesprochene negative Gefühle eines Gruppenmitglieds der konfrontierten Patientin oder dem Patienten gegenüber. Dies ist meist spürbar, denn auch wenn der Inhalt stimmig erscheint, ist der Stil dann unpassend, zu dominant, evtl. sogar verletzend. Dies sollte von der Leitung sofort thematisiert werden, etwa: »Ich habe Ihnen zugehört und wundere mich über die Härte Ihrer Aussage. Was ist in Ihnen und Ihrer Lebensgeschichte gerade angesprochen?« Oder: »Kann es sein, dass Dinge aus Ihrer eigenen Lebensgeschichte hier mitschwingen?«

Damit ist der Fokus auf den Eigenanteil der angreifenden Person verschoben, die ihrerseits konfrontiert wird und sich reflektieren und erklären kann – erst dann geht die Leitung zur ursprünglich konfrontierten Patientin oder dem Patienten zurück.

Jedes Verhalten, und sei es auf den ersten Blick auch noch so unverständlich, hat seinen lebensgeschichtlich begründeten und aktuellen Sinn, der wahrgenommen werden möchte, und eine Konfrontation hat das Ziel, diesen Sinn zu verstehen. Meist geht es dabei um einen noch unbewussten Widerstand oder eine Abwehr, z. B. ein Lächeln bei traurigen Themen. Das Vermeiden von Situationen, in denen neues Verhalten in den Alltag integriert werden könnte, ist dagegen oft ein bewusster Widerstand aufgrund von Ängsten. Beides kann zum Konfrontationsthema werden. Vor allem die Wendung von Aggressionen gegen sich selbst – statt Ärger dorthin zu richten, wo er hingehört – wird von Gruppenteilnehmer:innen schnell aufgegriffen und die Gruppe wird zum erfolgreichen sozialen, korrigierenden Spiegel.

8.4 Deuten: Sinn, Funktion und Genese verstehen

In der darauffolgenden »Deutung« bilden in der Regel wir als Leitung Hypothesen über unbewusste Anteile der Patientin oder des Patienten an den aktuellen Konflikten in der Gegenwart. Sie sind der

Versuch, dem zunächst unverständlichen Verhalten einen Sinn zu geben, nach der Be-Deutung zu suchen, also die Klärung des Warum. Wo und wann wurde dieses Verhalten erworben? Welche Gefühle werden im Gegenüber ausgelöst? Was ist die Funktion des Verhaltens? Wann war diese Funktion sinnvoll und zielführend? Und schließlich: Wie könnte ein Verhalten aussehen, das im Sinne der Patientin oder des Patienten besser an die (erwachsene) Situation hier und heute adaptiert ist?

Deutung wurde in der klassischen Psychoanalyse anfangs wie die Verkündung einer dem Patienten oder der Patientin nicht bewussten Wahrheit verstanden, die nur der Analytiker (meist waren es Männer) durch seine Analyse sehen kann. Wollte jemand die Deutung nicht annehmen, war das sein Widerstand – ein sich selbst bestätigender Zirkelschluss. Dieses Vorgehen war dem patriarchalen Zeitgeist geschuldet, in dem Autoritäten in Schule, Politik, Wirtschaft und Medizin unangefochten waren und nicht hinterfragt werden durften. Der heutige Zeitgeist setzt auf Selbstverantwortung und Reflexionsfähigkeit der Patient:innen in einer respektvollen Atmosphäre auf Augenhöhe. In der tiefenpsychologisch fundierten Behandlungspraxis – also auch in der Gruppentherapie – bekommt eine Deutung erst durch die Zustimmung der Patientin oder des Patienten einen Wert und wird durch sie zur Grundlage der weiteren Bearbeitung. Als am erfolgreichsten gilt die Deutung, die die Patientin oder der Patient selbst findet.

Oft sind im Gruppengeschehen konfrontierende Bemerkungen mit Hypothesen über den Sinn des Verhaltens verbunden, wie etwa: »Wenn du redest, schaust du uns nicht an (Konfrontation). Ist das, weil du dich vor uns schämst (Hypothese über die Bedeutung)?« Die Deutung bezieht sich hier auf den Widerstand, der in dem Fall unbewusst oder auch bewusst sein könnte. Tiefergehend sind Übertragungsdeutungen, die sich in der Gruppe und gegenüber der Leitung entwickeln, und genetische Deutungen, die auf die Lebensgeschichte und die wichtigen Objektbeziehungen in der Kindheit zurückgehen.

In einer meiner Gruppen (ML) war ein junger Mann, der bereits in einer Einzeltherapie viel über sich und seine Mutter herausgefunden und daran gearbeitet hatte. In der Gruppe spürte er, wie er begann, sich auf eine Teilnehmerin zu beziehen und diese umsorgte – aber gleichzeitig einen inneren Widerstand dagegen bei sich wahrnahm. Er konnte dann selbst benennen, dass er einerseits Angst hatte, der Mitpatientin nicht genug helfen zu können, und andererseits besorgt war, sich selbst zu verlieren und mit seinen Themen zu kurz zu kommen. Die Parallele zur Mutter war leicht zu ziehen. Nachdem er viel über sich und sie erzählt hatte – noch lange bestand eine ambivalente Beziehung, aus der er sich nur langsam herausentwickeln konnte –, konnte er sich eingestehen, dass es ihm schwerfällt, Grenzen zu ziehen, selbst dann, wenn er seine Grenze deutlich spürt. Er erkannte, dass dies auch für seine Beziehung zu seiner Freundin galt.

Das obige Beispiel beschreibt das sogenannte »Dreieck der Einsicht«: Es gibt eine Übertragung innerhalb der Behandlung – hier auf ein anderes Gruppenmitglied –, die sich in den aktuell wichtigen (Objekt-)Beziehungen wiederfindet und auch in einer wichtigen Beziehung in der Kindheit.

Der Psychoanalytiker Karl Menninger hat 1958 das »Dreieck der Einsicht« formuliert, das immer noch als Grundlage des therapeutischen Erkenntnisgewinns gelten kann (nach Holzboog und Menninger 1977).

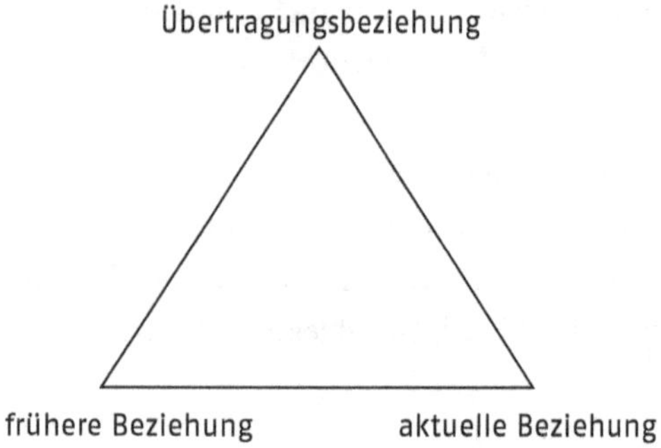

Abbildung 5: Dreieck der Einsicht/Dreieck der Personen

Die spezielle und komplexe Dynamik in Gruppen entsteht aus den vielfältigen Beziehungen der Gruppenmitglieder untereinander und den damit verbundenen Übertragungen. Wie oben schon beschrieben, kommt es häufig zu Kreuzübertragungen:

Ein Teilnehmer erzählte zum wiederholten Mal von der schwierigen Beziehung zu seiner Ehefrau, die ihm vorschreibe, was er tun und lassen solle. Der Schwerpunkt war diesmal, dass sie fand, er besitze zu viele Dinge und solle mal richtig ausmisten, damit mehr Raum in der gemeinsamen Wohnung entstünde. Eine andere Teilnehmerin, gerade neu in der Gruppe, schlug vor, er solle doch seine Sachen im Internet verkaufen, sie selbst mache das einmal im Jahr und letztes Jahr habe sie sich von dem Geld sogar einen neuen PC gekauft. Der Patient reagierte nicht auf den Vorschlag und erzählte weiter, wie sehr er sich unter Druck fühle. Er wolle nichts wegwerfen, was er später noch einmal brauchen könne. Die Patientin wurde leicht wütend und sagte: »Wieso sagst du nichts zu meinem Vorschlag? Ich höre mir deine Geschichte an und denke mit dir nach und du tust so, als hätte ich nichts gesagt!« Beide wirken verblüfft, schauen zur Leitung (ML). Auch die Gruppe ist ratlos. Ich frage zunächst die Gruppe, was sie wahrgenommen hat, und es wird deutlich, dass alle den Patienten schon so gut kennen, dass sie wissen und akzeptieren, dass er sich konzentrieren muss, wenn er erzählt, und keinen Einwand aufnehmen kann, sondern sich höchstens gestört fühlt. Alle haben auch bemerkt, dass das neue Gruppenmitglied nicht gut warten kann, eher schnell und direkt ist und vielleicht Sorge hat, von der Gruppe nicht angenommen zu werden. Ich frage beide, was die Sequenz in ihnen ausgelöst hat.
Erst die Frage an die beiden Protagonist:innen, ob ihnen das entstandene Körpergefühl bekannt vorkomme (biografische Spur) und ob sie eine solche Situation kennten, führte zur Erklärung einer Kreuzübertragung: Der erzählende Patient fühlte sich lange von seiner Mutter gegängelt, die immer einen Ratschlag – im Wortsinn – zur Hand hatte und nicht ertragen konnte, wenn der Patient sich nicht danach richtete. Er hatte sich eine ignorante Art

angewöhnt, einfach weiterzusprechen, um sich trotzdem selbst spüren zu können und sich nicht zu verlieren. Die Patientin kannte das Gefühl sehr gut in ihrer Familie vom Vater, von dem sie sich nicht gesehen und ernst genommen fühlte. Sie wurde auch ihm gegenüber schnell wütend, woraufhin er sie erst recht ignorierte (vgl. auch Beispiel Kap. 4.5). Die Frage zum Hier und Jetzt: »Und was wünschen Sie sich voneinander?« schloss die Bearbeitung ab.

In der Sitzung reagierten zunächst nur die unbeteiligten Gruppenmitglieder mit Verständnis für die beiden, die von den Situationen aus ihrer Familie erzählten. Erst in der darauffolgenden Sitzung konnten die beiden betroffenen Mitglieder selbst einen inneren Perspektivwechsel herbeiführen und Verständnis füreinander entwickeln.

In der Gruppentherapie können Deutungen durchaus auch von Gruppenmitgliedern gegeben werden. Das geschieht manchmal eher beiläufig und vermischt mit dem eigenen Erfahrungshintergrund. Nichtsdestotrotz werden solche Deutungen durch andere Gruppenmitglieder oft als sehr treffend empfunden.

In einer Gruppensitzung (SP) ging es um das Thema von Sarah, die darüber sprach, dass sie sich immer »die falschen Männer« aussuche, von denen sie sich ausnutzen und schlecht behandeln lasse. Sie fragte die anderen Frauen, ob sie auch so ein Schema hätten. Das Thema stieß auf großen Zuspruch in der Gruppe. Mehrere erkannten ähnliche Muster bei sich und Nicole sagte: »Ich kenne das auch. Das ist eine Selbstbestrafung – wie bei meinem Vater. Man muss sich unheimlich anstrengen, um was wert zu sein!«

Nicole wies damit auf die Verbindung zwischen einer Partnerbeziehung und der Beziehung zum Vater hin und bot der Mitpatientin durch Verweis auf ihre eigene Erfahrung eine deutende Hypothese (»Selbstbestrafung; was wert sein wollen«) zur Funktion ihrer unglücklichen Partnerwahl an.

Mit dem Erkennen der Übertragungen wird häufig die Idee wach, man könnte es ja vielleicht ganz anders machen, und es kommt der Wunsch auf, sich zu verändern, die Beziehungen anders zu gestalten, die alten, erworbenen Muster fallen zu lassen. Es beginnt das Durcharbeiten und Umsetzen in der Gruppe und im Alltag.

8.5 Durcharbeiten: Hindernisse vor der Umsetzung bearbeiten

»Ich hab's verstanden, wieso ändert es sich nicht?«

Die erste hypothetische Deutung zu einem dysfunktionalen Verhalten, unangenehmen Gefühlen oder dysfunktionalen Gedanken muss nicht die letzte sein. Häufig ist die erste Hypothese nicht völlig falsch, aber vielleicht trifft sie den Kern des Problems noch nicht ganz oder kann noch viel feiner/treffender/umfangreicher/passender formuliert werden. Die Patient:innen in der Gruppe sind aktive Zeug:innen und manchmal quasi Co-Therapeut:innen. Sie sind aktiv daran beteiligt, wie ein schlecht angepasstes Verhalten, Gefühl oder ein Gedanke nach und nach immer besser in seiner Funktion und meist auch in seiner Entstehung verstanden wird. Im Gruppenprozess werden durch das ständige untereinander Klären, die gegenseitige Empathie, das Konfrontieren, Deuten und Verstehen die Beziehungsmuster der Einzelnen nicht nur erkannt, sondern auch im Sinne des Durcharbeitens langsam verändert. Die Gruppe wird im Umgang miteinander in der Regel reifer, kann mehr Diversität aushalten, aber sich untereinander auch gezielter konfrontieren. Trotzdem: In den allermeisten Fällen, wird »es« sich nicht ohne Zutun des Patienten oder der Patientin einfach so, von innen heraus und ohne jede Angst, Anstrengung oder Disziplin ändern. Im Durcharbeiten, im immer genaueren Begreifen, im bewussten Erleben und mehr oder weniger beschämten Zeigen der Wiederholungen in der Gruppe reift diese Erkenntnis und der Mut, mit der Gruppe im Rücken doch etwas Neues zu wagen.

1. Szene: Ein Patient berichtete von seiner Beziehung, in der die Partnerin sehr passiv sei. Er ordnete sich unter und versuchte, es ihr in allem recht zu machen, der Kontakt zwischen beiden war eher spärlich, Sex gab es seit mehreren Jahren nicht mehr und nach der Erzählung in der Gruppe sagte er: Ich müsste mich trennen, aber ich habe Angst vor dem Alleinsein.

2. Szene: In mehreren Episoden wurde deutlich, dass von der schwer medikamentenabhängigen Partnerin keine positive Aktion in Richtung des Patienten kommt. Das wird ihm immer klarer. Er wird sehr wütend und fühlt sich enttäuscht, behält das aber vor der Partnerin für sich und sucht sich eine neue Wohnung. Die Beziehung erscheint vollkommen kontaktlos.

3. Szene: Der Patient hatte Mühe, seiner Kollegin, die ihm über einen längeren Zeitraum etwas erklären sollte, mitzuteilen, dass er dafür ungestörte Zeit mit ihr benötigt, um sich konzentrieren zu können. Eine Stuhlarbeit unter Einbeziehung der Gruppenmitglieder stärkte ihn, sodass er sich der Kollegin gegenüber artikulieren konnte (vgl. Beispiel Kap. 10.3.1). Das Thema »Angst vor Ablehnung und Verlassenwerden« und gefühlte starke, der Situation nicht angemessene Wut wurde leicht gestreift.

4. Szene: Wenige Sitzungen später leitete ich (ML) eine Achtsamkeitsübung zu Beginn der Gruppe an, die auf positive Erlebnisse der vergangenen Woche fokussieren sollte. Im anschließenden Austausch zeigte der Patient zunächst ängstlich eine sich unterordnende, defizitäre Schwäche, er habe der Imagination leider nicht folgen können. Bei meinem Nachfragen (Klären) wurde deutlicher, dass er genervt war, weil er sich von mir nicht genügend vorbereitet fühlte. Auf meine Frage: »Warum haben Sie mich nicht gestoppt?« (Konfrontieren) kam die Antwort: »Ich bin nicht auf die Idee gekommen.« »Und sind Sie nicht ärgerlich geworden?« – »Allerdings, ich wäre am liebsten nach Hause gegangen!« Nun wurde direkt in der Gruppe spürbar, wie der Patient negative Gefühle, die zu einem Konflikt führen könnten, unterdrückte und angepasst (Reaktionsbildung) reagierte. Auf Nachfrage konnte er den Ärger verbal ausdrücken. Seine Lösung wäre ein Kontaktabbruch gewesen. Die freundliche Konfrontation führte zu einer tieferen Erkenntnis.

5. Szene: Biografisch Erarbeitetes: Seine große Angst vor Ablehnung und Verlassenwerden konnte nach und nach aus der Lebensgeschichte (biografische Spur) verstanden werden: Die Mutter, eine von äußerem Zuspruch durch andere abhängige Frau, war vom Vater des Patienten vor dessen Geburt verlassen worden, fühlte sich überfordert und gab dem Patienten schnell die Aufgabe, ihren eigenen Selbstwert durch Wohlverhalten, Unterordnung und Bedürftigkeit zu bestätigen. Bei Ärger, Wut, Trotz und ähnlich unerwünschten Gefühlen wurde der Patient beschimpft und musste alleine bleiben. Seine Lösung, sich die Beziehung zur Mutter zu erhalten, indem er seine Gefühle versteckte und statt Wut Bedürftigkeit zeigte, war klug. Das gelang meist, manchmal gab es allerdings Ausbrüche von Wut und Verzweiflung, nicht gesehen zu werden. Selbstbewusstsein und Selbstwirksamkeit konnten sich nicht adäquat entwickeln.

6. Szene: Der Patient berichtet vom Auszug aus der gemeinsamen Wohnung mit der Partnerin und dass die Trennung anstehe. Die Kontaktlosigkeit des Paares wird wieder spürbar. Die Partnerin scheint gar kein Interesse an etwas anderem, als an ihren Beruhigungs- und Aufputschmedikamenten zu haben. Die Gruppe hilft dem Patienten zu verstehen, dass die Beziehung vorbei ist. Und dann geht es an den Eigenanteil: Der Patient wird liebevoll damit konfrontiert, dass er durch sein »Versteckspiel« bei unerwünschten Gefühlen seinen Teil dazu beiträgt, Beziehungen zu zerstören (Deuten). Ich bringe noch einmal meine Erfahrung mit ihm (Szene 4) mit ein.

Die sechs Abschnitte zeigen, wie die zunächst als schüchternes Verhalten erscheinende Beziehungsgestaltung des Patienten im Opfermodus sich nach und nach verständlich auffächert und immer nachvollziehbarer wird. Als am Ende sein Eigenanteil konfrontiert wird, kann der Patient das verstehen und annehmen. Ob das Durcharbeiten damit zu Ende ist, zeigt sich daran, ob der Patient sein Verhalten ändern kann. In all den Bearbeitungsschritten hat der Patient – wie nebenbei – korrigierende emotionale Erfahrungen machen können: Er wird mit seinem Thema nicht abgewertet, wie er es mit sich selbst durchaus tut, weder für die Unterordnung noch für sein Bedürfnis, gesehen und wertgeschätzt zu werden. Diese sich immer wiederholenden, korrigierenden emotionalen Erfahrungen, die die eigenen negativen Beziehungserwartungen widerlegen, sind in dieser Form nur in einer Gruppe möglich und gehören wie die »multiple« Bearbeitung der Hindernisse vor der Umsetzung zum Durcharbeiten dazu.

8.6 Umsetzen: Verhalten in der Gruppe und im Alltag verändern

Die Gruppe entwickelt sich zum Ort, in dem neues Verhalten konkret gezeigt, wahrgenommen und kommentiert bzw. wertgeschätzt werden kann. Die unmittelbare Erfahrung kann sofort nachbesprochen und damit verankert werden, und vor allem werden hier bereits neue, korrigierende emotionale Erfahrungen ermöglicht.

In einer Gruppensitzung bekam Tanja, eine Teilnehmerin, die schon länger an einer meiner (SP) Gruppen teilnahm, das Feedback, dass sie oft ein bestimmtes Verhaltensmuster zeige: Erst spreche sie ihre Meinung klar und direkt aus, um dann postwendend zurückzurudern, ihre Meinung teilweise wieder zurückzunehmen und sich für ihre Direktheit zu entschuldigen.
Einige Sitzungen später ergab sich erneut eine Gelegenheit, dass Tanja einem anderen Gruppenmitglied ihre Meinung sagte – diesmal mit dem Zusatz: »… und das nehme ich jetzt *nicht* wieder zurück!«

Wenn die bisherigen neuen Erkenntnisse und Erfahrungen in der Gruppe noch nicht ausreichen, um das erwünschte neue Gefühl, Verhalten oder Denken im Alltag umzusetzen, werden die Hindernisse bearbeitet. Eine Möglichkeit dazu sind erlebnisaktivierende Einzelarbeiten in der Gruppe (vgl. Kap. 10), bei denen der Fokus längere Zeit bei einer Person und deren Thema bleibt. Manchmal ist es möglich und hilfreich, durch ein emotionsforcierendes Arbeiten bisher noch unbewusste Aspekte bewusst zu machen und eine kathartische Entladung herbeizuführen. Mittlerweile wissen wir jedoch, dass eine emotionale Entladung alleine zur Veränderung nicht ausreicht. Es braucht im Anschluss eine kognitive Integration und Wiederholungen, um nachhaltig zu wirken.

Und daneben gibt es auch Veränderungen, die dem Patienten oder der Patientin selbst nicht bewusst sind, die aber in der Gruppe auffallen:

Das Beispiel im vorigen Abschnitt erzählte von einem Patienten, der sich mir (ML) gegenüber nicht zur Wehr setzen konnte, als ich für sein Erleben eine Achtsamkeitsübung zu schnell einleitete. Ich hatte ihn mit seinem überangepassten Verhalten konfrontiert. In einer der folgenden Sitzungen fragte ich obligatorisch, ob alle ein negatives Coronatestergebnis hatten. Der Patient fauchte mich fast an: »Das hab ich Ihnen doch beim Reinkommen schon erzählt!« Meine erste Reaktion wäre Verteidigung gewesen – Ja, weiß ich, ich meinte ja die anderen –, doch bevor ich eine bessere Antwort parat hatte, ging ein Gruppenmitglied dazwischen: »Nun hast du's gemacht! Du hast einfach deinen Ärger gezeigt. Erzähl, wieso hast du dich das getraut?« Und der Patient fühlte sich gesehen und war selbst ganz erstaunt.

Und ist der Erfolg weniger wert, wenn, wie in diesem Fall, die Unterstützung von einer Patientin mit Borderline-Diagnose kam, die sich freut, wenn auch ein anderer einmal Gefühle ungefiltert ausdrückt; und wenn die Aggression mir gegenüber dieses Mal so vorgetragen wurde, dass sie mich ärgerlich machte? Ich finde nicht. Das ist Gruppe: Die vielleicht pathologische Eigenart des oder der einen ist das gute Beispiel für die oder den andere:n. Und natürlich knüpft jede »neue« Verhaltensweise an alte Erfahrungen an: Das bedeutet oft, dass ein erster Versuch, sich »neu« und authentischer zu verhalten, ungünstigerweise genau wieder die negative Antwort im Gegenüber aufruft, die erwartet wird – und auch das kann in einer Therapiegruppe direkt, sozusagen »live« bearbeitet werden.

KAPITEL 9

Gruppenbezogene Steuerung

Im Blick auf den Gruppenprozess und die Gruppe als Ganzes stellen wir drei Steuerungsaspekte vor, die wir als Gruppenleiter:innen nutzen, um den therapeutischen Bearbeitungsprozess in eine gewinnbringende, konstruktive Richtung zu unterstützen:

Zunächst die ***Aktivität*** als Gruppenleitung: Wann sollten wir uns eher zurückhalten und wann ist eine Intervention erforderlich?

Dann die Steuerung der Bewusstmachung, die sich auf »blinde Flecke« bzw. eingeschränkte Wahrnehmung der gesamten Gruppe bezieht und auf ***Abgewehrtes und Unbewusstes*** hinweist: Wie und wann sprechen wir das an?

Und als Drittes die ***Atmosphäre*** in der Gruppe: Ist sie förderlich, um möglichst frei Gefühle und Gedanken in verschiedene Richtungen zu entwickeln? Ist sie dem erzählten Inhalt angemessen? Und in welchen Fällen sollte atmosphärisch gegengesteuert werden?

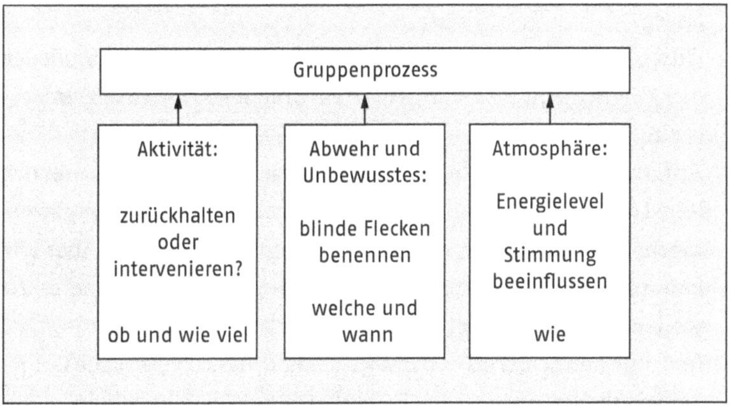

Abbildung 6: Gruppenbezogene Steuerung

9.1 Aktivität: zurückhalten oder intervenieren?

»TrainerInnen tun nichts, was die TeilnehmerInnen selber tun können« (König & Schattenhofer 2020, S. 92). Dieser Satz beschreibt eine wichtige Maxime aus der Gruppendynamik, die auch für Therapiegruppen gilt. Sie lädt zu abwartendem Verhalten in der Leitung ein. Abwarten kann in einer TP-Gruppe bei gut integrierten Patient:innen und einer stabilen Gruppenkohäsion sinnvoll sein, um zugrunde liegende Verhaltens- und Beziehungsmuster an die Oberfläche kommen zu lassen und einer Bearbeitung zugänglich zu machen. Das Potenzial der Gruppe wird genutzt, indem wir den Beteiligten Raum geben, miteinander in Interaktion zu treten, sich gegenseitig zu unterstützen und neue Verhaltensweisen auszuprobieren. Dabei ist unsere Haltung von Anfang an eine aktiv-defensive: Wir verfolgen präsent das Geschehen und haben unsere Fragen und Impulse auf der Zunge – aber wir warten zunächst ab: Wer sagt etwas, welchen Weg nimmt die Gruppe und hat das, was wir selbst einbringen wollten, noch Gewicht? Diese Zurückhaltung hat gleich mehrere Gründe:

- Unsere Aufgabe ist es, die Gruppenkohäsion zu unterstützen, das Geflecht der Mitglieder untereinander konstruktiv zu flankieren, und dazu gehört auch, den Gruppenmitgliedern den Vortritt zu lassen.
- Durch unsere Zurückhaltung bekommen die Gruppenmitglieder die Möglichkeit, selbst Antworten und Reaktionen zu entwickeln.
- Aufgrund unserer Rolle und der Übertragungen auf uns hat in der Regel das, was wir sagen, mehr Gewicht als das, was die Mitglieder sagen. Das heißt nicht, dass es unbedingt passender ist. Aber wir könnten mit einer Einlassung das vorher Gesagte – ohne es zu wollen – als weniger wichtig erscheinen lassen.
- Im Laufe der Zeit wird es dann geschehen, dass das, was die Gruppenmitglieder sagen, mehr Direktheit und Gewicht bekommt, da sie nicht in der professionellen Rolle sind und sagen können, wonach ihnen ist.

- Die Erfahrung, dass Gruppenmitglieder – ohne professionelle Ausbildung – sich gegenseitig verstehen, einander anvertrauen und helfen können, ist einer der Wirkfaktoren in der Gruppe. Er bekommt durch unsere Zurückhaltung Raum.

Eine eher abwartende Haltung ist also – richtig eingesetzt – dazu geeignet, das Selbsthilfepotenzial der Gruppe und die Selbstwirksamkeit der einzelnen Teilnehmer:innen zu fördern. Diese spüren, dass sie es selbst in der Hand haben, auf den Gruppenprozess Einfluss zu nehmen: Ob es am Ende eine gute, fruchtbare Gruppensitzung wird, hängt also nicht von einer charismatischen Leitungsperson oder einem tollen Programm ab, sondern von jeder und jedem Einzelnen, die oder der zum Gelingen einer Gruppensitzung beiträgt.

Tipp: Für Gruppenleiter:innen, die eher schnell reagieren, kann es nützlich sein, innerlich bis zehn zu zählen, bevor sie auf eine Situation in der Gruppe reagieren oder selber etwas Kluges sagen, um der Gruppe diese Chance nicht wegzunehmen. Durch eine eher abwartende Haltung werden außerdem der Gruppenprozess und die Reaktionen der Mitglieder entschleunigt; konstruktive, Innenschau-geleitete Schweigesequenzen werden unterstützt.

> Eine befreundete Gruppentherapeutin berichtet, dass in ihrer Therapiegruppe die Gruppenmitglieder entstehende Schweigepausen zunehmend als hilfreich zur Besinnung empfinden, nachdem ihnen diese anfangs sehr unangenehm gewesen seien.

Doch auch hier ist Balance gefragt. Eine neue Therapiegruppe völlig ohne therapeutische Anleitung, z. B. mit Schweigen, zu beginnen, halten wir für nicht geboten. Ein frühes (strukturgebendes) Intervenieren hat vor allem zu Beginn einer Gruppe seinen Platz: Bei einer neuen Gruppe müssen die noch unsicheren Mitglieder erst einmal verstehen, wie Gruppentherapie funktioniert. Neben einer Orientierung vermittelnden Strukturierung durch die Gruppenleitung (z. B. durch eine Eingangsrunde) ist anfangs oft ein schnelleres Intervenieren sinnvoll, um Ängste zu reduzieren und zu verdeutlichen, worauf es im gemeinsamen Prozess ankommt, z. B.

- das nichtwertende Zuhören und Validieren des Gehörten,
- das Verdeutlichen empathischen Verstehens,
- das vertiefende Fragen nach Gefühlsinhalten,
- das vertiefende Fragen nach Details,
- das Forschen nach dem Sinn und der Bedeutung des Erzählten,
- das Fragen nach möglichen und bereits versuchten Lösungen,
- das Einbeziehen der anderen Gruppenmitglieder, deren innerer Reaktion, Gefühle und Erfahrungen.

Und auch in Krisensituationen Einzelner oder der Gesamtgruppe, bei der Arbeit mit Traumapatient:innen oder strukturell stärker gestörten Gruppenteilnehmer:innen sowie bei Zielgruppen mit hohem Aggressionspotenzial ist eine haltgebende, schnell richtungsweisende, aktiv intervenierende Leitung geboten. Schnelles Intervenieren ist auch erforderlich, um etwaige Verletzungen zu benennen und bearbeitbar zu machen, z.B. wenn ein Mitglied ein anderes vielleicht ohne bewusste aggressive Absicht durch eine harsche, unempathische Rückmeldung verletzt oder unterbricht und weder das betroffene Mitglied noch die Gruppe in der Lage sind, adäquat zu reagieren.

Wird ein Gruppenmitglied vom Rest der Gruppe angegriffen oder wirkt sehr ängstlich, hochemotional oder traumatisiert, ist es wichtig, diesem Mitglied unbedingt verantwortungsvoll zur Seite zu stehen und den Gruppenprozess nicht einfach laufen zu lassen. Traumapatient:innen reagieren in solchen Situationen leicht mit Dissoziation, die ihnen die weitere Teilnahme am Gruppenprozess kaum noch möglich macht.

Dabei ist zu beachten, dass eine aktivere Leitungsrolle immer auch Aspekte unbewusster Beeinflussung der Gruppe mit sich bringt und die Gruppe in ihrem Prozess abhängiger von der Leitung macht. Der Leiter bzw. die Leiterin läuft Gefahr, dauerhaft die Alpha-Position (vgl. Kap. 2.4.2) in der Gruppe zu besetzen. In den oben genannten Situationen ist das zielführend. Auf die Dauer widerspricht es jedoch dem Grundgedanken einer tiefenpsychologischen Gruppe.

Im Lauf der Gruppenbehandlung entwickelt sich in jeder Gruppe eine spezifische Beziehungsdynamik zwischen Gruppe und Leitung, die auch die Art und Weise der Zurückhaltung und Intervention der Leiterin bzw. des Leiters betrifft.

9.2 Ansprechen, was fehlt: Abwehr und Unbewusstes

Jede erzählte Geschichte, jedes Narrativ eines Gruppenmitglieds erzeugt bei den anderen mehr oder weniger unterschiedliche emotionale Reaktionen. Die Gruppe wird eingeladen, diese Gefühle zu äußern. Unsere Aufgabe ist es, einerseits zu spüren, was in uns passiert und uns andererseits im eigenen inneren therapeutischen Raum ein wenig davon zu distanzieren, sodass wir über das, was wir spüren, nachdenken können. Das ist der Schlüssel, um eigenes Agieren zu vermeiden. Eingeladen in die Beziehungsdynamik der Gruppe achten wir auch darauf, was fehlt: Was wird durch die Abwehr der Gruppe an Gefühlen, Gedanken und überhaupt Wahrnehmung der Welt unterdrückt, verleugnet und verdrängt? Haben wir andere Gefühle gegenüber dem Erzählten als die Gruppe?

Abgewehrte und verdrängte Gefühle der Gruppe zu benennen und aus dem Unbewussten zu heben, initiiert wichtige Erkenntnisprozesse. Die Steuerung der Bewusstmachung erfolgt oft intuitiv. Wenn eigentlich zu erwartende oder in der Gegenübertragung auftauchende Reaktionen zu einem Narrativ nicht geäußert werden, erscheint es nicht immer und sofort sinnvoll oder notwendig, die damit verbundenen Gefühle beizusteuern. Das Fehlen hat ja einen Grund. Und in der Mischung von eigenem Gefühl, Gegenübertragung, Erfahrung als Gruppenleiter:in und Situation in der Gruppe werden wir meist intuitiv entscheiden, ob und auf welche Weise wir das Fehlende jetzt ansprechen oder ob wir das Gefühl für die Gruppe »containen« und uns zunächst klarer darüber werden, was das Fehlen bedeuten könnte und welche Reaktionen wir erwarten.

In einer meiner Gruppen (ML) war ein Patient, der lange nicht gut sozial eingebunden und in den letzten Monaten einem kleinen Chor beigetreten war, mit dessen Mitgliedern er sich immer besser befreundet fühlte. Nun kam er in die Therapiegruppe mit dem

Thema, den Freunden und Freundinnen sagen zu wollen, dass er an einer Depression leide einerseits hatte er Angst, sich zu offenbaren, andererseits nach und nach verstanden, dass es darum geht, sich zu zeigen, wie man ist – auch mit den ungeliebten Anteilen. Er hatte sich dort bisher nur von seiner erfolgreichen Akademikerseite gezeigt. Wovor er Angst habe, wurde er gefragt. »Na, dass sich das Bild von mir ändert, die anderen mich nicht mehr so sehen, wie jetzt.« »Und was wünschen Sie sich?« »Dass sich das Bild nicht ändert!« Die Therapiegruppe reagierte sehr unterstützend, fast jedes Mitglied hatte ein kleine Story über angstbesetzte und dann doch gelungene Offenbarung auf Lager und es entstand eine sehr positive, hoffnungsfrohe Atmosphäre. Die Gruppe unterstützte den Patienten bei seinem neuen Entwicklungsschritt, darauf bedacht, seine ohnehin schon großen Ängste nicht noch zu füttern. Mir war etwas unwohl: Einerseits freute ich mich für den Patienten, ich hatte ihn lange nicht so gelöst erlebt, andererseits hatte ich zunächst Sorge, er gehe zu unachtsam mit seiner Eröffnung um und werde enttäuscht. Wenn ich mir vorstellte, ihn in anderer Umgebung kennengelernt zu haben und dann zu hören, er leide an Depressionen, hätte das mein Bild von ihm natürlich verändert. Ich hätte mich ein bisschen erschrocken, mich gefragt, wie schlimm das ist, nachgedacht, was das für unseren Kontakt bedeutet und was ich jetzt tun muss. Also sagte ich – und fühlte mich ein bisschen wie eine Spielverderberin: »Ich habe meine Zweifel, ob das so gut wäre.« Und weiter: »Es wird nicht so sein wie vorher. Ich schätze, dass so eine Nachricht das Bild von Ihnen verändern wird und wahrscheinlich auch die Beziehung.« Er sah mich an. Stille. Und zur Gruppe: »Ich kann verstehen, dass Sie alle ihn unterstützen wollten, weil wir es schon klasse fänden, wenn er das wagt, oder?« Nach und nach kamen wir auf die Bilder, die die Gruppe von Menschen hat, die an Depressionen leiden, Anwesende natürlich immer ausgenommen, auf die Vorurteile in der Gesellschaft gegenüber psychischer Erkrankung und schließlich konnte die Gruppe erarbeiten, dass es besser wäre, die Sportgruppe nicht insgesamt, sondern im Zweiergespräch nach und nach und nicht dramatisch, sondern eher auf dem Kanal der Beiläufigkeit, zu unterrichten. Dass der Patient dabei achtsam wahrnehmen solle, wer wie reagiert, dass man ihm Fragen stellen wird und er sie beantworten könne. Es würde seine Kontakte zu den anderen wahrscheinlich wesentlicher werden lassen und vertiefen. »Und wenn nicht, sind es doch nicht die richtigen Freunde für mich.« Der Patient wurde ruhiger, ich entspannte mich wieder, und sein Thema fühlte sich geerdeter an, eher wie eine Aufgabe, die er bewältigen würde.

Dieses Ergänzen, wenn etwas fehlt, aus welchem Grund auch immer, erfordert immer einen kurzen Rückzug auf unsere Rolle, eine gefühlte Distanz zur Gruppe, weil wir das harmonische »Wir«-Gefühl unterbrechen. Es ist nicht sicher, ob unsere Ergänzung von der Gruppe und dem Gruppenmitglied, um das es geht, aufgenommen werden kann. Manchmal gelingt dies auch nicht (vgl. Kap. 11.9).

Das Ansprechen von noch nicht Bewusstem oder abgewehrten Gefühlen kann in der Form der Öffnung der Leitung: »Ich habe … gefühlt«, »Ich glaube, denke, habe die Erfahrung gemacht …« oder spiegelnd geschehen: »Ich wundere mich, dass niemand … benennt«, wobei die Spiegelung der Gruppe mehr inneren Raum lässt zu reagieren, da die Gefühle der Therapeutin oder des Therapeuten nicht im Vordergrund stehen. Die Reaktion der Gruppe kann dann deutend aufgegriffen werden wie z. B. »Die Gruppe vermeidet heute wohl eher eine Konfrontation« und intensiver angeschaut werden, um die Motive der Abwehr besser zu verstehen.

Bei der Bearbeitung der Abwehr der ganzen Gruppe[12] geht es nicht nur um Gefühle, die nicht gespürt oder benannt werden, sondern auch um Interaktionsstile. Ist eine Gruppe grundsätzlich nur empathisch und unterstützend, ohne dass auch andere Aspekte zum Tragen kommen, so kann es Aufgabe der Leitung sein, dies anzusprechen oder auch einmal die gesamte Gruppe oder eine Einzelperson damit zu konfrontieren, wenn dies nicht aus der Gruppe heraus geschieht.

12 Bei Diagnose-homogenen Gruppen zeigen sich Abwehrformen der ganzen Gruppe deutlicher.

In meiner Gruppe junger Frauen (SP) stehen Mitgefühl und gegenseitige Unterstützung sehr im Vordergrund und bilden für die Teilnehmerinnen, die in anderen Bezugsgruppen häufig die Erfahrung gemacht haben, abgelehnt oder herabgesetzt zu werden, eine wichtige, sichere Basis, um sich zu öffnen. Aggressive und abgrenzende Impulse werden abgewehrt und gegenüber Mitpatientinnen selten offen gezeigt. Sind sie doch einmal spürbar oder scheint mir die empathische Unterstützung zu einseitig präsent, spreche ich dies an und gebe damit der Gruppe die »Erlaubnis«, dass beides seine Berechtigung hat und da sein darf: Empathie und Abgrenzung.

Ist die Gruppe dagegen »auf Krawall gebürstet« (vgl. Kap. 11.17) oder einem Gruppenmitglied gegenüber im Angriffsmodus, so muss auch hier – z. B. durch Unterstützung und Empathie für die angegriffene Person – »das Fehlende« ergänzt werden, um darunterliegenden abgewehrten Gefühlen Raum zu geben.

9.3 Atmosphäre: Energielevel und Stimmung

Die Gruppe stellt nonverbal und durch die Art, in der verbale Äußerungen gemacht werden, eine Atmosphäre her, die dem Thema angemessen sein kann oder auch nicht und die in ihrer Intensität unterschiedlich ausfallen kann. Sie lädt die Therapeutin oder den Therapeuten auch atmosphärisch in eine Beziehungsdynamik ein, die in der Gegenübertragung eine Stimmung erzeugt.

Die »depressive Gruppe« z. B., in der alles und jedes Mitglied schwer ist und jede Bearbeitung eines Themas doch eigentlich sinnlos erscheint, fordert die Therapeutin oder den Therapeuten heraus, nicht selbst in der Schwere zu versinken, sondern mit der Schwere in Richtung Hoffnung und Leichtigkeit zu arbeiten. Die »aggressive Gruppe« macht auch uns nach einer Weile aggressiv, die Sehnsucht nach Wohlwollen und liebevollem Einanderzuwenden wird nicht mehr gefühlt. Die »ängstliche Gruppe« erzeugt Angst. Das Gefühl für die eigene Sicherheit in der Welt und das Vertrauen in Menschen geht verloren. Nach und nach werden wir Interventionen wählen, die die Atmosphäre in eine andere, positivere und mutigere Richtung beeinflussen.

Wenn die Gruppe, aus welchen Gründen auch immer, in einer Stimmung und auf einem Erregungsniveau ist, die den bearbeiteten Themen nicht angemessen erscheint, sind wir wahrscheinlich damit beschäftigt, zu steuern. Die Steuerung geht über zwei Dimensionen: die Qualität der Stimmung – von schwer über ernst bis leicht und humorvoll – und den Energielevel der Atmosphäre von hoch und laut bis tief und leise.

Qualität: Leichtigkeit/Humor – Tiefung/Ernsthaftigkeit

Ob die Gruppe Beobachtungen oder Konflikte mit einer gewissen Leichtigkeit, eher tangential anspricht oder ob sie schnell zu einer Tiefung kommt, hängt von vielem ab – u. a. vom persönlichen Interventionsstil der Leitung. Beides kann Entwicklung fördern. Interventionen, die »auf leichten Füßen daherkommen« und vielleicht sogar auf dem »Kanal der Beiläufigkeit« (Schulz von Thun 2018), sind für die Gruppenmitglieder oft leichter akzeptierbar, bergen aber auch die Gefahr, überhört oder nicht so ernst genommen zu werden. Gemeinsames Lachen ist in der Gruppenarbeit ein wichtiges Element, das die Gruppe untereinander verbindet und die Gruppenkohäsion fördern kann, wohingegen Lachen über jemanden die Gefahr birgt, dass sich ein Gruppenmitglied abgelehnt oder beschämt fühlt. Die beiden folgenden Beispiele zeigen, wie die Atmosphäre über humorvolle Interventionen trotz ernsthafter Themen in Richtung Leichtigkeit gesteuert werden kann:

> Eine Teilnehmerin charakterisierte einen Mann, den sie gerade über eine Kontaktanzeige kennengelernt hatte, abwertend mit den Worten: »... und er trug sogar Socken in Sandalen!« Ich (SP) schaute daraufhin mit gespieltem Entsetzen auf meine Füße, die in Socken in Sandalen steckten ... Alle lachten und die betreffende Teilnehmerin beeilte sich zu versichern, dass sie mit dieser Bemerkung ja nicht die Therapeutin gemeint habe. – Hier wurde die Teilnehmerin auf humorvolle – und indirekte – Weise damit

konfrontiert, dass schnelle Urteile über einen Menschen zu überprüfen sind, da sie u. U. nur einen Teilaspekt des Gegenübers betreffen.

Ein anderes Beispiel:

Eine Teilnehmerin, die gerade ihr Ergotherapie-Studium begonnen hatte, gab einem anderen Gruppenmitglied, das über Albträume klagte, den Rat, sich doch einmal »in eine Beobachterposition zu versetzen«. Ich (SP) fragte sie daraufhin, ob sie damit selbst schon gute Erfahrungen gesammelt habe oder – in etwas scherzhaftem Ton –, ob sie das gerade im Studium gelernt habe. Die Patientin musste lachen und sagte, ja, im Studium gehe es gerade um die ergotherapeutische Behandlung von Traumapatient:innen und da sei das erwähnt worden. – Als auch die anderen lachten, hakte ich noch einmal nach und fragte die Patientin, ob sie sich durch meine Bemerkung eben angegriffen gefühlt habe. Die Patientin sagte nun, dass sie tatsächlich gerade sehr damit beschäftigt sei, ob sie hier auch mal etwas äußern dürfe, was ihr als Ergotherapiestudentin auffalle, oder müsse sie das zurückhalten? Die Frage wurde an die Gruppe gegeben. Die anderen fanden es unproblematisch, wenn sie ihre Erkenntnisse aus dem Studium hier einbringe, schlugen aber vor, sie solle doch dann dazusagen, dass sie das gerade gelernt habe.

Bei solcher Art humorvoller Bemerkungen muss die Verletzlichkeit der jeweiligen Adressat:innen beachtet werden, da im Gruppensetting noch eher als im Einzelkontakt das Gefühl entstehen kann, ausgelacht zu werden. Im zweiten Fallbeispiel war das nicht ganz auszuschließen und musste thematisiert werden. Jedoch hat die humorvolle Art der therapeutischen Intervention bei der Patientin einen Konfliktpunkt berührt, der die Patientin ohnehin beschäftigt hatte und den sie dadurch ansprechen konnte.

Im Beispiel unten geht die Steuerung in die andere Richtung: Verleugnende Fröhlichkeit wird in Richtung einer angemesseneren Ernsthaftigkeit gesteuert:

Eine junge Patientin, Leyla, trug oft durch lustige, pointierte Bemerkungen zur Erheiterung der Gruppe bei und brachte ihre eigenen Probleme so vor, dass allgemeines Gelächter die Folge war. Den Impuls mitzulachen, verspürte auch ich (SP), entschloss mich aber, ernst zu bleiben und die Patientin zu fragen, ob sie bereit sei, mal gemeinsam nachzuforschen, warum sie auch schwerwiegende Probleme in so lustiger Weise vortrage. Die Patientin wurde sofort sehr still, hatte Tränen in den Augen und sagte: »Anders könnte ich das, was in meiner Familie los ist, nicht ertragen!« Nachdem dieser Abwehrmechanismus, andere zum Lachen zu bringen, identifiziert war, konnte sie sich auf eine ernsthafte Bearbeitung ihrer vielfältigen Belastungen einlassen.

Energielevel: Erregungsniveau anregen oder beruhigen

Mit »Erregungsniveau« ist hier die Intensität der Gruppe gemeint, die »Temperatur«, mit der die Themen erörtert werden. In einer depressiven Phase der Gruppe wird der Energielevel niedrig sein, in einer konflikthaften Auseinandersetzungsphase eher hoch.

In vielen Fällen ist ein mittlerer bzw. ausgeglichener Energielevel günstig für die Weiterentwicklung unserer Patient:innen. Je nach eigenem (Gegenübertragungs-)Gefühl muss entschieden werden, ob eine Gruppe aufgrund des Energielevels arbeitsfähig ist, d.h. einerseits, ob sie sich zu energielos anfühlt, sodass sie in Lethargie zu versinken droht, oder ob sie andererseits so aufgeregt ist, dass kein tieferes Verstehen mehr möglich ist. In beiden Fällen gilt es, die Gründe dafür herauszufinden und der Gruppe darüber die Möglichkeit zu eröffnen, die »Betriebstemperatur« zu steuern. Manchmal reicht ein Innehalten oder eine Blitzlichtrunde, um den Gründen für die eine oder andere Polarität auf die Spur zu kommen.

Aber nicht immer lässt sich die Atmosphäre einfach aufklären und Atmosphären wirken ansteckend. Mit einigen im »Werkzeugkoffer« beschriebenen Techniken kann sowohl ein lähmender als auch ein zu aufgeregter Prozess gesteuert werden (Kap. 10).

Kurz vor dem Therapieabbruch eines hochaggressiven Gruppenmitglieds, das Beschuldigungen an die Adresse anderer Gruppenmitglieder gerichtet hatte, die es zu brauchen schien, um schuldfreier gehen zu können, war eine explosive Situation entstanden, in der alle Gruppenmitglieder – besonders das Mitglied, das dann die Gruppe verließ – heftige Gefühle entwickelt hatten. Es erschien mir (ML) dringend notwendig, den Energielevel zu senken, um gegenseitiges Verständnis und integrierteres Reagieren zu ermöglichen. Der Prozess musste verlangsamt werden.
Ich stoppte das »schimpfende« Mitglied und fragte die anderen, was sie gehört hatten (Wahrnehmung) und was es in ihnen bewirkte (Wirkung) im Sinne der inneren gefühlsmäßigen Reaktion. Alle Mitglieder beruhigten sich bei der Beantwortung der Frage. Nur das Mitglied, das die anderen aus Schuldabwehr angriff, konnte die Verlangsamung nur schwer ertragen. Hartnäckig und aggressiv bestand es auf seiner (verzerrten) Wahrnehmung. Erst als ich es direkt ansah und ansprach: »Was wünschen Sie sich von den anderen?« (Ansprechen eines primären Bedürfnisses) – also eine Frage stellte, die hinter den Widerstand, sich zu beruhigen, und hinter seine Abwehr zielte –, begann auch dieses Gruppenmitglied, sich zu beruhigen, und sagte: »Ich möchte gerne die Gruppe verlassen. Es ist für mich nicht mehr der richtige Ort. Aber es ist gut, hier gewesen zu sein. Und ich möchte, dass ihr das versteht (Wunsch).« Es konnte die Gruppe relativ ruhig verlassen. Die Mitglieder waren noch ein, zwei Sitzungen mit seinem Weggang beschäftigt und wendeten sich dann anderen Themen zu, wobei sein Name ab und zu noch fiel.

Ist die Energie überhitzt, ist es wichtig, sie zu verändern, da die Verletzungsgefahr sonst groß ist und Patient:innen sich in unkontrollierten Gefühlen verlieren können, die später zu Scham und Schuldgefühl führen. Verlangsamung und die Vorgabe einer Struktur sind die »Methoden der Wahl«, wenn der Energielevel gesenkt werden soll.

Die Möglichkeit, den Gruppenprozess atmosphärisch zu steuern, sollten wir in Situationen erwägen, wenn die vorherrschende Gestimmtheit und der vorhandene Energielevel der Gruppe einer förderlichen therapeutischen Arbeit entgegenstehen, wobei die beste Intervention darin besteht, gemeinsam herauszufinden, wieso das so ist.

9.4 Die drei Dimensionen des Gruppenleitens im Überblick

Mit der bewussten Fokussierung, den aufeinander aufbauenden therapeutischen Interventionen und der Steuerung des Gruppenprozesses lässt sich die Komplexität des Gruppengeschehens so ordnen und zum Teil auch reduzieren, dass Wege möglichen therapeutischen Vorgehens sichtbar werden, die wir als Leitung auswählen und verfolgen können. Im Schaubild auf der folgenden Seite sind die Dimensionen auf einen Blick zu sehen.

Im nächsten Kapitel stellen wir Methoden vor, die die therapeutischen Interventionen erweitern.

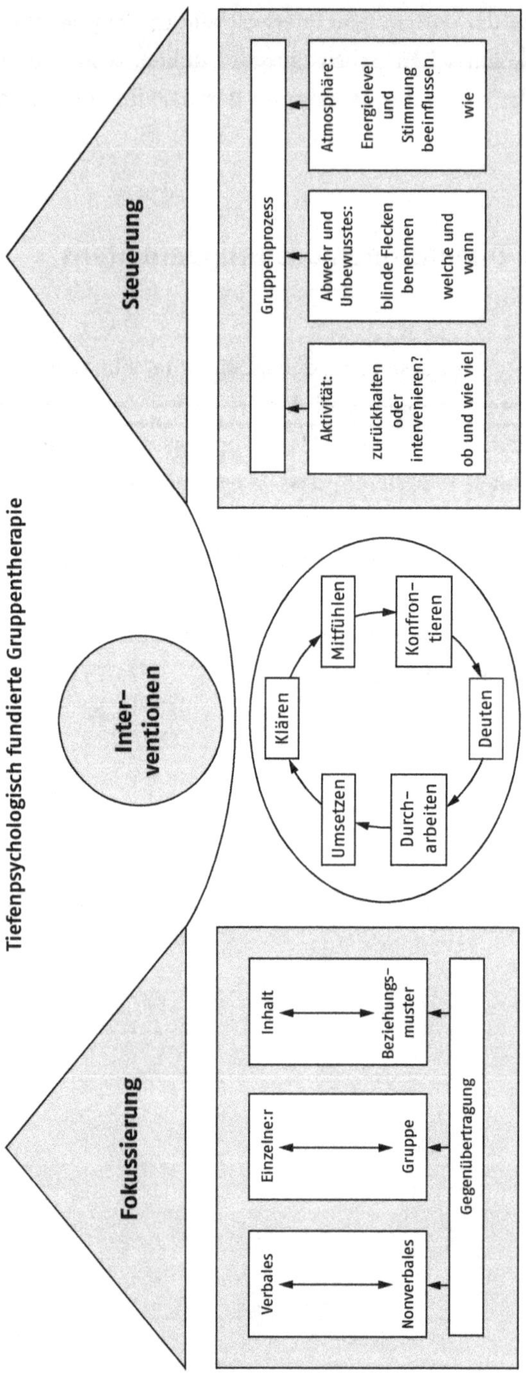

Abbildung 7: Die drei Dimensionen des Gruppenleitens

KAPITEL 10

Werkzeugkoffer

In unseren langjährigen Aus- und Fortbildungen haben wir unterschiedliche Möglichkeiten kennengelernt, die rein verbale therapeutische Arbeit durch Techniken, die wir im Rahmen anderer Therapieverfahren erlernt haben, zu unterstützen. Es gibt viele sehr wertvolle Übungen und Interventionen, die mit Gewinn im Rahmen und auf dem Boden eines psychodynamischen Verständnisses eingesetzt werden können, die die therapeutische Gruppenarbeit vertiefen und den Teilnehmenden wichtige Erkenntnisse vermitteln können. Die Psychoanalytikerin Eva Jaeggi und der Psychoanalytiker Volker Riegels schreiben zur Anwendung von erlebnisaktivierenden Techniken: »Unserer Meinung nach sind sie – mit Vorsicht angewendet – recht gut geeignet, eine tiefenpsychologisch fundierte Therapie dort weiter in Gang zu halten, wo sie zu stocken droht, wo die verbalen Möglichkeiten nicht ausreichen oder wo das ›Reden über …‹ Selbstzweck wird und nicht mehr im Erleben verankert werden kann« (Jaeggi & Riegels 2009, S. 113).

Ihr Buch mit den darin beschriebenen Techniken hat hier eine Tür geöffnet, um das, was in der tiefenpsychologischen Praxis und in Kliniken schon seit langem praktiziert wird, auf ein theoretisches Fundament zu stellen und die tiefenpsychologisch fundierte Psychotherapie als ein eigenständiges Verfahren zu etablieren. Wolfgang Wöller schreibt dazu: »Auch wenn der Einbezug von Methoden anderer Schulrichtungen oft als eklektizistisch kritisiert wurde, hat die therapeutische Praxis gezeigt, dass Patienten in der Lage sind, von integrativem therapeutischem Vorgehen zu profitieren« (2015, S. 10). Er führt dafür verschiedene Beispiele und Quellen aus dem englischsprachigen Raum an.

Alle diese Techniken sind wirkmächtig und wir raten dringend davon ab, sie anzuwenden, ohne sie unter professioneller Anleitung am eigenen Leib erfahren und sich mit den theoretischen Überlegungen auseinandergesetzt zu haben, wobei Jaeggi und Riegels den Einwand, dass man, um diese Techniken anzuwenden, in der jeweils ganzen Schulrichtung ausgebildet sein müsse, als »recht übertriebene Besorgnis« bezeichnen (2009, S. 114) und auf Fortbildungen hinweisen, in denen man lernen kann, mit diesen Techniken umzugehen.

Ein wesentlicher Gedanke bei der Anwendung erlebnisaktivierender Techniken in der Gruppe ist es, Aspekte des inneren Geschehens erleb- und spürbar, nach außen sichtbar und damit behandelbar zu machen. Zudem prägen sich Erfahrungen mit »Erlebnischarakter« stärker ein und können von den Beteiligten auch im Nachhinein besser abgerufen werden, da bei emotional besetzten Situationen die Kopplung von Amygdala (»Angstzentrale«) und Hippocampus (»Wächter der Erinnerung«) eine wichtige Rolle spielt.

Jedes der im Folgenden aufgeführten »Werkzeuge« sollte nur mit einer konkreten Zielsetzung und sparsam eingesetzt werden. Sonst besteht die Gefahr, als Gruppentherapeut:in in eine dauerhafte Alpha-Position zu geraten, unangenehme Gefühle, wie z. B. Unsicherheit, wie es weitergeht, agierend mit einer Methode zu beantworten und der Gruppe die Erfahrung eigener Selbstwirksamkeit zu nehmen.

Wenn wir uns im Nachhinein Protokolle von Gruppensitzungen durchlesen, so finden sich darin manche der beschriebenen Interventionen, z. B. die »Abschlussrunde« oder kurze psychoedukative Erklärungen, sehr regelmäßig. Andere, wie z. B. eine »Aufstellung« oder die »Arbeit mit dem leeren Stuhl«, setzen wir vielleicht alle paar Wochen oder noch viel seltener einmal ein.

Im Folgenden wird zunächst die zentrale Rolle des Körpers bei der Erlebnisaktivierung beschrieben und im Anschluss die Systematik einer Einzelarbeit in der Gruppe. Dann folgen Beschreibungen von Techniken, die wir beide – die Autorinnen – in unseren Gruppen verwenden. Wir haben unterschieden zwischen Techniken, die zur Vertiefung einer Einzelarbeit in der Gruppe eingesetzt werden können, und erlebnisaktivierenden Techniken, die die ganze Gruppe betreffen.

10.1 Die Rolle des Körpers bei der Erlebnisaktivierung

Bevor wir auf einzelne Techniken eingehen, ein wichtiges Thema vorweg: die Rolle des Körpers bei der Erlebnisaktivierung. Wir haben alle gelernt, unsere Gefühle über eine Regulierung unserer Atmung und muskuläre Anspannung unbewusst zu steuern, unangenehme Gefühle nicht zuzulassen oder zu spüren und auch positive Gefühle im unpassenden Moment nicht so stark wahrzunehmen, dass andere einen Ausdruck davon mitbekommen. Gefühle sind intim und privat, sie sollen in unserer Kultur von uns als Erwachsenen nicht primärprozesshaft, impulsiv und unkontrolliert geäußert werden. Die muskuläre Steuerung über Verspannungen ist die nachhaltigste, die wir kennen, da sie chronifizierte Muskelmuster entstehen lässt, die nicht in jeder Situation flexibel wieder aufgerufen werden müssen, sondern sich verfestigen und uns so Sicherheit geben, unsere Gefühle »im Griff« zu haben. Welche Gefühle genau und in welchen Situationen unterdrückt werden müssen und welche Gefühle erlaubt bzw. erwünscht sind, ist unter anderem abhängig vom jeweiligen Elternhaus, der Instanz, die Kultur früh vermittelt.

Bei vielen Patient:innen geht es darum, dass die unangemessen unterdrückten oder verleugneten Gefühle wieder ihren Raum bekommen dürfen, und dabei spielt der Körper eine wichtige Rolle als ein Weg, Gefühle wieder erlebbar zu machen. Am einfachsten ist das über eine bewusste Vertiefung der Atmung, verbunden mit der Einladung, den eigenen Körper achtsam wahrzunehmen. Je länger – z. B. bei Imaginationen (siehe Kap. 10.4.4) – die Phase ist, in der die Patient:innen sich nur auf Atmung und Körperwahrnehmung fokussieren können, desto intensiver wird die Erlebnistiefe. Für alle unten beschriebenen Techniken gilt: Achten Sie als Therapeut:in auf die Atmung der Patient:innen: Wenn die Atmung gestoppt wird, lohnt es sich zu fragen, was gerade gespürt wird. In der Regel können wir dann Patient:innen ermutigen, weiter tief und gleichmäßig zu atmen, während sie auf die unterschiedlichsten Arten (s.u.) die Möglichkeit bekommen, neue Erfahrungen zu machen. Denn meist halten wir – wenn etwas Neues und Unerwartetes kommt – die Luft an.

Im Gegensatz dazu müssen Patient:innen, die eine traumatisierende Erfahrung gemacht haben, Flashbacks erleben oder unter einer Panikattacke leiden, eher dazu angeleitet werden, ihre Atmung zu verlangsamen und die Aufmerksamkeit auf sicherheitsspendende Beobachtungen – oft zunächst außerhalb ihrer selbst – zu richten, um eine Überflutung durch angstauslösende Erfahrungen zu verringern und ihre Emotionen zu regulieren. In diesen Fällen geht es also explizit nicht primär darum, unterdrückte Emotionen deutlicher zu spüren, sondern darum, ein Übermaß an negativen Emotionen regulieren zu lernen.

Nicht nur die Atmung, auch die Körperhaltung ist wichtig. Wie Charlie Brown schon mit hängendem Kopf sagte: »Wenn du deprimiert bist, ist es ungeheuer wichtig, eine ganz bestimmte Haltung einzunehmen. Das Verkehrteste, was du tun kannst, ist aufrecht und mit erhobenem Kopf dazustehen, weil du dich dann sofort besser fühlst« (Schulz 1960). Ganz so einfach wird sich das »Besser-Fühlen« bei unseren Patient:innen nicht einstellen. Aber die Bewusstwerdung der eigenen Körperhaltung verändert schon die Haltung und das Gefühl zu sich selbst.

10.2 Das Vorgehen bei einer Einzelarbeit in der Gruppe

Ist der Fokus für eine Einzelarbeit in den Blick genommen – sei es, weil ein Mitglied sehr belastet ist[13], bei einem Thema über längere Zeit nicht voranzukommen scheint oder auch aus einem anderen Grund –, gibt die Leitung die Struktur vor. Mindestens drei verschiedene Formen sind nun denkbar:

13 Laut Hayne (1998) sind Einzelarbeiten in der Gruppe bzw. Arbeiten mit der ganzen Gruppe an den zugrunde liegenden Problemen einer belasteten Person desto eher notwendig, je geringer das Strukturniveau einer Person ist.

1. Die Bearbeitung erfolgt ähnlich wie in einer Einzeltherapie. Die Therapeutin bzw. der Therapeut leitet das vertiefende Gespräch mit dem betreffenden Gruppenmitglied anhand der im therapeutischen Vorgehen beschriebenen Interventionsschritte. Die Gruppe ist Zeuge und reagiert erst am Ende der Sequenz.
2. Die Therapeutin bzw. der Therapeut begleitet die Gruppe dabei, das geschilderte Problem anhand der Interventionsschritte nach und nach mit dem Gruppenmitglied zu bearbeiten.
3. Die Therapeutin bzw. der Therapeut bietet auf der Basis eines tiefenpsychologischen Verständnisses eine passende erlebnisaktivierende Methode an, die sie oder er – möglicherweise unter Beteiligung der Gruppenmitglieder – anleitet (s. u.).

Natürlich kann die Leitung 1, 2 und 3 kombinieren, die Gruppe miteinbeziehen, wo und wann es sinnvoll erscheint, bzw. selbst klärende Fragen oder Deutungen anbieten, wenn die Gruppe das (noch) nicht kann.

Für das Ineinandergreifen von Einzelarbeit in der Gruppe mit erlebnisaktivierender Methode und Einbezug der anderen Gruppenmitglieder hier ein Beispiel:

Mona äußert Unzufriedenheit mit sich selbst, weil sie ihre Abschlussarbeit in ihrem ungeliebten Studium noch immer nicht fertiggestellt habe (Problem von außerhalb). Derzeit habe sie starke Bauchschmerzen und komme deshalb zu nichts. Eigentlich fehle gar nicht mehr viel. Trotzdem schaffe sie es nicht, die restlichen Seiten abzuarbeiten. Jeder Satz werde zur Qual, zum unüberwindbaren Hindernis. Ich (SP) gebe zu bedenken, ob es vielleicht einen Anteil in ihr geben könnte, der gar nicht fertig werden wolle und die Arbeit deshalb unbewusst boykottiere (Konfrontation und Deutung). Mona hält das für möglich, aber ihr falle dazu nichts ein …

Die Frage nach möglichen Gründen für diese Selbstsabotage wird in die Runde gegeben (Gruppenintervention).

Eileen nennt die Angst vor dem Danach: Mona könne in ein Loch fallen, weil sie noch nicht wisse, wie es weitergehen solle. Sarah glaubt, Bewertungsangst könne dahinterstehen – die Angst, kritisiert zu werden, nicht zu genügen, vielleicht gar durchzufallen. Ich mache auf einen inneren Konflikt aufmerksam: Wenn Mona den Abschluss habe, könnten die Eltern von ihr fordern, etwas damit anzufangen, was sie ja nicht wolle, weil sie »das Eigene« noch suche (gemeinsame Suche nach Hintergründen/Deutungen). Mona äußert, alles treffe gewissermaßen zu …

Ich frage nun, ob sie mal etwas ausprobieren wolle (Experiment, Erlebnisaktivierung). Mona stimmt zögernd zu (Einzelarbeit in der Gruppe). Ich hole ein Wollknäuel, dessen Faden durch die Länge des Raums gelegt wird als Symbol für die Dauer der gesamten Abschlussarbeit, von Anfang bis Abgabe (Symbolisierung). Mona soll jetzt den Faden langsam abschreiten und spüren, was dabei in ihr vorgeht. Sie bleibt an verschiedenen Punkten stehen und äußert ihre Emotion an der jeweiligen Position. Kurz vor dem Ende des Wollfadens bleibt sie endgültig stehen. Das ist der Punkt, an dem sie jetzt sei. Zunächst beschreibt sie ihr Gefühl nur undifferenziert als »komisch«, auf Nachfrage benennt sie Ängstlichkeit: sowohl vor Nichtvollendung wie auch Vollendung der Arbeit (Einsicht in ein Dilemma)!

Jetzt schlage ich Mona vor, einmal probehalber den Schritt in die Zukunft, d.h. nach Abgabe der Abschlussarbeit, zu machen (Lösungsorientierung). Mona macht einen Schritt über das Ende des Fadens hinweg und schaut zurück: Vom Standpunkt der imaginierten Beendigung der Abschlussarbeit rückblickend auf den Weg fühle sie Erleichterung, aber auch Sorge/Angst. Ihr fehle das Vertrauen in sich selbst.

Ich frage jetzt nach möglichen Ressourcen, die ihr an diesem Punkt helfen könnten (Ressourcenaktivierung). Wieder scheint ihr wenig einzufallen und die Gruppe überlegt für Mona (Gruppenintervention: positive Fähigkeiten sammeln/Feedback). Als erster Vorschlag taucht auf: »Du kannst durchhalten.« Eileen steuert bei: »Du bist kreativ.« Natalie: »Du bist lernfähig.« Sarah: »Du bist begabt« und »Du bist mutig« (z.B. Anleitung eines Origami-Kurses, ohne vorher je diese Falttechnik ausprobiert zu haben). Ich fasse zusammen: »Sie sind auf dem Weg, das Eigene zu suchen und Sie haben offenbar eine Menge Fähigkeiten, die Ihnen dabei helfen können.« Ich bitte Mona, die positiven Feedbacks aufzuschreiben, um sie nicht wieder zu vergessen (Einzelintervention/Übertragung in den Alltag). Mona schreibt auf und äußert, sie denke selbst nicht in dieser positiven Weise über sich, könne das Gesagte kaum glauben bzw. einfach so annehmen, merke aber, dass sie sich dennoch darüber freue und Kraft daraus schöpfen könne. Zwei Wochen später hatte sie die Abschlussarbeit fertiggestellt und abgegeben.

Im Beispiel wird das Thema eines Gruppenmitglieds in einer Einzelarbeit vor der Gruppe vertieft, über den Wollfaden wird die aktuelle Blockade durch die Betrachtung in der Zeit relativiert, es wird eine »Timeline« (vgl. Kap. 10.3.7) mit einer Vergangenheit bewältigter Probleme und einer Zukunft, in der die jetzige Blockade gelöst ist, sichtbar gemacht. Der zuvor versperrte Möglichkeitsraum, das Studium zu beenden, wird wieder geöffnet.

Prinzipiell kann man davon ausgehen, dass die Gruppe bei jeder Einzelarbeit emotional mitgeht und alle Gruppenmitglieder profitieren, auch wenn sie selbst nicht direkt beteiligt sind. Im Anschluss ist die Einbeziehung der Gruppenmitglieder wichtig. In der Regel wird gefragt: »Was hat diese Arbeit bei den anderen ausgelöst?« Oder: »Wie geht es Ihnen damit?« Diese Aufforderung an die Gruppe, ihre Emotionen mitzuteilen, bildet den Übergang von der Einzel- zurück zur Gruppenarbeit.

Dabei kann der Fokus der anschließenden Gruppenarbeit durch die Art der therapeutischen Frage an die Gruppe gesteuert werden, indem z. B., wie gerade erwähnt,

a) nach der individuellen emotionalen Resonanz (Sharing) der Gruppe gefragt wird, was im Allgemeinen das gerade Erlebte vertieft und die Gruppenkohäsion stärkt.
b) Auch die Frage nach ähnlichen Erfahrungen der anderen Gruppenteilnehmer:innen (»Universalität des Leidens«) zielt in diese Richtung, indem man z. B. fragt: »Kennen andere von Ihnen das auch?«, »Hat jemand von Ihnen schon einmal Ähnliches erlebt?«.

c) In manchen Situationen mag es dagegen sinnvoll erscheinen, alternative Erfahrungen der Gruppenteilnehmer:innen zu sammeln, indem man den Fokus der Frage entsprechend wählt: »Gibt es hier jemanden, der da ganz andere Erfahrungen gemacht hat?«
d) Entsteht während der Einzelarbeit der Eindruck, dass die Protagonistin oder der Protagonist zu einer recht einseitigen Betrachtungs- oder Handlungsweise neigt, so kann dies ein Grund sein, die Gruppe zu Feedback aufzufordern, also zu einer Rückmeldung an das betreffende Gruppenmitglied, die auch kritisch sein kann. Dabei ist zu empfehlen, dass die Person, die gerade die Einzelarbeit gemacht hat, zuvor gefragt wird, ob sie zum gegenwärtigen Zeitpunkt eine Rückmeldung haben möchte, denn gerade bei emotional berührenden Einzelarbeiten können etwaige kritische Rückmeldungen gar nicht aufgenommen oder als verletzend empfunden werden.

Wird ein Feedback gegeben, so müssen wir als Gruppenleiterinnen entscheiden, ob wir dabei grundsätzlich auf bestimmte Feedback-Regeln hinweisen wollen (vgl. unten) oder aber den Prozess laufen lassen und gegebenenfalls den oder die Feedback-Geberin auf unempathisch-verletzende Formulierungen ansprechen und mit eigenen Anteilen konfrontieren.

e) Da es bei Einzelarbeiten in der Gruppe oft um den Wunsch geht, ein Problem zu lösen, kann eine Intervention an die Gruppe auch darin bestehen, dass nach Lösungsvorschlägen aus dem Kreis der Teilnehmenden gefragt wird im Sinne einer Rat-und-Tat-Runde: »Wie würden Sie sich in dieser Situation verhalten?« Oder: »Was würden Sie der Patientin oder dem Patienten raten?« Oder: »Haben Sie eine Idee, was ›man‹ da anders machen könnte?«

Anschließend sollte die Protagonistin bzw. der Protagonist gefragt werden, welcher Lösungsvorschlag sie bzw. ihn am meisten angesprochen hat. Diese Möglichkeit verweist auf zwei Wirkfaktoren von Yalom, nämlich »Mitteilen von Informationen« und »Altruismus«, die sowohl für die betroffene Person hilfreich sein können, aber auch bei der oder dem Ideengebenden das Gefühl bestärkt, für andere eine Hilfe sein zu können.

10.3 Erlebnisaktivierende Techniken zu Einzelarbeiten in der Gruppe

Wirksame Techniken haben oft viele »Väter und Mütter«. Sie werden in verschiedenen Therapierichtungen voneinander übernommen, verändert, mit anderen Begriffen versehen und angewandt. Der leere Stuhl, das Rollenspiel, Aufstellungen und der Dialog innerer Anteile sind in der Gestalttherapie und im Psychodrama beheimatet und werden auch von tiefenpsychologisch arbeitenden Kolleg:innen angewandt. Achtsamkeits- und Aggressionsübungen wurden in körperorientierten Richtungen und auch in der Gestalttherapie entwickelt, die Timeline-Arbeit wurde ursprünglich in der Hypnotherapie angewendet.

Viele der Techniken dienen der Erlebnisaktivierung und somit einer Intensivierung von Emotionen durch den direkten Kontakt mit einer Problemstellung und den darin verwobenen (internalisierten) Personen. Die emotionale Darstellung einer Situation lässt uns Verhalten anders verstehen als eine rein kognitive Betrachtung und ermöglicht andere Lösungen.

Diese Erlebnisaktivierung wird, wie oben bereits kurz benannt, u.a. dadurch erreicht, dass eine Problemstellung von innen nach außen transportiert – also externalisiert – wird, wobei der betreffende Patient bzw. die Patientin eingeladen und dabei unterstützt wird, sich emotional auf einen direkten, außen sichtbaren Kontakt mit dem Problem einzulassen.

Eine Einzelarbeit im Rahmen der TP-Gruppe sollte maximal 35 bis 40 Minuten, also weniger als die halbe Gruppenzeit, dauern. Die Gruppe braucht vorher einen Raum, sich als Gruppe zu fühlen und eine Entscheidung zu treffen, ob ein einzelnes und, wenn ja, wessen Thema in den Mittelpunkt kommen soll. Nach der Bearbeitung muss für alle Zeit sein, auf das Erlebte zu reagieren, sowohl Feedback als auch ein Sharing zu formulieren. Die Einzelarbeit wird durch die

Gruppe flankiert und gehalten. Alle fühlen und denken mit, sie ermöglichen und tragen das in der Einzelarbeit Erarbeitete und behalten es – im Sinne der Foulkes'schen Matrix (vgl. Kap. 2.2.2) – im Gruppengedächtnis.

10.3.1 Die Arbeit mit dem leeren Stuhl

Die »Arbeit mit dem leeren Stuhl« ist eine Technik aus der Gestalttherapie. Sie ist ausführlich bei Manuela Walcher (2014) beschrieben. Sie kann in verschiedener Weise eingesetzt werden, z. B. wenn eine Patientin oder ein Patient einen Konflikt mit einer anderen Person und wenig Kontakt zu den eigenen Emotionen hat oder sie abwehren muss, dabei aber stabil genug erscheint, sich diesen Gefühlen auszusetzen. Auch bei Problemen, sich in das Gegenüber einzufühlen, kann ein Rollenwechsel auf den leeren Stuhl einen Perspektivwechsel bewirken und zu einer Neubeurteilung der Situation führen.

In der Mitte der Gruppe oder an deren Rand werden zwei einander zugewandte Stühle aufgestellt. Die Patientin oder der Patient bestimmt den Abstand und nimmt auf einem der Stühle Platz. Die Person, mit der das jeweilige Gruppenmitglied ein Problem hat, wird nun imaginativ auf den leeren Stuhl gesetzt und das Gruppenmitglied wird ermutigt, das imaginäre Gegenüber direkt anzusprechen. Fällt die Imagination schwer, kann die Patientin oder der Patient sich zunächst hinter den gegenüberliegenden Stuhl stellen und die Konfliktpartnerin oder den -partner vorstellen. »Hier sitzt … und ist …« Die anderen Gruppenmitglieder bekommen dadurch manchmal noch wichtige zusätzliche Informationen. Fällt der Anfang dann immer noch schwer, kann die Therapeutin oder der Therapeut einhelfen, z. B. mit dem Satz: »(Name) – ich möchte etwas mit dir besprechen …« oder: »Was mir dir gegenüber schon länger auf der Seele liegt, ist …«.

Es sollte dabei darauf geachtet werden, dass die Patientin oder der Patient den Atem nicht anhält und sich erlaubt zu fühlen, was er oder sie in der jeweiligen Rolle sagt. Ist zunächst »alles gesagt«, wird die betreffende Person gebeten, den Platz zu wechseln und nun die Rolle des Gegenübers einzunehmen, indem sie sich in das Gegenüber einfühlt, dessen Körperhaltung und vielleicht auch die Sprechweise – ohne lächerliche Übertreibung – imitiert und auf das Gehörte antwortet. Zur Intensivierung des Gefühls im Dialog kann die Kernaussage des gerade Geäußerten von der Therapeutin oder dem Therapeuten wiederholt werden. Dieser Dialog, verbunden mit den jeweiligen Platzwechseln, wird mehrfach wiederholt, bis sich eine Klärung ergibt oder keine neuen Aspekte mehr auftauchen.

Das direkte Ansprechen eines Gegenübers auf dem »leeren Stuhl« bewirkt regelmäßig eine Affektaktualisierung. Es wird nicht über jemanden, sondern *mit* jemandem gesprochen. Die Gefühle, die in der Realität bei einem solchen Dialog entstehen würden, können sich im geschützten Raum der Therapiegruppe frei entfalten, abgewehrte Gefühle können ausgedrückt und integriert werden. Das Ziel ist nicht soziale Verträglichkeit, sondern ein besserer Zugang zu den eigenen Gefühlen bzw. zu den Gefühlen eines Gegenübers. Die Gruppenmitglieder fungieren dabei als Beobachter:innen und Unterstützer:innen, die diese Szene miterleben und bezeugen.

Bei dieser Übung geht es explizit nicht darum, ein geplantes *reales* Gespräch zu üben. Die Patientin oder der Patient wird stattdessen ermutigt, unterdrückte Emotionen auszusprechen und an das Gegenüber zu adressieren, was häufig zu einer emotionalen Katharsis (auch das einer der therapeutischen Faktoren von Yalom) führt.

Der mit dieser Übung verbundene Perspektivwechsel ist oft eine Herausforderung. Durch ihn wird das Einfühlungsvermögen in die Situation und die Emotionen eines anderen ermöglicht; die Mentalisierungsfähigkeit wird gestärkt. Diese Technik setzt den Willen und eine gewisse Fähigkeit des Patienten bzw. der Patientin zur Identifikation mit der Situation eines Gegenübers voraus.

Das Durchleben eines Affekts in allen Rollen ermöglicht eine korrigierende emotionale Erfahrung, das Gefühl von Kontrolle und erweiterte, neue Handlungsmöglichkeiten. Die Gruppe ihrerseits kann unmittelbar mitfühlen, indem sie sich sowohl mit dem betreffenden Gruppenmitglied als auch mit der Rolle des Gegenübers identifiziert.

Entstehen starke Affekte, ist es oft hilfreich zu fragen, wer auf dem anderen Stuhl *noch* sitzen könnte bzw. an wen die Protagonistin oder der Protagonist sich erinnert fühlt – also die Frage nach der Übertragungsfigur. Wird diese Frage beantwortet, wird zunächst mit der Übertragungsfigur (Vater, Mutter, Schwester, Lehrerin …) weitergearbeitet. Die bekommt einen eigenen Platz zugewiesen und der Dialog wird mit ihr geführt. Wenn dort »alles gesagt« ist, geht es weiter mit dem aktuellen Gegenüber. Um die Übertragungsaspekte zu mildern, kann die Protagonistin oder der Protagonist aufgefordert werden, drei Aspekte zu finden, die bei dem aktuellen Gegenüber wirklich anders sind als bei der Übertragungsfigur. Die Arbeit endet im Dialog mit der imaginierten aktuellen Person.

Eine andere Möglichkeit, wenn der Prozess stockt, wäre, die Gruppenmitglieder zu ermutigen, kurz den Platz der Protagonistin oder des Protagonisten einzunehmen und stellvertretend der Dialogpartnerin oder dem Dialogpartner emotional zu antworten.

In einer meiner Gruppen (ML) schilderte ein Patient eine belastende Situation am Arbeitsplatz (vgl. auch das Beispiel in Kap. 8.5): Seine Kollegin sollte ihm das eingeführte IT-Programm erklären, ließ sich aber in der dafür festgelegten Zeit ständig von hereinkommenden Mitarbeiter:innen unterbrechen und beantwortete deren Fragen. Angewiesen auf den Goodwill der Kollegin traute sich der Patient nicht, sie zu kritisieren, konnte sich aber ob der Störungen nicht konzentrieren.
In einem Stuhldialog wurde die Kollegin beim Platzwechsel von dem Patienten freundlich dargestellt, ja sogar überfürsorglich den Mitarbeiter:innen gegenüber. Zurück auf seinem Platz gelang es dem Patienten dann gar nicht mehr, sein Bedürfnis nach Ungestörtheit anzubringen und auch nicht die Kritik an der Kollegin, geschweige denn im Sinne einer Katharsis seine aufgestaute Wut. Er war völlig blockiert und auf die Frage, was gerade los sei, sagte er: »Die Kollegin ist einfach so nett! Ich fühle mich schuldig, wenn ich etwas verlange, was sie von sich aus nicht anbietet.« Intuitiv bat ich jetzt alle Gruppenteilnehmer:innen nacheinander auf den Platz des Patienten. Jedes Gruppenmitglied sollte anstelle des Patienten der Kollegin sagen, was zu sagen war. Bittend, schimpfend, aggressiv, verständnisvoll – es entstand ein

Reigen von emotionalen Ansprachen. Und der Patient spürte in der Beobachterrolle seine Angst, abgelehnt und verlassen zu werden, wenn er zeigen würde, was er fühlt. Der letzte Patient, der »die Kollegin« adressierte, sagte: »Du, ich wünsche mir von dir, dass wir nächste Woche zu unserem 15.00-Uhr-Termin ein Schild an die Tür hängen: Bitte nicht stören bis 16.00 Uhr!« Der Patient war emotional mit allen mitgegangen, hatte sich sehr verstanden gefühlt und war nun begeistert von dem sachlichen Vorschlag, sich die Ungestörtheit zu organisieren. Das traute er sich zu, der Kollegin vorzuschlagen. Und: Es machte den Eindruck, als seien die Schritte vorher, seine eigene gespürte Blockade und die emotionalen Ansprachen der anderen eine wichtige Vorbereitung für die sachliche »Lösung« seiner Belastung gewesen.

Die Technik mit dem leeren Stuhl ist bei allen Problemen, die auf interaktionellen Konflikten beruhen, gut einsetzbar. Das gilt für aktuelle Konflikte, aber auch für konflikthafte Konstellationen in der Vergangenheit.

Sie lässt sich auch bei inneren Konflikten einer Person sehr gut anwenden (siehe Kap. 10.3.1.):

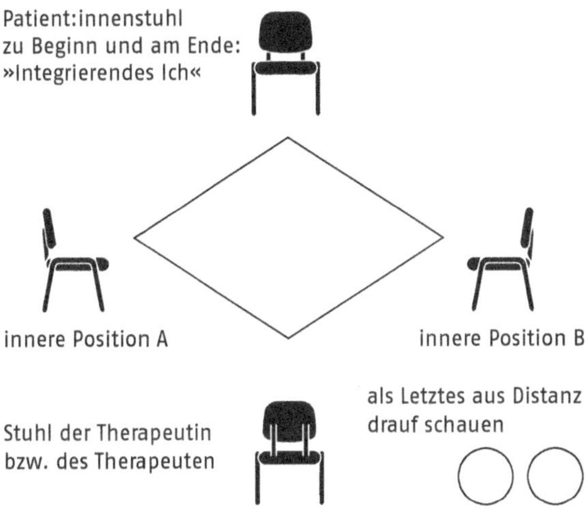

Abbildung 8: Arbeit mit dem leeren Stuhl

Dazu werden vier Stühle in der Mitte der Gruppe im Quadrat aufgestellt: die eine innere Seite des Konfliktes, die andere innere Seite gegenüber, im rechten Winkel und auch gegenüber ein Stuhl für das »Integrierende Ich« und ein Stuhl für die Therapeutin oder den Therapeuten. Begonnen wird auf dem Stuhl des »Integrierenden Ichs«, das die beiden streitenden Seiten vorstellt. Dann wird wie oben ein Dialog zwischen den Streitenden geführt, bei dem Gefühle und Gedanken Platz haben – manchmal ist es ja auch der Konflikt zwischen Bauch und Kopf, also zwischen Gefühl und Vernunft, Es und Über-Ich.

Am Ende geht die Patientin oder der Patient wieder auf den Stuhl des »Integrierenden Ichs« und fasst zusammen, was verstanden wurde, und trifft eventuell eine Entscheidung. Das ist nicht in jedem Fall möglich oder wünschenswert, weil die inneren Prozesse nach einer solchen Arbeit noch weiterlaufen. Fällt die integrierende Position schwer, kann eine etwas entfernte außenstehende Position mit dem Akteur oder der Akteurin eingenommen werden, z.B. im Stehen zwei bis drei Meter vom Geschehen entfernt, mit Fragen wie: »Wenn Sie jetzt auf die Szene schauen, was fällt Ihnen auf?« Oder: »Was müsste geschehen, damit sich die Anteile beruhigen und einigen können?« Das Ziel ist eine Integration der Anteile/Seiten zu einer stimmigen Lösung, in der sich alle Teile wiederfinden können. Dabei kommen oft unvorhersehbare, kreative Lösungen heraus.

Als Therapeut:innen versuchen wir, den Konflikt möglichst in einem einfachen Gegensatz zu beschreiben, wie die Konflikte der OPD[14] (Cierpka et al. 2014) oder auch Bauch oder Kopf, Genuss oder Vernunft, Lust oder Pflicht, Freiheit oder Gehorsam, Jetzt oder Später etc. Wenn an dieser Stelle eine einfache, berührende, stimmige Beschreibung gefunden wird, wirkt das wie ein »Anker« und die Arbeit wird besser behalten.

Bei traumatisierten Menschen kann eine Stuhlarbeit eher kontraindiziert sein. Auf keinen Fall darf ein Rollentausch mit dem Täter stattfinden, da er die Gefahr der Überflutung durch stark negativ besetzte Gefühle wie Angst, Ekel, Aggressivität birgt. Auch für

14 Operationalisierte Psychodynamische Diagnostik

strukturell schwer gestörte Patient:innen kann Rollentausch eine Überforderung sein.

10.3.2 Rollenspiele

Rollenspiele werden seit langem in der Pädagogik genutzt. In der Gruppentherapie können sie folgendermaßen sinnvoll eingesetzt werden: Eine von einem Gruppenmitglied beschriebene problematische Szene wird von der Gruppe nachgespielt oder neu gestaltet. Der Patient oder die Patientin hat zuvor einige Basisinformationen zu den in der Szene vorkommenden Rollen gegeben. Die Gruppenleitung entscheidet gemeinsam mit dem Patienten oder der Patientin, ob er oder sie die in der Szene vorkommenden Rollen nach eigenem Gefühl verteilt oder aber die Anwesenden bittet, sich selbst den Rollen zuzuordnen. Der oder die Betreffende kann dann selbst am Rollenspiel teilnehmen oder sich die sich entwickelnde Szene als Zuschauer:in von außen betrachten.

Techniken, die im Rollenspiel eingesetzt werden, sind unter anderem:

- »Rollentausch«, bei dem die Protagonistin oder der Protagonist die Rolle der Person in der Gegenrolle übernimmt, indem sie oder er sich in deren Gefühle und Handlungsweisen hineinversetzt und entsprechend handelt.
- »Doppeln«, bei dem ein Gruppenmitglied als »Hilfs-Ich« agiert, indem es sich hinter die Protagonistin oder den Protagonisten stellt und sie oder ihn beim Verbalisieren von Gefühlen unterstützt.
- »Spiegeln«, bei dem ein anderes Gruppenmitglied die Rolle der Protagonistin oder des Protagonisten übernimmt, indem es deren oder dessen Verhalten nachspielt und ihr oder ihm dadurch eine Außensicht ermöglicht. Diese Technik kann als konfrontativ empfunden werden.
- »Beiseitesprechen« von inneren Impulsen, Gefühlen und Empfindungen, die verbal nicht geäußert werden.

Neben der wertvollen Erfahrung, die problematisch erlebte Situation anderen darzustellen, deren Feedbacks einzuholen und Lösungsansätze durchzuspielen, liegt ein wesentlicher Gewinn beim Einsatz in der Gruppentherapie im Aufschlüsseln der Übertragungen, die mit den im Spiel vorkommenden Rollen verbunden sind. Diese können über die Gefühle der Mitspieler:innen entdeckt werden oder über Fragen an den Protagonisten, wie: »Woher kennen Sie diese Konstellation?« Oder: »Sprechen Sie gerade mit Mutter, Vater, Geschwistern«? Wenn ja, wird deutlich, dass durch die Übertragung nicht nur das Erleben, sondern auch das mögliche Reagieren eingeengt ist auf die alte wiederholte Geschichte. Ist die Übertragung erkannt, kann an einem neuen Verstehen der Situation und neuen Reaktionsmöglichkeiten gearbeitet werden. Häufig werden eigene Verhaltensanteile zur Aufrechterhaltung der Situation sichtbar und die Gruppenmitglieder können mit unverstellterem Blick ein Feedback zu Alternativen geben.

Die Spieler:innen werden am Ende aus den Rollen entlassen, d. h., es wird explizit gesagt, dass das Spiel vorbei ist und jede und jeder die Rolle verlässt. Die Spieler:innen können sich auch körperlich schütteln, um die Rolle wieder loszuwerden. Es folgt ein Sharing.

10.3.3 Psychodramatische Aufstellungen

Eine ausführliche Einführung in die psychodramatische Aufstellungsarbeit findet sich bei Kern und Stadler (2010). Anders als beim Rollenspiel geht es bei einer psychodramatischen Aufstellung nicht um das Spielen von Szenen, sondern um die Darstellung von Systemen bzw. Beziehungsgeflechten. Aufgestellt werden können Familienkonstellationen, Beziehungen im Freundeskreis oder am Arbeitsplatz. Auch innere Anteile und ihre Beziehungen untereinander können Ziel einer Aufstellungsarbeit sein.

Zunächst wird im Dialog mit dem betreffenden Gruppenmitglied festgelegt, was genau aufgestellt werden soll. Je nach Situation wählt das Gruppenmitglied dann einen anderen Teilnehmer oder eine Teilnehmerin aus, der oder die das jeweilige Familienmitglied oder die Person, um die es geht, verkörpern soll. Oder die Gruppe wird gefragt, wer die jeweilige Rolle übernehmen möchte. Außer realen Personen können auch Gefühle, (z. B. »Angst«, »Wut«) oder Dinge/Gegebenheiten wie z. B. »das Geld«, »die Moral« oder »der Tod« personifiziert werden. Das Gruppenmitglied, dessen Beziehungsgeflecht aufgestellt wird, weist jeder Mitspielerin bzw. jedem Mitspieler einen Platz und eine Körperhaltung zu und gibt ihr oder ihm einen typischen Satz, der zu der dargestellten Person oder Gegebenheit passt.

Die Mitspielenden versetzen sich nun in ihre Rolle hinein, indem sie die entsprechende Körperhaltung einnehmen und den Satz sagen, der ihnen von der Protagonistin gegeben wurde. Die Therapeutin oder der Therapeut geht zu den einzelnen Mitspielenden und interviewt sie bezüglich ihrer Gefühle in der jeweiligen Rolle. Es kann nun gefragt werden, welchem Impuls die Mitspielenden aus der Rolle heraus gern folgen würden, woraus sich ein neues Bild entwickelt und andere Gefühle entstehen, die wiederum von der Therapeutin oder dem Therapeuten im »Interview« erfragt werden.

Auch psychodramatische Aufstellungen dienen dazu, dem jeweiligen Gruppenmitglied, um dessen Problem es sich vordergründig handelt, Übertragungen bewusst zu machen und neue Perspektiven und Handlungsmöglichkeiten zu eröffnen. Oft wird Erstaunen geäußert, dass das Nachspielen von Szenen bzw. Nachstellen eines Systems durch fremde Personen einen solch starken Realitätscharakter annimmt bzw. dass durch die Identifikation der Mitspielenden oft auch stimmige Gefühle oder Inhalte zum Vorschein kommen, die die Patientin oder der Patient selbst gar nicht geäußert hatte.

In der Gruppe sollte im Anschluss an eine Einzelarbeit immer eine Sharing-Runde stattfinden, in der die Gruppenmitglieder dann über ihre Rolle im Spiel und ihre Identifikation mit der Rolle reflektieren und aus ihr entlassen werden.

(SP) Lina, eine junge Patientin, spricht in der Gruppe über eine sehr belastende Situation in ihrem Freundeskreis: Nach einem heftigen Streit auf einem großen Geburtstagsfest in Berlin hätten sich dort zwei gegnerische Lager gebildet. Zwei dunkelhäutige Freundinnen von ihr fühlten sich von der Partnerin des Gastgebers rassistisch beleidigt. Die beiden hätten dann ihrerseits mit heftigen Attacken in den sozialen Medien reagiert und von der Patientin verlangt, sich ihnen anzuschließen. Das Ganze sei immer weiter eskaliert. Jetzt hätten sie sich an eine Antidiskriminierungsstelle gewandt. Die Patientin solle dort als Zeugin über die Ereignisse auf dem Fest aussagen und werde nun insbesondere von Seiten dieser beiden Freundinnen mit Drohungen unter Druck gesetzt, eine einseitige Aussage zu machen, die sie gar nicht für wahr halte. Sonst werde man sie im Internet als »Rassistin« outen. Auch vom Gastgeber geht erheblicher Druck aus: Seiner Freundin gehe es aufgrund des entstandenen Drucks furchtbar schlecht und er erwarte, dass die Patientin sich auf ihre Seite stelle.

Ich schlage der Protagonistin vor, in einer Aufstellung ihre Verstrickung zu symbolisieren. Vier Gruppenmitglieder stellen sich für die Rollen der gegnerischen Parteien zur Verfügung, die Patientin gibt ihnen jeweils einen typischen Satz und weist ihnen ihre Positionen an gegenüberliegenden Seiten des Raumes zu (zwei auf einer Seite – zwei auf der anderen). Ich hole jetzt ein Seil zu Hilfe, schlinge es einmal um die in der Mitte stehende Patientin herum und gebe die Enden des Seils den gegnerischen Parteien in die Hand, die daran ziehen. Die »Gegner:innen« sprechen jeweils ihren vorgegebenen Satz (»Wenn du nicht aussagst, was ich von dir erwarte, werde ich dich im Internet als Rassistin outen!« bzw. »Du bist ein für alle Mal für mich gestorben, wenn du dich nicht auf unsere Seite stellst!«). Die Protagonistin fühlt sich sichtlich unwohl. Auf die Frage, ob sie einen Impuls hat, dem sie folgen möchte, fällt ihr nichts ein. Obwohl das Seil nur leicht um sie geschlungen ist, scheint ihr ein Ausstieg nicht möglich.

Auf die Frage, was sie sich wünscht, um sich aus ihrem Dilemma zu lösen, sagt sie: »Ich möchte die Wahrheit sagen!« Daher schlage ich ihr vor, »die Wahrheit« mit aufzustellen, und frage die Protagonistin, wo diese stehen soll. Die Protagonistin möchte »die Wahrheit« ganz dicht in ihrer Nähe haben. Ein weiteres Gruppenmitglied stimmt zu, »die Wahrheit« zu verkörpern,

stellt sich an ihre Seite und legt der Protagonistin die Hand auf den Rücken. Diese fühlt sich dadurch unterstützt und erleichtert, obwohl ihr klar ist, dass das Problem dadurch noch nicht gelöst ist. Im weiteren Verlauf gelingt es ihr, aus der Umschlingung auszusteigen.
Nachdem alle Beteiligten aus ihren Rollen »entlassen« wurden und sich wieder auf ihre Plätze gesetzt haben, folgt ein »Sharing« in der Gruppe. Dabei wird deutlich, dass die Patientin auch in ihrer Familie ähnlich gelagerte Loyalitätskonflikte kennt, aus denen sie sich bislang nicht gut lösen konnte. Mehrere Gruppenmitglieder sind emotional stark mitgegangen und berichten ihrerseits von belastenden Loyalitätskonflikten oder großen Ängsten, in den sozialen Medien angeprangert zu werden.

10.3.4 Aufstellungen von Systemen mit Figuren

Wird in der Gruppe von einem System berichtet – Familie, Team, Abteilung etc. –, kann die Therapeutin oder der Therapeut das System auf einem Tisch in der Mitte der Gruppe mit Figuren (aller Art) aufstellen lassen. Das erleichtert das Zuhören und Vorstellen der verschiedenen Rollen und Positionen.

Die Gruppe kannte das Thema des Patienten schon: Ärger auf die Kollegin, den er nicht ansprechen konnte. Er erzählte von seinem Team und den einzelnen Mitgliedern. Ich (ML) holte ein kleines Tischchen und Holzfiguren – einfach gedrechselte, gesichtslose Figuren – und bat den Patienten, das Team aufzustellen und uns zu erzählen, wer wer ist: eine Neue, die sich noch zurückhält, eine, die sich häufiger plötzlich ins Home-Office abmeldet und dann nicht mehr erreichbar ist – die Kund:innen müssen dann von den verbliebenen Kolleginnen bedient werden –, eine Leiterin des Teams als »gute Mutter«, die keine Konflikte will, und der Patient, der als Figur zwischen Leitung und Home-Office-Kollegin steht und der so genervt ist von der Kollegin, die keine klaren Absprachen trifft und sich heimlich und unlauter Freizeit verschafft, indem sie den anderen ihre Arbeit hinterlässt.

»Wenn ich ihr meine Wut zeige, weint sie. Ich fühle mich schlecht und die Teamleiterin tröstet sie. Ich bin dann der Doofe.« Nachdem die Gruppe geklärt, mitgefühlt, sich auch geärgert und den Patienten konfrontiert und ermutigt hat, doch seine Wut zu zeigen, benannte ich seine Rolle im System: »Da übernehmen Sie etwas für das ganze Team und Sie wissen ja: Der Überbringer schlechter Nachrichten wird geköpft! Kennen Sie die Rolle irgendwoher?« Der Patient war zunächst verdutzt, konnte dann sehr viel mit der Rolle anfangen. Er war in der Schule derjenige, der Ungerechtigkeiten aufdeckte und dagegen kämpfte – selten offen Recht bekam und häufig Nachteile einstecken musste. Und ja, er hatte sich oft um seine acht Jahre jüngeren Zwillingsschwestern gekümmert, wenn die Mutter mal wieder nicht konnte. Ich fragte: »Und wer nimmt in Ihrem Team gerade seine Rolle und Verantwortung nicht wahr?« Antwort: die Teamleitung.

Ich bat ihn, seine eigene Holzfigur zur Seite zu stellen, sodass »die Leiterin« die Kollegin sehen konnte und der Patient aus der ihm bekannten Rolle entlassen war. Die Gruppe erarbeitete mit ihm, dass er seine Teamleitung ansprechen und um Hilfe bitten sollte – eine Vorstellung, die der Mutter gegenüber unvorstellbar war. Es sollte darum gehen, eine Dienstanweisung für den Umgang mit Home-Office im Team zu erstellen, die Klarheit darüber bringt, wer das wann und mit welchen Vorgaben machen kann und wie die Arbeit dann verteilt wird. Der Patient war sehr erstaunt über diese mögliche systemische Lösung, die ohne den befürchteten Konflikt das Problem lösen könnte und auch über seine Rolle, die ihm immer wieder viele Konflikte und wenig Gewinn einbrachte.

10.3.5 Arbeit mit inneren Persönlichkeitsanteilen

Psychotherapeutische Theorien, die sich auf innere Persönlichkeitsanteile beziehen, haben in der Psychotherapie eine lange Tradition: die Drei-Instanzen-Theorie Freuds mit Ich-Es-Über-Ich, die Archetypen von C. G. Jung, die Transaktionsanalyse von Berne, die »Systemische Therapie mit der inneren Familie« von Schwartz (2021) und das Innere Team nach Schulz von Thun in der Psychotherapie von Kumbier (2013), um nur einige zu nennen. Die Beschäftigung mit inneren Anteilen hat in den letzten Jahren an neuer Popularität gewonnen und es sind eine Reihe von weiteren Therapieschulen entstanden.

Wichtiger Gedanke ist hier, dass alle Teile zum Ganzen gehören und nicht einer einfach ignoriert oder »rausgeschmissen« werden kann, weil er z. B. unerwünscht ist.

Die Arbeit mit inneren Anteilen geht davon aus, dass es mehrere verschiedene innere Stimmen in jeder Person gibt, die sich zu unterschiedlichen Situationen melden und die Steuerung übernehmen (»die Vernünftige« z. B. hat andere Aufgaben als »die Genießerin«), wobei jeweils eine ordnende/beobachtende Instanz im Hintergrund wirkt. Manchmal kommt es zum Konflikt unter den verschiedenen inneren Stimmen, und Entscheidungen können nicht gut getroffen werden: Egal, wie man es macht, eine Stimme kartet nach und stellt die Entscheidung in Frage. Dann könnte eine Externalisierung der Stimmen sinnvoll sein.

In der Gruppe werden häufig innere Konfliktthemen benannt wie z. B.: Soll ich Arbeitsstunden reduzieren? Soll ich nach München ziehen? Soll ich mich trennen? Solche Konflikte können auf unterschiedliche Weise, auf dem Papier, auf der inneren oder auf der äußeren Bühne (Kumbier 2013), z. B. als Stuhlarbeit, wie weiter oben beschrieben, bearbeitet werden. Im Dialog mit inneren, konträren Anteilen, die vorher benannt werden – wie z. B. »der Vernünftige« und »der Lustvolle« oder »die Brave« und »die Wilde« – ist es hilfreich, auch nach der Herkunft der Anteile (Übertragungsanteile, früh erworbene Muster) zu fragen.

Wie man die Arbeit mit inneren Anteilen zur individuellen Konfliktlösung in der Gruppe einsetzen kann, ist nachzulesen in einem Artikel von Bielecke und Pape (2008): In Kleingruppen zeichnen die Gruppenmitglieder gegenseitig ihr »inneres Team«, das dann mithilfe der anderen Gruppenmitglieder als »Ratsversammlung« eine mögliche Konfliktlösung diskutiert.

Manchmal ergibt sich während der Arbeit auch plötzlich eine weitere Stimme, die einen neuen Impuls bietet. Die sollte dann hinzugenommen werden.

Eine Facette der Arbeit mit inneren Anteilen ist der innere oder äußere Dialog mit dem »inneren Kind« (Chopich 2009, Stahl 2015). Jeder Mensch hat unbewusste und bewusste Kindheitserinnerungen, positive wie belastende. Dieses Wissen nutzt die »Arbeit mit dem inneren Kind« direkt und geht davon aus, dass die Herstellung einer emotionalen Verbindung zum eigenen Kindsein zu mehr Lebensfreude, Neugier, Leichtigkeit und Lusterleben führt. Das Gegenüber im Dialog ist eine liebevoll zugewandte realistische Erwachsene, vielleicht eine gute Mutterstimme, die das Kind unterstützen und selbstwirksam werden lassen will. Der erwachsene Teil muss also damit einverstanden sein, das eigene »innere Kind« anzunehmen und sich um seine Bedürfnisse zu kümmern.

Dieser Teil ist für die Patient:innen nicht immer leicht und erfordert einerseits Informationsvermittlung über normale Bedürfnisse von Babys und Kindern und andererseits eine Überprüfung, inwieweit die eigenen Eltern die Patient:innen als Kinder in ihren Bedürfnissen ernst genommen haben. Ist dieser Schritt getan und ein inneres Einverständnis getroffen, wird das »innere Kind« gefragt, wie es ihm gerade geht und was es sich wünscht und braucht. Das Gegenüber setzt sich dann dafür ein, dass das Kind, bezogen auf seine primären Bedürfnisse, wie z.B. Angenommensein, Schutz oder Wertschätzung, vom erwachsenen Ich bekommt, was es braucht. Die Arbeit dient dazu, die Selbstannahme und Selbstwirksamkeit zu stärken. Sie soll Menschen in Kontakt mit ihrer Kreativität und Lebensfreude bringen (Chopich & Paul 2005). Ist der Dialog im Rahmen der Gruppensitzung begonnen, soll er im Alltag weitergeführt werden, indem die Patient:innen auf ihr »inneres Kind«, d.h. in der Regel auf leistungsunabhängige Bedürfnisse, hören.

In der anschließenden Sharing- und Feedback-Runde achten wir darauf, dass nicht bewertet wird. Die Gruppenmitglieder teilen ihre eigene Involviertheit mit, können eigene Lösungen präsentieren oder ihre eigenen inneren Konfliktparteien benennen.

10.3.6 Abgewehrte Aggressionen ausdrücken

An einem bestimmten Punkt der Bearbeitung – es ist alles geklärt, die Gruppe fühlt mit, Widersprüche wurden benannt, Deutungen sind angenommen – geht es oft nicht weiter, z. B. weil die Patient:innen sich nicht in einen stimmigen, authentischen Kontakt wagen, wenn der nicht die Beziehungserwartungen des Gegenübers erfüllt. Eigene Bedürfnisse und Gefühle, wie Aggressionen, den Ausdruck einer Grenze oder Nähewünsche, werden dann nicht in den Kontakt gebracht aus Angst vor Ablehnung, Beziehungs- oder Objektverlust. Das Umsetzen, das Ausdrücken der neu entdeckten, aber unerwünschten Gefühle ist schwer. Meist ist der Ausdruck ungewohnt und ungeübt. Kleine »Experimente« in der Gruppe können helfen, sich vertraut zu machen und erste Schritte zu wagen.

Aggression um ein Drittes[15]

Manchen Patient:innen fällt es sehr schwer, eigene Bedürfnisse in Beziehungen zu erkennen, zu äußern und sich durchzusetzen – sei es, im Job eine bessere Bezahlung oder andere Arbeitszeiten zu fordern, einen gemeinsamen Urlaub mit dem Partner oder der Partnerin ans Meer und nicht ins Ferienhaus der Eltern durchzusetzen oder tanzen zu gehen statt fernzusehen.

Nach der obligatorischen Frage: »Wollen Sie ein kleines Experiment wagen?« wird ein Kissen zwischen Therapeut:in und Patient:in gelegt – beide sitzen am Boden oder das Kissen liegt auf einem Stuhl. Es wird ausgemacht, wofür das Kissen steht; nehmen wir an, es ist »nur« das letzte Stück vom leckeren Kuchen. Dann wird das Gruppenmitglied gebeten, sich das Kissen zu nehmen, wohl wissend, dass die Therapeutin oder der Therapeut auch dieses »Stück Kuchen« haben möchte. Es wird also zunächst eine Konkurrenzsituation aufgebaut, in der das Gruppenmitglied alles äußern soll, was ihm in den Kopf kommt, während es versucht, sich das Kissen anzueignen.

Dabei kommen wahrscheinlich auch Übertragungsgefühle auf, z. B. der Mutter nichts wegnehmen zu wollen, zu sollen oder zu dürfen; die Erwartung, die Mutter gibt das Stück Kuchen freiwillig;

15 im Sinne eines aggredi = lat.: herangehen

die Vorstellung, der Vater kommt und es ist klar, das ist sein Stück; oder auch die Sorge, dass einen das Gegenüber gierig, unverschämt, übergriffig findet. Vielleicht kommen auch Übertragungen auf Geschwister oder wichtige Personen auf, die nicht zur Familie gehör(t)-en Die Übertragungssituation wird zugelassen und dann geht es immer wieder zum Hier und Jetzt zurück, bis das Gruppenmitglied das Kissen genommen und seine Gefühle (Schuld? Scham oder Gier? Triumph? Genugtuung?) ausgedrückt hat. Am Ende der Arbeit steht dann vielleicht noch die Frage: Was fehlt jetzt noch, um sich an dem Kissen/Kuchen und dem Gefühl, sich durchgesetzt zu haben, zu freuen?

Dann wird die Situation symbolisiert, die *reale* Schwierigkeiten macht: So könnte z. B. der Wunsch nach höherem Gehalt durch das Kissen symbolisiert werden, das das Gruppenmitglied haben will, der Chef oder die Chefin aber nicht gewähren will. Hier ist es ratsam, für diese Rolle ein anderes Gruppenmitglied zu bitten. Wieder hat die Patientin oder der Patient die Aufgabe, das Kissen zu nehmen und alle Gedanken zu äußern. Die Therapeutin oder der Therapeut begleitet und macht aufmerksam auf bereits aufgetretene Übertragungsgefühle, die hier möglicherweise hemmend wirken. Wenn die betreffende Person das Kissen genommen und ihre Gefühle ausgedrückt hat, wird auch das Gegenüber, das z. B. den Chef oder die Chefin verkörpert hat, nach seinen Gefühlen gefragt und deutlich aus der Rolle entlassen (vgl. Rollenspiele). Die Gruppe gibt Feedback und Sharing.

Aggression im Kontakt

Der Ausdruck von Aggressionen auf ein Gegenüber oder überhaupt schon das Zulassen des Gefühls, auf jemanden ärgerlich zu sein, ist für Patient:innen häufig ein Problem. Viele haben insgeheim das Gefühl: Wenn ich meine Wut einmal herauslassen würde, dann wird sie so übermächtig sein, dass ich keine Kontrolle mehr darüber habe und alles kurz und klein schlage (oder sogar Menschen schädige). Eine Aggressionsübung kann daher eine Hilfestellung sein, sich mit den eigenen Aggressionen auseinanderzusetzen, sie kennenzulernen, zu spüren, dass und inwieweit man die Kontrolle darüber hat und wie gut es tut, in einem geschützten Rahmen unterdrückten Aggressionen einmal Raum geben zu dürfen. Dies kann auch zu einer Katharsis führen, einem Abreagieren, was jedoch nicht das primäre Ziel dieser Übung ist. Aggressionsübungen können im verbalen Ausdruck stattfinden, aber auch durch aggressive Handlungen, die natürlich so gestaltet sein müssen, dass nichts und niemand zu Schaden kommt.

Zu diesem Zweck lässt sich gut eine zusammengerollte Zeitung benutzen, mit der die Patientin oder der Patient auf einen Sessel oder Stuhl einschlagen kann, auf dem (s.o.) z.B. ein übler Chef, eine verhasste Lehrerin oder auch »das Schicksal« imaginiert werden. Die Gruppe kann diesen Vorgang durch ermutigende Zurufe unterstützen. Häufig kommen nach einer Aggressionsabfuhr andere Gefühle zum Tragen – Traurigkeit, aber auch Erleichterung.

Aggressionsübungen können auch in einem direkten Kontakt mit einem Gegenüber stattfinden, wobei in besonderem Maße darauf geachtet werden muss, dass Grenzen eingehalten werden und kein Schaden angerichtet wird. Eine Reihe von entsprechenden Übungen finden sich in dem Buch »Keine Angst vor Aggressionen« von Bach und Goldberg (1990).

Bei Interventionen, die auf eigene aggressive Anteile abzielen, ist darauf zu achten, dass unsere Patientinnen und Patienten häufig selbst Opfer aggressiven Verhaltens geworden sind und sich daher bei der Auseinandersetzung mit den eigenen Aggressionen oft unbewusst mit dem Täter identifizieren und im Nachhinein Schuldgefühle entwickeln. Hier ist es besonders wichtig, genügend Zeit für die Aufarbeitung einzuplanen und auch den nicht direkt involvierten Gruppenmitgliedern ausreichend Gelegenheit zu geben, über die bei ihnen ausgelösten Gefühle zu sprechen.

Ähnliche »Experimente« können mit der Regulation von Nähe und Distanz bzw. mit der Setzung von Grenzen in einer Einzelarbeit vor der Gruppe gemacht werden. Im Abschnitt »Erlebnisaktivierende Techniken für die ganze Gruppe« (Kap. 10.4) ist das näher erläutert.

10.3.7 Timeline-Arbeit

Ursprünglich in der Hypnotherapie entwickelt, wurde die Timeline-Arbeit im NLP[16] detailliert und mit vielen verschiedenen Anwendungen weiterentwickelt. Es geht dabei um die Sichtbarmachung der eigenen Lebenslinie und Lebenszeit und die damit verbundenen Gefühle z.B. zu Veränderungen. Hier können psychodynamische Beziehungsaspekte mit eingeführt werden, wie etwa die Hinwendung zu relevanten Kindheitsszenen in der Zeitlinie.

In der Einzelarbeit in der Gruppe verwenden wir eine Schnur oder einen Wollfaden, um die Zeitschiene darzustellen. Eingesetzt werden kann die Timeline, wie im Beispiel in Kap. 10.2 gezeigt, besonders bei bevorstehenden Herausforderungen, die schwer zu meistern sind, aber auch bei anderen Themen, die mit Veränderung oder Entwicklung zu tun haben, wie schwierigen Abschieden, Umzügen oder Ausscheiden aus der Firma.

Wenn die Zukunft schwer vorstellbar ist, hilft manchmal die Vorstellung, ein Vogel zu sein und von ganz oben auf die Timeline – und die Zukunft – zu schauen. Dieser distanzierte Blick relativiert auch das momentane problematische Erleben im Hier und Jetzt.

10.4 Erlebnisaktivierende Techniken für die ganze Gruppe

Mitglieder einer Therapiegruppe erwarten – neben einer Verringerung ihres Leidens – zu Recht neue Erkenntnisse, neue Erlebensräume und ein tieferes Verständnis der eigenen Existenz, im Gewordensein und im aktuellen Erleben, Denken und Handeln. Vor allem die Eröffnung neuer innerer Räume kann durch erlebnisaktivierende Techniken, die auch für die ganze Gruppe zum Einsatz kommen können, unterstützt werden.

Awareness-Übungen und die Arbeit mit Symbolen aus der Gestalttherapie, Imaginationsübungen, die in verschiedenen Therapierichtungen entwickelt wurden, Kontaktübungen aus Gestalt- und

16 Neurolinguistisches Programmieren

Körpertherapie, Malen und Gestalten u.a. aus der analytischen Kunsttherapie und schließlich auch Hausaufgaben aus der Verhaltenstherapie können gut in der gesamten Gruppe eingesetzt werden. Im anschließenden Austausch werden Unterschiede und Gemeinsamkeiten sichtbar und fühlbar, werden sowohl Differenzierung als auch Zugehörigkeit entwickelt.

10.4.1 Runden

Blitzlicht

Das Blitzlicht ist eine sehr verbreitete Methode, schnell und in einem Wort oder in einem Satz von jedem Gruppenmitglied eine Reaktion einzuholen: »Wie fühlen Sie sich gerade?« Zum Beispiel kann ein Blitzlicht zur Klärung eines unverständlichen Schweigens beitragen.

Fragerunde

Jedes Mitglied wird aufgefordert, zu einer Frage, z.B.: »Wie sind Sie heute hier?« oder: »Was hat Sie in der letzten Woche beschäftigt?«, etwas zu sagen. Vorsicht: Keine geschlossenen Fragen stellen, die nur mit Ja oder Nein beantwortet werden. Eine Runde kann z.B. zu Beginn oder am Ende eine Sitzung stattfinden.

Murmelrunde

Dabei sprechen zwei oder drei benachbart sitzende Mitglieder leise über ein Thema oder gerade in der Gruppe Erlebtes. Die wesentlichen Inhalte werden danach in der Gruppe zusammengetragen.

10.4.2 Awareness in der Gruppe

Awareness oder Achtsamkeit ist eine Geisteshaltung, die aus der buddhistischen Meditationspraxis stammt und z.B. von Fritz Perls für die Gestalttherapie (1976), von Ron Kurtz für die Hakomi-Methode (Weiss et al. 2015) oder von Jon Kabat-Zinn (2019) für sein Mindfullness-Based-Stress-Reduction-Programm adaptiert wurde. Achtsame Wahrnehmung kann sich auf inneres Erleben wie auch auf äußere Sinneseindrücke beziehen. Im therapeutischen Prozess können situatives Innehalten und Nach-innen-Spüren ebenso eingesetzt werden wie bestimmte angeleitete Wahrnehmungsübungen, in denen z. B. ein Durchspüren des Körpers erfolgt oder einzelne Sinnesmodalitäten getrennt wahrgenommen und genau beschrieben werden. *(»Beschreiben Sie einmal genau, was Sie da sehen/hören/ertasten!«)*.

Achtsamkeit vertieft und verfeinert das Spüren »nach innen«, sodass affektive Zustände besser und differenzierter wahrgenommen werden können. Gleichzeitig bewirken Achtsamkeitsübungen bei denen, die sie praktizieren, sich lebendiger im Hier und Jetzt zu fühlen. Eingefahrene Wahrnehmungs-, Erklärungs- und Bewertungsmuster können unterbrochen werden und die Patientin oder der Patient kann zu einer ganzheitlicheren emotionalen Selbst- und Fremdwahrnehmung gelangen. Selbstvertrauen und Identitätsgefühl werden dadurch gestärkt. Sie sind direkt einzusetzen bei einer Einzelarbeit in der Gruppe oder auch, wenn jemand sein oder ihr Thema vorstellt und wir merken, der Patient oder die Patientin »geht in den Kopf« und verliert den Kontakt zu Gefühl und Körper.

Zu Beginn der Gruppensitzung können Achtsamkeitsübungen z. B. eingesetzt werden, um die Gruppe auf die Sitzung einzustimmen. Sie sind besonders hilfreich für Menschen, die im Spüren des eigenen Körpers und eigener Gefühle ungeübt sind. Verbunden mit einem Schlusssatz, wie etwa: »Nun kommen Sie in den Raum zurück und, bevor Sie die Augen öffnen, nehmen Sie wahr, mit welchem Thema Sie heute hier sind«, findet eine Fokussierung auf das Hier-und-Jetzt-Erleben der Patient:innen in der Gruppe statt.

Bei Traumapatient:innen ist besondere Vorsicht bei Körperwahrnehmungsübungen angezeigt. Sie können bedrohliche »Flashbacks« hervorrufen, wenn Körperempfindungen auftauchen, die mit der Traumatisierung im Zusammenhang stehen. Hier ist es oftmals notwendig, vorher die Möglichkeit einer Distanzierung zu üben, z. B. durch die innere Vorstellung einer neutralen Beobachterin oder eines Beobachters. Auch bei Patient:innen mit Angst- oder Panikstörungen, die zu einer übersteigerten Körperwahrnehmung neigen, sollte der Einsatz von Achtsamkeitsübungen gut überlegt sein. Bei längeren Übungseinheiten sollte vorher ein Signal verabredet werden, mit dem die oder der Betreffende Unwohlsein signalisieren und aus der Übung aussteigen kann.

Übung »Wahrnehmen und Entspannen«

Machen Sie es sich bequem ... Nehmen Sie wahr, wo der Körper die Unterlage (den Stuhl) berührt ... Nehmen Sie Ihre Atmung wahr ..., ohne etwas zu verändern ...
Nehmen Sie wahr, wie sich Ihr Brustkorb bei der Atmung auf und ab bewegt ... wie sich der Bauch bei der Atmung bewegt ...
Entspannen Sie ihr Gesicht, ... Ihre Schultern ... Ihren Brustkorb ... Ihre Arme ... Ihre Hände und Finger ... Ihre inneren Organe ...
Stellen Sie sich vor, wie jedes Organ seinen eigenen Platz im Bauchraum, ... im Rumpf ..., im Kopf hat ... und sich bewegen kann und mit allem, was es braucht, versorgt ist ...
Entspannen Sie Ihr Gesäß, ... Ihre Beine ... die Füße ... und die Zehen.
Vertiefen Sie die Atmung etwas, ohne dass Sie sich anstrengen ...
Nehmen Sie die Entspannung wahr und genießen Sie sie ...
Nun kommen Sie langsam in den Raum zurück und, bevor Sie die Augen öffnen, nehmen Sie wahr, mit welchem Thema Sie heute hier sind.

Eine gute Zusammenstellung von Gruppenübungen zur Körper- und Gefühlswahrnehmung bietet Gudrun Görlitz (2011).

10.4.3 Kontaktübungen

Andere Möglichkeiten des intensiveren Erlebens bieten Übungen, die den Kontakt nach außen oder nach innen im Sinne von Achtsamkeit betonen. Hier machen die Gruppenteilnehmer:innen direkte Erfahrungen im Hier und Jetzt im Kontakt mit den anderen Gruppenmitgliedern. Das ist meist zu Beginn ein bisschen angstbesetzt, die Atmosphäre lockert sich aber erfahrungsgemäß schnell und dann können in kurzer Zeit wirklich tiefgreifende Erfahrungen möglich werden, die in der Nachbesprechung Beziehungsdynamiken und Abwehrverhalten erkennbar werden lassen.

Stimmige Begegnung

Ein möglicher Gruppenbeginn zum Spüren von stimmigem Kontakt kann die Aufforderung sein, sich im eigenen Tempo durch den Raum zu bewegen und auszuprobieren, wie es ist, zu den anderen im Raum Kontakt aufzunehmen und in welcher Form sich das stimmig anfühlt. Um die Achtsamkeit im Kontakt zu vertiefen, kann die Gruppe aufgefordert werden, die Bewegung im Raum mal etwas zu beschleunigen, dann mal zu verlangsamen und den Unterschied zu spüren.

Blickkontakt

Wenn ein Gruppenmitglied dazu neigt, sich Gedanken über die Bewertung durch andere zu machen und dabei eigene Fantasien/Übertragungen nicht von der Realität unterscheiden kann, kann folgende Übung hilfreich sein: Das betreffende Gruppenmitglied wird aufgefordert, nacheinander Blickkontakt zu den anderen Gruppenmitgliedern aufzunehmen, sich dabei Zeit zu lassen und einmal genauer hinzuspüren, was der Blick des jeweiligen Gegenübers ausdrückt.

Diese Intervention kann z.B. gut eingesetzt werden, wenn ein Gruppenmitglied beschämt wirkt oder Angst vor Abwertung durch die Gruppe hat. Ein Blick in die freundlichen, mitfühlenden oder auch nur neutralen Gesichter der anderen Gruppenmitglieder kann helfen, die fantasierte negative Reaktion der anderen durch Abgleich mit der Realität zu korrigieren. Konfrontativer und intensiver wird die Übung, wenn das betreffende Gruppenmitglied seinen Platz verlässt und reihum den anderen Mitgliedern, die ebenfalls aufstehen, in die Augen schaut und ausspricht, was es dabei wahrnimmt. Dies kann dann mit den Äußerungen zu den realen Empfindungen des jeweiligen Kontaktpartners verglichen werden.

Stimmiger Abstand

Geht es in der Gruppe um Themen von Nähe und Distanz, den eigenen Raum zu behaupten und sich klar und stimmig im Kontakt abgrenzen können, kann das in der Gruppe direkt erfahren und geübt werden. Im Aufeinanderzugehen von zwei Gruppenmitgliedern gibt es verschiedene Varianten:

Jeweils zwei Gruppenmitglieder stehen sich gegenüber. Zwischen ihnen ist – je nach Größe des Raumes – ein Abstand von 3–4 Metern.

1. Dann geht die eine Person langsam auf die Übungspartnerin oder den Übungspartner zu. Diese Person soll »Stopp!« sagen, wenn sie das Gefühl hat, dass ihre innere Kontaktgrenze erreicht ist.
2. Statt »Stopp« zu sagen, soll sie nur mit den Augen die Grenze deutlich machen. Die andere Person bleibt stehen.
3. Dann geht die eine Person erneut langsam auf die andere zu, versucht aus dem eigenen Erleben heraus zu spüren, wo deren Grenze ist, und bleibt dann stehen.
4. In einem weiteren Übungsschritt geht sie – nach Ansage und mit Einverständnis – noch einen Schritt weiter und beide spüren, wie es ist, Grenzen zu überschreiten bzw. Grenzüberschreitung zu erleben. Was ist der erste Impuls der Person, deren Grenze überschritten wird? Mit Einverständnis kann dieser Impulsausdruck auch einmal ausprobiert werden.
5. Beide gehen aufeinander zu. Wann und aus welcher Überlegung bleiben sie stehen? Wer wartet, ob die oder der andere näherkommt? Wer bestimmt den Abstand?
6. Alle Varianten können danach noch einmal mit gleichzeitigem Aussprechen der jeweiligen Gefühle durchgeführt werden.

Nach jedem Durchgang wird gewechselt und dann im Paar nachbesprochen, was jeweils erlebt wurde. Am Ende tauschen sich alle in der Gruppe aus. Da es für viele Gruppenmitglieder recht schwierig ist, ihre eigene Kontaktgrenze zu bestimmen, kann es sinnvoll sein, diese Übung mehrfach zu wiederholen, auch mit verschiedenen Gruppenmitgliedern, und durch ein Vor- und Zurückgehen die Stimmigkeit der jeweiligen Distanz zu überprüfen.

Kontaktübungen sind gerade im Zeitalter zunehmender Digitalisierung und Funktionalisierung von Kontakten wichtig, um Stimmigkeit im Kontakt, in Nähe, Distanz und in Abgrenzung sicher herstellen zu können.

Kontaktübung mit Stofftieren

In dieser Übung aus der Kindertherapie, die auch gut in Gruppen mit Erwachsenen eingesetzt werden kann, zeigen sich die jeweiligen Muster der Gruppenmitglieder bezüglich Kontaktaufnahme und Abgrenzung deutlich:

Die Teilnehmer:innen sollen sich zunächst aus einer größeren Anzahl von bereitgestellten Stofftieren eines auswählen, das sie intuitiv anspricht. Sodann sucht sich jedes Gruppenmitglied einen Platz im Raum, in dem es für sein Stofftier aus vorhandenen Materialien ein »Zuhause« gestaltet. Die Gruppenleitung eröffnet dann die Möglichkeit, mit anderen »Tieren« Kontakt aufzunehmen – alles ohne zu sprechen. Die Therapeutin oder der Therapeut beobachtet am Rande das Geschehen, das durchaus 20 bis 30 Minuten dauern kann. Das Ende der Übung kann eingeläutet werden, indem die Teilnehmenden aufgefordert werden, sich in ihrem eigenen Tempo zu verabschieden und wieder in ihr »Zuhause« zurückzukehren.

Es sollte genügend Zeit zur Verfügung stehen, die Übung nachzubesprechen. Was hat zur Auswahl des Stofftiers geführt? Wie haben die Einzelnen Kontakt aufgenommen oder abgewartet? Gab es Impulse, eine Annäherung zurückzuweisen oder ihr aus dem Weg zu gehen? Wie haben sich die Gruppenmitglieder in den einzelnen Phasen der Übung gefühlt? Welches Interaktionsverhalten ist ihnen aus anderen (heutigen und lebensgeschichtlichen) Zusammenhängen bekannt?

10.4.4 Imaginationsübungen

Imaginationsübungen werden in vielen Therapieschulen angewandt und haben auch in psychoanalytischen Therapien seit langem einen Platz, so z.B. in der Katathym-imaginativen Psychotherapie nach Hanscarl Leuner (2012) oder als Aktive Imagination nach C.G. Jung

(Dorst & Vogel 2014). Sie haben in letzter Zeit besonders in der Traumatherapie große Verbreitung gefunden, weil sich herausgestellt hat, dass positive Imaginationen gerade bei schwer traumatisierten Menschen eine starke, heilende Wirkung entfalten können (Reddemann 2016).

Bewusst erlebte innere Bilder werden als Mittler zwischen Bewusstsein und Unbewusstem angesehen. Wie Träume eröffnen Imaginationen Fenster zum Unbewussten. Im Unterschied zu Träumen geht es bei Imaginationen aber um mehr oder weniger bewusst kontrollierte bildhafte Vorstellungen, wobei alle Sinne beteiligt sein können (Sehen, Hören, Schmecken usw.). Imaginative Techniken lösen einerseits projektive Prozesse im Innern aus und wirken andererseits auch heilsam, indem sie im Gehirn Veränderungen bewirken, die denen einer realen Handlung ähnlich sind. Imaginationsübungen können Menschen mit reicher Fantasietätigkeit Möglichkeiten bieten, sich ganzheitlicher als nur im verbalen Ausdruck zu erleben und zu zeigen. Sie können auch Erleichterung bieten, wenn inneres Erleben nicht gut formulierbar ist. Für jede Arbeit mit inneren Bildern gilt: Sich bewusst etwas vorzustellen ist fast genauso wirksam, wie unkontrolliert etwas entstehen zu lassen.

In der Gruppe wirkt der direkte Austausch nach der Imagination validierend. Die Mitglieder lernen sich von einer neuen, kreativen Seite kennen und können Symbolisches, das in den Bildern enthalten ist, gemeinsam verstehen.

Methodische Hinweise

Einige Menschen haben generell Schwierigkeiten mit Visualisierungen und reagieren frustriert oder enttäuscht darauf, dass sie »nichts gesehen« haben. Oft hilft hier der Hinweis, sich das erwünschte Bild einfach nur »vorzustellen«. Die Wirkung ist – wie oben schon gesagt – nahezu die gleiche.

Bei traumatisierten Menschen kann die Konzentration auf inneres Erleben oder das Schließen der Augen – was für das Imaginieren nicht notwendig ist – Panik auslösen. Auch hier ist es wichtig, ein Handzeichen zum Ausstieg aus der Übung zu vereinbaren. Die Therapeutin oder der Therapeut setzt sich ggf. zum Gruppenmitglied und beendet langsam für die anderen die Fantasiereise.

Im Allgemeinen nimmt »die Erlebnistiefe in der Reihenfolge: Gespräch, vertiefende Reflexion, Gestaltungsaufgabe, Rollenspiel, Körperübung und Fantasiereise zu« (Nowak 2011, S. 55). Die Erlebnisebene ist umso tiefer, je länger die Eingangsentspannung und die Ateminduktion dauert. »Auch der Grad der Identifikation spielt eine Rolle: Mit zunehmender Identifikation wird es schwerer, innere Distanz zu wahren, die persönliche Betroffenheit nimmt zu. Es macht einen Unterschied, ob die Anleitung lautet: ›Stell dir einen Baum vor und beschreibe ihn‹ oder ›Stell dir einen Baum vor und male ihn‹ oder ›Stell dir einen Baum vor und sei dieser Baum‹. So fördert jeder Perspektivwechsel die Erlebnistiefe« (Nowak ebda.). Schließlich spielt der Grad der Selbststeuerung eine Rolle. Jede Imaginationsreise lässt Raum für die Ausgestaltung der eigenen inneren Bilder. Der Spielraum für die Selbststeuerung nimmt ab mit der Anzahl der beschreibenden Adjektive in der Anleitung – jedes Adjektiv beschreibt eine bestimmte Qualität, die dadurch festgelegt ist. Für einen hohen Grad der Selbststeuerung sind vage Adjektive ausreichend, wie etwa »gut«, »schön«, »angenehm«. Die wichtigste Voraussetzung, um die Erlebnistiefe angemessenen steuern zu können, ist und bleibt die eigene Erfahrung mit Imaginationen.

Für die ressourcenorientierte Arbeit mit Imaginationen schlägt die Therapeutin oder der Therapeut entweder nach einer kurzen Entspannungstechnik oder Körper-Awareness-Übung ein einzelnes hilfreiches Bild (z. B. Blume, Berg, Tresor, blauer Schutzmantel, heilendes Licht) vor, das jedes Gruppenmitglied für sich imaginativ ausgestaltet. Oder sie oder er nimmt die Gruppe mit auf eine Fantasiereise, die zur Ausgestaltung eigener Imaginationen einlädt. Jedes Gruppenmitglied verfolgt schweigend die inneren Bilder. Am Ende findet ein Austausch statt.

Ressourcenbild aus der Natur

> Atem-Entspannung mit Brust- und Bauchatmung. Ein Bild von einer Begegnung mit der Natur entstehen lassen, die positiv war. Das Bild klar wie ein Foto werden lassen; welche Geräusche, welche Gerüche gehören zu dem Bild? »Wenn unangenehme Gefühle aufkommen, nehmen Sie einfach ein anderes Bild!« Und dann die Körperempfindungen und Gefühle dazu erfragen und deutlich werden lassen. Dann eine Bewegung als Anker erfinden, die mit dem positiven Bild und dem positiven Gefühl verbunden ist. Langsam zurückkommen.

Hoffnung und Vision

> Nach einer Entspannung mit Körperwahrnehmung und Vertiefung der Atmung lässt jedes Gruppenmitglied das Bild einer Blume oder eines Baumes entstehen, der oder dem aufgrund wirklich verbesserter Umweltbedingungen – mehr Sonne, mehr Wasser, nährstoffreicherer Boden – ein ganz neuer Zweig, eine ganz neue Blüte wächst.
> Anschließender Austausch in der Gruppe, eventuell auch Malen des inneren Bildes.

Imaginationen können uns darüber hinaus wertvolle diagnostische Erkenntnisse vermitteln, so zum Beispiel, wenn wir die Gruppenteilnehmer:innen mit auf eine innere Reise nehmen, bei der sie sich mit einem Tier, einem Baum oder einer anderen Pflanze ihrer Wahl identifizieren sollen.

Ohne dass wir den Versuch unternehmen wollten, bestimmte Bilder spezifischen Diagnosen zuzuordnen, kann uns die Wahl eines Imaginationsobjekts doch interessante Erkenntnisse über die jeweilige Person vermitteln. Auch hier sollte die »Deutung« nicht von außen oder allenfalls hypothetisch erfolgen. Die eigene Beschreibung, die eine Patientin oder ein Patient dazu gibt, ist aufschlussreicher. So kann z. B. das Imaginationsobjekt »Maus« als kluges, neugieriges, auch in Krisen überlebensfähiges Tier empfunden werden oder aber als klein und unbedeutend im Sinne von »graue Maus«. – Die gewählten Objekte können einander in der Gruppe vorgestellt und weiter besprochen oder wie weiter unten beschrieben für eine Identifikationsübung verwendet werden.

10.4.5 Ressourcenorientierte Imaginationen

Besonders drei ressourcenorientierte Imaginationen von Luise Reddemann sind durch ihre Wirksamkeit sehr bekannt geworden. Reddemann hat sie für traumatisierte Patient:innen entwickelt. Sie unterstützen natürlich auch andere Patient:innen in ihrer Autonomie im therapeutischen Prozess und können eine (selbst-)beruhigende und entängstigende Wirkung entfalten. In der Gruppe wirken sie unterstützend, wenn schwere Themen bearbeitet werden oder wurden. Sie sind als CD (Reddemann 2017) und auch im Internet mit unterschiedlichen Stimmen erhältlich.

1. Der Wohlfühlort oder der sichere Ort

> Beim Wohlfühlort geht es darum, sich nach einer Entspannung einen Ort vorzustellen, an dem die Reisenden sich (absolut) sicher und geborgen fühlen. Dies sollte ein Fantasieort sein, der alles hat, was die Reisende oder der Reisende braucht. Überprüfen, ob der Ort eine sichere Begrenzung hat, ob noch etwas fehlt – wenn ja, sich das dazu holen. Dann kann da ein hilfreiches, wohlwollendes Wesen sein, möglichst keine reale Person. Wenn das Wesen nicht wohlwollend ist, wird es weggeschickt. Die Situation genießen, Körpergefühl und psychisches Gefühl wahrnehmen. Am Ende eine Geste finden als Anker, der mit dem Wohlfühlort verbunden ist, und es wird betont, dass die reisende Person jederzeit an diesen Ort zurückkehren kann.

Die Erschaffung eines inneren sicheren Ortes soll eine innere Basis schaffen, auf die sich eine Person zurückziehen kann, wenn sie beginnt, sich einsam, unsicher oder bedroht zu fühlen. Sie kann wie ein Anker wirken, an dem man sich festhalten kann. Durch den eigenen sicheren Ort wird innere Autonomie unterstützt und das Gefühl, sich selbst unabhängig von anderen Menschen sicher und wohl fühlen zu können.

2. Gepäck ablegen

Hier wird eine Wanderung imaginiert, in der nach einem steilen Anstieg mit viel Gepäck als Ausgangssituation ein Hochplateau erreicht wird, wo die reisende Person verschnaufen und alles Gepäck ablegen kann. Sie sieht einen hellen Ort, der sie anzieht, und kann es sich da gemütlich machen und sich ausruhen. Es kommt ein Wesen und überreicht ihr ein Geschenk, das ihr bei der Lösung ihrer Probleme helfen wird. Sie bedankt sich, geht zu ihrem Gepäck zurück und entscheidet, was sie noch weiter mitnehmen möchte, nimmt das und setzt ihren Weg fort, wohl wissend, dass sie jederzeit wieder an diesen Ort zurückkommen kann.

Beim Gepäckablegen geht es darum, sich einerseits daran zu erinnern und zu verinnerlichen, dass wir auch Abstand zu unseren Problemen einnehmen dürfen, um uns zu erholen, dass wir unsere Belastungen dosieren können und dass wir Pausen brauchen, um uns zu regenerieren. Belasteten Menschen fällt das oft sehr schwer. Und es wird darauf hingewiesen, dass die »Reisenden« vielleicht einen Teil der Belastungen ablegen können. Gleichzeitig wird in dieser Übung die Verbindung zu einer inneren Weisheit aufgenommen, die bei der Lösung des Problems hilft.

3. Die Baumübung

In der Baumübung stellt sich die reisende Person eine Landschaft vor, in der sie sich wohlfühlt; irgendwo gibt es einen Baum, zu dem sie gerne hingehen möchte: hingehen und Kontakt aufnehmen, wie sie möchte, möglichst genau den Baum wahrnehmen, dann zu diesem Baum werden oder (nur) über die Inhalte der Übung nachdenken. Wie fühlt es sich an, Wurzeln zu haben, die in der Erde sind, und von dort Nahrung aufzunehmen, Blätter zu haben, die das Sonnenlicht aufnehmen?
Frage: Womit möchte die Person jetzt im Moment am meisten genährt werden?
Spirituelle Nahrung, geistige Nahrung, emotionale, seelische Nahrung, körperliche Nahrung. Die Nahrung genau benennen – und sich vorstellen: Als Baum bekommt die reisende Person diese Nahrung von der Erde und der Sonne jetzt in diesem Moment. Die Nahrung von Erde und Sonne verbindet sich, und dadurch wird es möglich zu wachsen.
Dann verabschieden. Vorschlag, so oft zum Baum zurückzukommen, wie die reisende Person das möchte und sich beim Baum für die Unterstützung bedanken. (Ergänzung einer Teilnehmerin: die Jahreszeiten dazunehmen!)

In der Baumübung geht es um Nahrung, die einfach da ist, unabhängig von anderen Menschen und der eigenen Anstrengung und Leistung. Dies ist eine wichtige Ressource, vor allem bei Menschen, die mit Abhängigkeits-Autonomie-Konflikten zu tun haben. Eine innere echte Autonomie entwickeln zu können, hat ja viel damit zu tun, inwieweit wir uns zutrauen, uns selbst gut zu nähren oder von der Natur im weitesten Sinne genährt zu werden.

4. Die Tresorübung

Eine vierte Übung, die Tresorübung, wurde für Traumapatient:innen entwickelt, um das Auftreten und die Distanzierung von belastenden Erinnerungen steuern zu können. Sie kann auch in der Gruppe eine entlastende Wirkung haben, wenn viele Mitglieder psychisch sehr belastet sind.

> Den Gruppenmitgliedern wird angeboten, sich einen äußerst stabilen Tresor vorzustellen. Der wird geöffnet, belastendes inneres Material geht aus dem Kopf auf einen Datenträger (DVD, Stick, Akte) über, ohne noch einmal angeschaut zu werden. Dieser Datenträger wird in den Tresor gelegt, der mit einem Schlüssel oder einer Zahlenkombination verschlossen wird. Die reisende Person entfernt sich. Zur Verstärkung kann noch eine Art »Lichtdusche« imaginiert werden, die belastende Reste aus dem Körper wegschwemmt.

Gemeinsame Gruppenimaginationen

Vor oder nach einer z. B. urlaubsbedingten Gruppenpause kann eine gemeinsame Gruppenfantasiereise die Kohäsion und das Zugehörigkeitsgefühl der Gruppe festigen.

> Wenn die Reise im Liegen durchgeführt wird, können z. B. alle Teilnehmer:innen zusammen einen Stern bilden, die Köpfe liegen in der Mitte. Es ist auch möglich, am Platz sitzen zu bleiben. Dann wird nach einer Eingangsphase, in der Achtsamkeit für den Körper jetzt und hier hergestellt wird, die Atmung vertieft und eine Entspannung angeleitet und ein gemeinsames Bild erzeugt; z. B. kann die ganze Gruppe gemeinsam einen Berg besteigen. Die Therapeutin oder der Therapeut gibt das Anfangsbild vor, etwa so: »Wir treffen uns alle hier an der Bushaltestelle. Alle haben Wanderstiefel an und jede:r hat einen Rucksack mit, in dem Trinken und Essen gut verstaut sind. Und jetzt geht es los.« Dann erzählen die Teilnehmer:innen nacheinander oder auch durcheinander, was sie sehen und erleben. Es entwickelt sich eine gemeinsame Geschichte. Im Nachhinein können die einzelnen Erfahrungen ausgewertet werden: Wer hat was wie erlebt? Wer hatte welche Rolle? Welche bekannten Muster haben sich dabei gezeigt?

Eine andere Möglichkeit ist die Ruderpartie über den ruhigen See. Dabei hat jede:r ein eigenes Boot und die Gruppe legt gemeinsam vom Steg ab …

10.4.6 Symbole und Identifikationsübungen

Symbole

Die Arbeit mit Symbolen ist sehr weit gefächert und wird u. a. in vielen humanistischen Therapierichtungen eingesetzt. Sie reicht vom Einsatz sprachlicher Symbole (z. B. Metaphern, Märchen oder Geschichten) oder imaginativer Symbole (wie oben beschrieben) über die Verwendung symbolträchtiger Abbildungen (z. B. Kunstpostkarten, Tarot-Karten) oder Gegenstände (z. B. Alltagsgegenstände, Muscheln, Steine, kleine Figuren oder Stofftiere) bis hin zur eigenen Produktion von »greifbaren« Symbolen (z. B. durch Malen, Bauen, Gestalten, Anordnen von Materialien) oder »flüchtigen« Symbolen (z. B. Gesten, Tanz, Rituale, Musik, szenische Darstellung).

Symbole können sowohl im diagnostischen Prozess als auch im Verlauf der Therapie verwendet werden (Jaeggi 1989, C. G. Jung 1964). Sie sind in sich hilfreich und können gut mit anderen Techniken verknüpft werden. In der Regel werden sie später wieder versprachlicht, wobei auch hier gilt, dass die Patient:innen selbst die »Deutungshoheit« haben und Gruppe und Therapeut:in nur Vorschläge zu Deutungsmöglichkeiten beitragen.

Symbole bieten vielfältige Möglichkeiten, unser Inneres zu begreifen. Sie drücken keineswegs immer unbewusste oder verdrängte Aspekte aus oder entstehen notwendigerweise nur in regressiven Zuständen. Sie sind fast immer hoch affektiv besetzt und ideal, um gerade auch schwer beschreibbare innere Zustände auf ganzheitliche Weise zu erfassen, auszudrücken und sie dadurch handhabbarer zu machen. Da die Arbeit mit Symbolen – wenn sie feinfühlig eingesetzt werden – einen direkteren Weg zu tieferen emotionalen Schichten eröffnet, kann damit manches Mal ein Widerstand »umgangen« werden, der die therapeutische Arbeit sonst erschwert hätte.

Identifikationsübungen

Hierzu gehören Übungen, bei denen sich die Patienten oder Patientinnen mit einem Gegenstand oder auch einer Person ihrer Wahl identifizieren und dies in der Ich-Form zum Ausdruck bringen. Die Therapeutin bittet z. B. die Gruppenmitglieder, sich einen beliebigen Gegenstand im Raum auszusuchen und diesen in der Ich-Form zu beschreiben (z. B.: »*Ich bin ein einfacher Kugelschreiber, nichts Besonderes, kaum von anderen zu unterscheiden, aber praktisch*«).

Oder sie kann Bildkarten auslegen und die Gruppenmitglieder bitten, sich eine davon auszusuchen, die sie besonders anspricht, um sie dann in der Ich-Form vorzustellen zu lassen. Dafür gibt es schöne, themenbezogene Kartensets (z. B. Krause und Storch 2016). Man kann sich natürlich auch eigene zusammenstellen.

Die Vorstellung eines Gegenstandes, mit dem man sich in der Ich-Form identifiziert, führt zu einer Erlebnisaktivierung und oft auch zu einem Erstaunen: Man entdeckt Übereinstimmungen und unbewusste »Wahrheiten«, wo man sie nicht vermutet hätte. Manches hört sich eventuell im ersten Moment lustig an und enthält doch ein Körnchen Wahrheit, das auf andere Weise nicht zum Vorschein gekommen wäre. Wichtig ist die subjektive Wahlmöglichkeit des Identifikationsobjektes, denn Ziel dieser Übungen ist eine Auseinandersetzung mit eigenen unbewussten Impulsen, Zuschreibungen und Wünschen.

Identifikationsübungen können vielfältig eingesetzt werden, z. B. als Vorstellungsrunde, in der auch un- oder vorbewusste Anteile angesprochen werden sollen, als Einstieg in ein Thema (»Suchen Sie sich eine Bildkarte aus, die dazu passt, wie Sie sich in Ihrer Beziehung erleben oder erlebt haben!«) oder als Kraftquelle (»Welcher Gegenstand hier könnte Ihre innere Kraft symbolisieren? Bitte drücken Sie dies in der Ich-Form aus!«).

10.4.7 Malen und Gestalten

Malen kann in sehr vielfältiger Weise im therapeutischen Prozess eingesetzt werden. Inhaltlich können z. B. Gefühle und Stimmungen, Beziehungen zwischen Menschen (z. B. in Partnerschaft und

Familie), Eindrücke, Konflikte, Ich-Anteile, hilfreiche Gestalten, »Dämonen«, Fantasiebilder, Gegenüberstellungen von Realität und Idealvorstellung, Überblicke über Lebensphasen (»Lebens- oder Therapiepanorama«) u.v.m. gemalt werden. Einen guten Überblick gibt z.B. das Buch »Kunsttherapie aus der Praxis für die Praxis« (Leutkart et al. 2016). Die Bilder können in freier Form oder unter vorgegebenen Anweisungen (z.B. Mandalas, fünf Säulen der Identität, mit linker oder rechter Hand malen, Auswahl von nur zwei oder drei Farben) gestaltet werden. Werden dickere, »kindgerechte« Stifte oder Fingerfarben eingesetzt, so wird damit ein jüngeres Entwicklungsalter angesteuert und somit Regression gefördert. Der Hinweis, dass keine konkreten Bilder gemalt werden müssen, ist oft hilfreich. Die Erfahrung kann vertieft werden, indem dem gemalten Bild noch eine »Überschrift« gegeben wird.

Wichtig ist der Hinweis, dass es nicht um die Produktion »schöner« Bilder geht und dass – anders als etwa in der Schule – keine Bewertung und auch keine Deutung von therapeutischer Seite erfolgt.

Da sich beim Malen und Gestalten eine bildhafte, assoziative Ausdrucks- und Kommunikationsebene entfaltet, mischen sich hierbei absichtsvolle und unbewusste Prozesse; auf diese Weise werden häufig tiefere Wahrheiten ausgedrückt, die dem rationalen bzw. bewussten Ich nicht zugänglich wären. Der kreative Prozess des Malens und Gestaltens hat in sich selbst eine heilende Wirkung.

Der Gesamteindruck eines Bildes oder Werkes enthält darüber hinaus wichtige atmosphärische Informationen über die Person, die es hervorgebracht hat. Es wird etwas Bleibendes geschaffen, das der oder dem Betreffenden Aspekte seiner Existenz widerspiegelt.

In der Gruppe entsteht während des Malens erfahrungsgemäß eine ruhige Atmosphäre durch das gemeinsame und doch individuelle Tun, eine besondere Art der im besten Fall leistungsfreien Zugehörigkeit, die sehr heilsam sein kann. Im anschließenden Austausch entstehen unterschiedliche Gefühle von Scham bis Zeigelust, die über das Gemalte hinaus einen Blick in den Umgang mit eigenen »Produktionen« erlauben und in reiferen Gruppen natürlich dann auch einen Austausch darüber, der sehr aufschlussreich sein kann.

Eine besondere Anwendung bietet Malen im Anschluss an eine

Imagination, um die Bilder, die sich in der Fantasie gezeigt haben, auch den anderen in der Gruppe zugänglich zu machen, aber auch, um das Bild, als »Anker« und Erinnerung an die damit verbundenen Erfahrungen und Erkenntnisse, mit nach Hause und damit mit in den Alltag zu nehmen.

Das Gestalten von Collagen, Masken und Tonfiguren bietet weitere Ausdrucksmöglichkeiten.

Malen eines Gruppenbildes

Eine weitere besondere Anwendung ist das gemeinsame Malen eines Gruppenbildes zu Themen wie z. B.: Wie viel Nähe und Distanz brauche ich? Wo und wie setze ich Grenzen?

Zur Sichtbarmachung der Gruppendynamik kann die Aufgabe lauten: Gruppe malt Gruppe oder auch: Gruppe malt sich auf einem Schiff, bei einem Theaterstück, auf dem Jahrmarkt, wobei jedes Gruppenmitglied seinen Platz bekommt und sich nimmt. In der Bearbeitung geht es dann um die eigenen Gefühle der Gruppe und Einzelnen gegenüber und die Gruppendynamik wird besprochen. In Phasen, in denen die Gruppe Teilnehmer:innen verabschiedet und neue aufnimmt, kann das Malen der sich verändernden Gruppendynamik helfen, die entstandenen Prozesse zu verstehen und zu verbalisieren. In allen Fällen sollte genügend Zeit für die Aufarbeitung eingeplant werden, und zwar nicht nur für das Endergebnis, sondern auch für den gesamten inneren und äußeren Prozess.

Zu bedenken ist: Beim Malen wird unter Umständen ein Leistungsaspekt angesprochen, der manche PatientInnen blockiert.

10.4.8 Soziometrische Aufstellungen

Unter Soziometrie versteht man eine ursprünglich von Jacob Moreno in den 1930er-Jahren entwickelte Technik, Beziehungen der Gruppenmitglieder untereinander sicht- und damit bearbeitbar zu machen. Eine soziometrische Aufstellung zeigt die aktuelle Beziehung der Gruppenmitglieder zueinander, zu einem Mitglied oder zu einem Thema im Hier und Jetzt. Dies kann auf ganz unterschiedliche Weise erfolgen.

In einer meiner Gruppen (SP) entstand eine Situation, in der eine Teilnehmerin, Dalia, äußerte, sie glaube, dass es an der Zeit sei, die Gruppe zu verlassen, sie sei sich aber nicht sicher. Ihre Ambivalenz schien auch andere Gruppenmitglieder zu verunsichern – ein Gruppengespräch brachte keine Klärung. Da entschied ich, das Medium zu wechseln: Mit einem farbigen Wollfaden, den ich als Kreis auf dem Boden auslegte, symbolisierte ich die Gruppe und bat die Anwesenden, sich nach dem Grad ihres momentanen Zugehörigkeitsgefühls zur Gruppe aufzustellen. Während alle anderen sich – mal weiter in die Mitte oder mehr am Rand – spontan in den Kreis stellten, nahm Dalia einen Platz außerhalb des Kreises ein. Nach kurzer Besinnung trat sie in den Kreis hinein, fühlte noch einmal nach und sagte dann sehr bestimmt: »Nein, es ist noch nicht Zeit zu gehen. Hier fühlt es sich richtiger an. Ich spüre, dass hier in der Gruppe mein Platz ist!«

Die durch Symbolisierung (Wollfadenkreis) sichtbar gemachte Gestalt der Gruppe mit klaren Außengrenzen und den Mitgliedern im Inneren des Kreises ermöglichte der Patientin, sich selbst nacheinander in den beiden Polen der zuvor nur gespürten Ambivalenz zu erleben. Sie konnte sich dann klar für eine Seite entscheiden; die innere Spannung war aufgelöst.

Auch andere soziometrische Interventionen lassen sich ertragreich in einer Therapiegruppe nutzen:

1. Die Aufgabe lautet an alle: Versuchen Sie sich so aufzustellen, dass Ihre momentan gefühlte Nähe zu den anderen der eingenommenen räumlichen Distanz entspricht.
2. Eine Person steht in der Mitte. Die Aufgabe lautet nun: Suchen Sie sich einen Platz, der Ihrer momentan gefühlten Nähe zu der Person in der Mitte entspricht.
3. Weniger stark konfrontierend – da die Beziehung zu den anderen nicht direkt dargestellt wird – ist die Bitte an die Teilnehmenden, sich gemäß einem Kriterium aufzustellen, z. B.: »Stellen Sie sich bitte entlang einer Linie auf, je nachdem, wie stark Sie sich als angepasst oder rebellisch fühlen.« Oder ein Stuhl repräsentiert

das Thema, zu dem sich die Gruppenmitglieder in Beziehung setzen.

Diese Art der Gruppensoziometrie ist wie »Gruppe malt Gruppe« gut einsetzbar, wenn ein neues »Kapitel« ansteht, z. B. vor der Sommerpause oder wenn Neue hinzukommen. Die Gruppe kann sich zu Einzelnen aufstellen, wenn ein Mitglied z. B. nicht fühlen kann oder sich unsicher ist, welchen Platz es in der Gruppe hat, und danach fragt. Die dadurch entstehende Transparenz ist oft unerwartet und macht die Beziehungen leichter besprechbar.

Eine Möglichkeit ist, die Aufstellung unkommentiert wieder aufzulösen und weiter an dem Thema zu arbeiten, das als Nächstes eingebracht wird – und sicherlich einen Bezug zur Aufstellung hat. Dann gehen wir davon aus, dass die Erfahrung des Aufstellens ausreicht, um Veränderungsprozesse in Gang zu bringen. Eine andere – und vor allem bei neuen Gruppen stärker entängstigende Methode – besteht darin, in der Aufstellung jede Person zu fragen, was ihre Position bedeutet, und eventuell, in welche Richtung sie sie gerne verändern möchte und was sie dazu braucht.

Soziometrische Übungen können eine stark konfrontierende Wirkung entfalten, wenn z. B. einem Gruppenmitglied dadurch bewusst wird, wie wenig es in die Gruppe integriert ist. Daher sollte unbedingt genügend Zeit für die Aufarbeitung zur Verfügung stehen.

10.4.9 Arbeit in Kleingruppen

Gruppendynamisch bedeutsam sind Untergruppen in der Gruppe: Viel- und Wenigredner, Männer und Frauen, Junge und Ältere. In größeren Gruppen, durchaus auch schon ab sechs Teilnehmer:innen, ist es möglich, die Gruppe hin und wieder einmal in Kleingruppen arbeiten zu lassen, die zunächst in einem Aspekt gleich sind und sich dann in ungleichen Paaren oder Kleingruppen austauschen (vgl. Kap. 11.5).

»Wenig – mittel – viel«

> Jedes Mitglied teilt sich selbst einer Gruppe zu, je nachdem ob es sich viel, wenig oder mittel viel redend wahrnimmt. Es werden die Vor- und Nachteile, die positiven wie negativen Erfahrungen ausgetauscht und auch erste Hypothesen, was funktional daran war, sich so zu entwickeln. Wie waren die Eltern, wie war es in der Schule usw.? Dann erfolgt ein Austausch in der ganzen Gruppe oder – falls möglich – werden die Kleingruppen jetzt so gemischt, dass in jeder Gruppe jede Position vertreten ist.

Diese Methode kann eingesetzt werden, wenn Vielredner in der Gruppe Ablehnung einladen oder auch wenn sehr stille Mitglieder trotz Einladung nicht ins Sprechen kommen.

»Platz in der Geschwisterreihe«

> Die Gruppenmitglieder teilen sich danach auf, welchen Platz in der Geschwisterkonstellation sie in ihrer Familie eingenommen haben: Einzelkinder, ältestes, jüngstes, mittleres Geschwisterkind oder wechselnde Rollen in Patchworkfamilien. Was war das Gemeinsame an der jeweiligen Rolle? Wie wirkt sich das noch heute in der Art aus, Beziehungen einzugehen? Und hier in der Gruppe?

10.4.10 Übung zu Gruppennormen

Gruppendynamische Prozesse führen in jeder Gruppe zur Herausbildung von Werten, die Dos and Don'ts, die nicht unmittelbar besprochen werden. Die unbewussten Werte und Normen der Gruppentherapeut:innen haben wahrscheinlich hier einen großen Einfluss. Ein Verstoß gegen die Normen wird von der Gruppe spürbar »bestraft«, Mitgliedern wird deutlich gemacht, dass sie sich an die Normen zu halten haben. Dies trifft häufig neue Mitglieder (vgl. Beispiel in Kap. 4.5)

Eine Möglichkeit: Jedes Mitglied schreibt zwei oder drei Gruppenregeln auf, von denen es glaubt, dass sie in der Gruppe gelten, und die ihr oder ihm wichtig sind. Alle Regeln werden reihum auf ein Blatt geschrieben. In einer zweiten Runde darf jedes Mitglied eine Regel, die es verändern möchte bzw. die nicht gelten soll, durchstreichen. In der anschließenden Runde können so zuvor implizite Normen und Regeln besprochen werden.
Eine andere: »Stellen Sie sich vor, die Gruppe ist einstimmig ärgerlich auf Sie, weil sie etwas getan haben, was hier nun echt nicht geht! Was fällt Ihnen als Erstes ein, was Sie getan haben könnten?«

Unserer Erfahrung nach zeigen sich beim Vergleich der gefundenen Normen zunächst Unstimmigkeiten in dem Wunsch nach Harmonie und bedingungsloser Unterstützung einerseits und dem Wunsch nach authentischem Feedback und einer konstruktiven Konfliktkultur andererseits, die dann den Boden für mehr konstruktive Diversität bereiten können.

10.4.11 Feedback und Sharing

Feedback und Sharing sind sehr wertvolle Techniken in der Gruppenarbeit, die im Einzelsetting so überhaupt nicht möglich sind. Nach jeder Einzelarbeit in der Gruppe sollte Raum für Feedback an die Person, die die Einzelarbeit gemacht hat, und eine Sharing-Runde mit der Frage: »Was hat das Erlebte in mir ausgelöst?« eingeplant werden. Wenn die Person, die vorher im Mittelpunkt war, gerne ein Feedback möchte, sollte das vor dem Sharing gegeben werden. Es sichert dem Protagonisten oder der Protagonistin den Platz in der Gruppe, holt ihn oder sie in die Gruppe zurück, nachdem er oder sie sich in einer exponierten Rolle gezeigt hat.

Feedback als Gruppenintervention

Feedback in der Gruppendynamik ist eine Methode, bei der einer Person von allen, die das möchten, eine Rückmeldung zu einer Frage gegeben wird. Feedback ist eine direkte und konkrete Form der Rückmeldung über das Verhalten eines Gruppenmitglieds. Wichtig ist: Diese Rückmeldung basiert auf der subjektiven Wahrnehmung der oder des Feedback-Gebenden. Damit ein Feedback konstruktiv und wirksam sein kann, sind die Art und Weise und der Zeitpunkt wichtig. Die Gruppentherapeutin oder der Gruppentherapeut vermittelt die Feedback-Regeln für das Geben und Annehmen des Feedbacks. Die Uni Göttingen – Hochschuldidaktik (2021) – schreibt dazu:

Das Feedback sollte ...

... wertschätzend formuliert sein.
... in der Ich-Form formuliert sein.
... beschreibend sein (und nicht bewertend oder interpretierend).
... nützlich sein.
... spezifisch sein (klar und genau formuliert).
... erwünscht sein.
... konkret und umsetzbar sein (auf Verhalten bezogen).
... neue Informationen geben.
... ausgewogen sein (Positives sowie Negatives hat seinen Platz).
... auf zukünftiges Verhalten blicken.
... Prioritäten setzen.

Regeln beim Feedback-Annehmen

Der/die Feedback-Nehmer:in sollte ...

... den/die Feedback-Geber:in ausreden lassen.
... sich nicht rechtfertigen, erklären oder verteidigen; das Gesagte unbedingt so stehen lassen.
... sich Zeit nehmen, um über die Inhalte des Feedbacks nachzudenken und für sich zu bestimmen, was daraus mitgenommen werden kann.
... sich für das Feedback bedanken.

Die Einführung von Feedback-Regeln ist im Prinzip Psychoedukation (s. u.), wodurch konstruktive Interaktionsregeln für Beziehungen auch im Alltag vorgestellt und eingeübt werden.

Eine strukturierte Form des (kritischen) Feedbacks umfasst folgende Schritte:

Feedback-Geber:in:
1. Ich habe wahrgenommen, … (**W**ahrnehmung)
2. Das wirkt auf mich bzw. macht mit mir … (**W**irkung)
3. Und ich wünsche mir von dir … (**W**unsch)

Feedback-Nehmer:in:
4. bedankt sich … (**D**anke)
5. antwortet auf den Wunsch bezogen. (**E**rwiderung)
   Und dann wird gewechselt.

Als Erinnerungsbrücke für diese Art des Feedbacks hat sich »www.feedback.de«[17] etabliert. Es wird klar unterschieden zwischen Wahrnehmung, die jede:r teilen kann, und Wirkung, die individuell ist und die später auch auf Übertragungsaspekte untersucht werden kann. Die Ergänzung mit dem Wunsch und der Erwiderung gibt die Möglichkeit, die Beziehung beidseitig in eine konstruktive Richtung zu entwickeln.

Auch zur Klärung von konflikthaften Begegnungen ist die obige Struktur hilfreich. In der Therapiegruppe werden zusätzlich (Kreuz-)Übertragungsaspekte untersucht.

Sharing als Gruppenintervention

Sharing ist wie Feedback eine Rückmeldung für eine Protagonistin oder einen Protagonisten, etwa nach einer Einzelarbeit in der Gruppe. Im Sharing wird, anders als im Feedback, berichtet, was die übrigen Gruppenmitglieder während der Einzelarbeit mit den Themen, der Art der Themen und ihrer Bearbeitung erlebt haben, woran sie aus eigenem Erleben an anderer Stelle erinnert waren und welche Gefühle und Gedanken aufkamen. Es ist eine Selbstöffnung, die nicht (mehr) direkt auf die vorausgegangene Arbeit bezogen ist.

17 Das ist keine reale Internetadresse, sondern nur eine Gedächtnisstütze!

Sharing gehört zu jedem Abschluss einer Einzelarbeit, entlässt die Protagonistin bzw. den Protagonisten aus dem Zentrum der Aufmerksamkeit und macht das Thema zum Gruppenthema. Dadurch bringt es die Gruppe wieder zusammen.

10.5 Psychoedukation und Informationsvermittlung

In jeder Gruppensitzung werden auf direkte oder indirekte Weise auch Informationen an die Teilnehmenden vermittelt. Bei Yalom heißt dieser Wirkfaktor »Informationsvermittlung«. Sie kann durch die Gruppenleitung geschehen, aber auch durch andere Gruppenteilnehmer:innen, die vielleicht Lösungsmöglichkeiten für ähnlich gelagerte Probleme gefunden haben und so auf direkte oder indirekte Art vermitteln: So kann man's auch machen – und es wirkt! Oder sie können sich gegenseitig hilfreiche Hinweise geben, z. B. für Unterstützungsmöglichkeiten bei bestimmten Problemen, Klinikerfahrungen, Erfahrungen mit Psychopharmaka und vieles mehr.

Psychoedukation meint darüber hinaus, Wissen über psychologische Zusammenhänge zu vermitteln, die in der Gruppensituation gerade hilfreich sein können: Dies kann Wissen über Erkrankungen, deren Symptome, Ursachen, Verlauf, Behandlung und Bewältigung sein, mit dem Ziel, Verständnis für eine Erkrankung zu entwickeln und eine emotionale Entlastung und Entängstigung zu ermöglichen, die Hilflosigkeit mindert und Selbstwirksamkeit und Selbstverantwortung fördert.

So kann der scherzhaft formulierte Spruch: »Mut ist wie ein Muskel, den man trainieren kann«, verbunden mit einer kurzen Erklärung, dass das Vermeiden von angstauslösenden Situationen Ängste in der Regel verstärkt, den betroffenen Gruppenmitgliedern einen Anstoß zu Schritten zur Angstbewältigung im Alltag geben. Auch die Erklärung eines Abwehrmechanismus', wie z. B. der »Wendung der Aggression gegen das Selbst« hat oft einen nachhaltigen Effekt: Mitglieder weisen sich gegenseitig auf Selbstabwertungen hin und werden achtsamer, wie sie mit sich umgehen und über sich sprechen. Und bei einem Gruppengespräch über Schuldgefühle kann die kurze

Erklärung, dass »Schuld« und »Schuldgefühle« nicht das Gleiche sind, entlasten. Dies kann einen Anstoß zu einem nachhaltigen Umbewertungsprozess geben. Für diese kurzen psychoedukativen Interventionen gibt es viele Beispiele.

Häufiger noch findet Psychoedukation in der Gruppe im Prozess der Beziehungsklärung eher indirekt statt. Kleine Bemerkungen wie: »Kein Wunder, dass Sie da wütend geworden sind!« enthalten neben dem Inhalt implizit Wissen darüber, welche Situation welche Gefühle hervorrufen kann.

Zu Beginn einer Gruppe mit therapieunerfahrenen Mitgliedern können Hinweise auf eine direkte Art der Kommunikation sinnvoll sein. So sind z.B. »Ich-Botschaften« zunächst vielen nicht vertraut und Gruppenmitglieder sprechen per »wir« und »man«. Die ersten Versuche, per »ich« zu sprechen, sind dann manchmal ein bisschen holprig. Aber schnell wird klar, wie viel persönlicher und wesentlicher ein Gespräch wird, wenn jede:r von sich spricht.

So entwickeln die Teilnehmer:innen im Laufe der Zeit ein in- und explizites psychologisches Beziehungswissen, das sowohl erlebt als auch besprochen wird.

Die Psychoedukation in der TP-Gruppe hat, anders als in psychoanalytischen Gruppen, einen wichtigen, prozessabhängigen Platz. Im Gegensatz zu verhaltenstherapeutischen Gruppen, z.B. DBT-Gruppen (Linehan 2016), wird Informationsvermittlung in tiefenpsychologisch fundierten Gruppen jedoch nicht systematisch im Rahmen eines Skillstrainings eingesetzt, sondern wird von Fall zu Fall erfolgen und bei Bedarf eingestreut werden.

KAPITEL 11

Herausfordernde Situationen im Gruppenprozess

Im Folgenden sind Situationen beschrieben, die wir aus unseren Erfahrungen als Gruppentherapeutinnen herausfordernd fanden und finden. Natürlich ist die Liste nicht vollständig. Wir haben die Gruppensituationen mit Beispielen konkretisiert und mögliche Lösungen beschrieben, die wir – in vier Fällen auch Kolleg:innen – gewählt haben und die unserer Art des therapeutischen Vorgehens entsprechen. Natürlich sind auch die Vorschläge für Lösungen nicht die einzig möglichen oder richtigen. Sie sollen lediglich Anhaltspunkte geben, in einen Reflexionsraum zu kommen und stimmige eigene Lösungen zu finden.

11.1 Einzelne scheinen nicht in die Gruppe zu passen

Nicht immer lässt sich die Idee der Arche Noah, dass jedes Mitglied ein ähnliches anderes findet, umsetzen. Und manchmal stellen wir dann fest, dass Einzelne nicht oder nicht mehr in die Gruppe zu passen scheinen, wenn z. B. jemand die Gruppe verlassen hat. Nur *ein* Mitglied ist so alt oder jung, nur *eines* hat studiert oder kein Abitur, nur *ein* Mann oder *eine* Frau oder *ein* queeres Mitglied ist dabei. Die Weltsicht, die Erfahrung, die Sprache unterscheiden sich in der Regel wesentlich, wenn Alter, Bildungsniveau, sexuelle Orientierung, Herkunft, aber auch wenn die Diagnosen, das Strukturniveau oder die Therapieerfahrung in der Gruppe unterschiedlich sind.

Für die Rolle des »besonderen« Mitglieds gibt es nun (mindestens) drei Möglichkeiten, die nicht starr sind, sondern sich im Prozess der Gruppe auch verändern können: erstens die Rolle mit Alleinstellungsmerkmal, das anerkannt und willkommen ist. Das Mitglied wird zu Zeiten sogar idealisiert und wertet die Gruppe auf, weil es von den anderen mit projizierten Ich-Ideal-Eigenschaften ausgestattet wird; zweitens die Rolle des Mitglieds, das anders ist, sich aber anpasst an das, was die anderen aus anderer Lebensperspektive erkennen lassen und dadurch möglicherweise eine korrigierende, umfassendere Sichtweise auf die Welt bekommt, möglicherweise aber auch an eigenen wichtigen Themen nicht so konstruktiv weiterarbeiten kann, weil eine Passung fehlt; und drittens die Rolle des Außenseiters, des anderen in der Gruppe, an dem sich die Gruppe reibt und konturiert.

Vor allem die letztgenannte Rolle ist problematisch. Antons (2000, S. 307) schreibt dazu: »In den meisten Gruppenverläufen gibt es Phasen, in denen ein Mitglied nicht dazuzugehören scheint; was er oder sie tut, ist ›daneben‹, unpassend, falsch. Dies kann bis zur Ausstoßung oder dem Abbruch der Teilnahme dieses Mitglieds gehen.« Und sinngemäß weiter: Die Außenseiter:innenposition nehmen Menschen ein, die entweder in der Lebensgeschichte schon eine Position als Außenseiter:in eingenommen haben und diese durch ihr Verhalten immer wieder einnehmen oder aber Menschen, die sich »aufgrund unveränderbarer Eigenschaften« von den anderen unterscheiden.

Sie geraten leicht in eine Omega-Position. In einer funktionierenden Gruppe unternehmen alle ständig unbewusste oder bewusste Anstrengungen, um die Einzelnen und natürlich auch sich selbst zu integrieren. Manchmal allerdings fehlt die integrierende Kraft. Krisenhafte Themen kommen in den Vordergrund und es scheint gruppendynamisch entlastend, jemanden zum Außenseiter zu machen – etwa um von eigenen Themen abzulenken, sich in der Gruppe sicherer zu fühlen und selbst nicht abgelehnt zu werden. Die »Schwächsten« suchen dann sofort die größte Distanz zum Außenseiter, aus Angst, zusammen mit dem als anders erkannten anderen ausgegrenzt zu werden.

Dabei ist das Unterscheidungsmerkmal nur der Aufhänger – praktisch, weil es faktisch benennbar ist. Und wie bei der idealisierenden Aufwertung eines Mitglieds die eigenen nicht erreichten Idealvorstellungen projiziert werden, werden jetzt die abgespaltenen, verleugneten Anteile auf die »Außenseiter« projiziert. So will »man« nicht sein, das muss bekämpft werden!

Als Therapeut:in ist es wichtig, bei Idealisierung und Abwertung eines Mitglieds die Schindler'sche Beta-Position bewusst zu besetzen (vgl. Kap. 2.4). Zwei gefühlte Extreme müssen balanciert werden, und zwar in jedem Moment der Gruppenarbeit. Wir können uns in solchen Situationen nicht mehr *einer* der konträren Positionen anschließen, dürfen ein Gefühl nicht validieren, ohne das Gegenteil als mögliches Gefühl zu benennen. Es erfordert erhöhte Wachsamkeit, diesen Prozess zu begleiten und der Gruppe zu ermöglichen, ein Omega wieder zu integrieren. Wir müssen unsere Gegenübertragung erst reflektieren, bevor wir agieren, vor allem dann, wenn Borderline-Patient:innen am Geschehen beteiligt sind, da dann eine projektive Identifikation aktiv werden kann, die uns mächtig auf eine Seite zieht. Aber zunächst einmal Beispiele:

In meiner Gruppe (ML) nahm eine Patientin teil, die den anderen vom Bildungsniveau her überlegen war. Sie hatte Wirtschaftswissenschaften studiert und arbeitete als Führungskraft in der IT-Branche. Sie nahm an der Gruppe teil, weil sie unter einer Fibromyalgie litt und die psychischen Faktoren aufklären wollte. Zu Beginn war ich unsicher, ob sie von der Gruppe profitieren könne, da die anderen Mitglieder eher ein bisschen schüchtern ihr gegenüber reagierten, sie zu jedem Mitglied gute Nachfragen zu stellen wusste und schnell zum »Star« der Gruppe wurde. Sie wurde beim Erzählen häufiger angeschaut, als sei sie die Einzige, der etwas erzählt wird, und sie wurde – als sie einmal fehlte – sehr vermisst. Dabei ging sie nicht mit mir in Konkurrenz, sondern blieb in der Rolle der Teilnehmerin. Es war eher die Gruppe, die sie zur Co-Therapeutin machte und sie idealisierte.

Nach einer Weile führte ich bei den anderen Gruppenmitgliedern scherzhaft die Frage ein: »Und was würde deine innere (Name der Alpha-Teilnehmerin) dazu sagen?« Dieser Hinweis auf die eigene innere Weisheit kam zusehends an. Natürlich blieb die Teilnehmerin in der Alpha-Position, aber die anderen wuch-

sen, indem sie ihr eigenes »Alpha« entdeckten. Ich stellte mir allerdings die Frage, ob und wie die Teilnehmerin von der Gruppe profitierte. Sie brachte selten eigene Themen ein, die Spiegelungen der Gruppe waren wenig neu für sie und es gab offenbar eine Scham, sich auf eine Einzelarbeit vor der Gruppe einzulassen. Trotzdem kam sie kontinuierlich und schien von der Gruppe zu profitieren. Sie nahm Schwankungen in ihrer Fibromyalgie wahr, konnte auslösende Faktoren besser bestimmen und blühte auf.
In einer von ihr gewünschten Einzelsitzung erzählte sie dann, dass sie in der Gruppe endlich die Wertschätzung bekomme, die sie so dringend brauche und für die sie sich auf ihrer Arbeitsstelle so anstrengen müsse, immer gewahr, dass es Konkurrenten für ihren Job gebe. Sie genieße es, dass sie für die Gruppe nicht verantwortlich sei, weil ich sie leite und sie sich innerlich anlehnen könne. Diesen heimlichen narzisstischen – und durchaus heilenden – Gewinn hat sie allerdings der Gruppe nie mitgeteilt.

In einer anderen Gruppe hatte ich (ML) eine Teilnehmerin, 55 Jahre alt, die sehr jung aus Syrien nach Deutschland verheiratet worden war, sich aus ihrer Ehe mit fünf Kindern herausentwickelt und lange in einer Migrationsberatungsstelle gearbeitet hatte. Sie kam wegen Panikattacken in die Gruppe, war seit drei Jahren arbeitslos und begann unter Flashbacks zu leiden, die vor allem ihre erste Zeit in Deutschland betrafen – eine extreme, für die anderen Gruppenmitglieder emotional schwer nachvollziehbare Lebensgeschichte. Die Patientin war zunächst sehr zurückhaltend. Dann blühte sie auf, begann zu erzählen und genoss die Aufmerksamkeit der Gruppe. In ihren sehr bildhaften Erzählungen waren Vorstellungen und Werturteile eingewoben, die denen der anderen Teilnehmer:innen nicht entsprachen.
Die Gruppe reagierte zunächst zurückhaltend, wurde dann sehr unruhig und ich auch. Ich fand plötzlich ihre Erzählungen zu lang, ärgerte mich über das traditionelle Mann-Frau-Verhältnis, das unhinterfragt mittransportiert wurde, und merkte: Das ist zu heftig, wie ich reagiere. Wie geht es den anderen? Ich fragte in die Gruppe, was los sei, ich nähme Unruhe wahr und es kamen vor-

sichtige Äußerungen von Kritik an der Teilnehmerin, so z.B.: »Ich weiß nicht genau, was du erzählen willst und wobei wir dir behilflich sein sollen.« Die Patientin drohte, in die Außenseiterposition zu geraten – auch aufgrund meiner Gegenübertragung –, und ich war unsicher, ob sie mit der geäußerten Kritik zurechtkam, auch aus kulturellen Gründen, denn in arabischen Ländern ist es meines Wissens nicht üblich, Kritik offen auszusprechen. Andererseits lebte die Patientin bereits über 40 Jahre in Deutschland und war in unserer Kultur zu Hause.

Ich steuerte aktiv und nahm die Beta-Position ein: »Ich glaube, da sind jetzt verschiedene Vorstellungen im Raum, was erzählt wird und wie lange und mit welchem Ziel. Wie geht es Ihnen mit dem Erzählen?« Ich wollte ihr die Deutungsmacht über die Situation zurückgeben. Die Patientin baute die Kritik sofort ein und sagte: »Es war schön, euch so viel erzählen zu können, aber ich habe gehört, jetzt ist es genug.« Ich spürte, sie war verletzt und wusste gleichzeitig: Die Gruppe konnte ihr nicht weiter zuhören. Ich sagte: »Ich kann mir vorstellen, dass Sie jetzt verletzt sind, ich wäre das an Ihrer Stelle wohl schon.« Sie begann zu weinen, das ließ die anderen wieder mitfühlen und die gemeinsame Arbeit konnte ohne Polarisierung weitergehen.

Hier war der Einwand, dass auch ich in ihrer Situation verletzt wäre, hilfreich, weil ich mich damit vor der Gruppe mit dem »Omega« identifiziert hatte. Dadurch bekam die Verletzung mehr Gewicht, konnte nicht als z.B. übertrieben abgewertet und abgewehrt werden.

Die Identifizierung mit dem Omega, manchmal sogar, sich unter das Omega zu stellen, ist eine wichtige Steuerungsmöglichkeit, um die Polarisierung in »Gut« und »Schlecht« aufzuheben und das betreffende Gruppenmitglied wieder in die Gruppe zu integrieren.

Das war die Voraussetzung dafür, dass zu einem späteren Zeitpunkt das darunter liegende Konfliktthema der unterschiedlichen Kultur- und Wertvorstellungen (Mann-Frau-Verhältnis etc.) in der Gruppe bearbeitet werden konnte, ohne dass die betreffende Patientin dadurch erneut in eine Außenseiterposition geriet.

11.2 Rütteln am Rahmen

Es gibt verschiedene Möglichkeiten, wie Patient:innen ihre Probleme und/oder ihren Widerstand gegen deren Bearbeitung auf indirekte Art zum Ausdruck bringen können – eine davon ist das »Rütteln am Rahmen«. Damit ist gemeint, dass die Betreffenden auf die eine oder andere Weise die vereinbarten Rahmenbedingungen nicht einhalten. Dies kann zum Beispiel durch häufiges Zuspätkommen, unentschuldigtes Fehlen oder »Vergessen« der Sitzung geschehen. Uns ist es dabei wichtig zu betonen, dass nicht jede Rahmenverletzung ein Widerstand ist. Auf die junge Mutter, die vergisst abzusagen, weil ihr Baby plötzlich krank geworden ist und herumgetragen werden muss, werden wir anders reagieren als auf das Gruppenmitglied, das mit der lapidaren Bemerkung »Bus verpasst« schon wieder zu spät kommt.

Schwierig für uns als Gruppentherapeut:innen ist dabei ganz konkret, dass wir das Gruppenmitglied, das fehlt, nicht direkt ansprechen können. Auch beim Zuspätkommen einer Teilnehmerin oder eines Teilnehmers finden wir uns oft in einer Situation, in der die Gruppe schon mit einem anderen Thema beschäftigt ist und wir die Frage, was der Hintergrund der Verspätung ist, zurückstellen müssen.

Grundsätzlich ist es wichtig, dem Umgang mit Verletzungen von Rahmenbedingungen Priorität einzuräumen. Mehrmaliges Fehlen kann eventuell ein Hinweis darauf sein, dass das betreffende Gruppenmitglied im Begriff ist, die Gruppentherapie zu beenden oder abzubrechen. Das sollte zum nächstmöglichen Zeitpunkt angesprochen werden. Dabei ist es ratsam, nicht so sehr auf den Aspekt abzuheben, dass die getroffene Vereinbarung nicht eingehalten wird, weil die oder der Betreffende dadurch in eine wenig fruchtbare Rechtfertigungsposition geriete. Interessanter und psychotherapeutisch wirksamer ist es, wenn es uns gelingt, auf einfühlsame Weise den Raum für gemeinsame Überlegungen zu öffnen, was die Bedeutung dieses Verhaltens sein könnte und woher im Leben die oder der Betroffene dies Muster kennt.

Nicht in jedem Fall ist es jedoch notwendig oder sinnvoll, dass die

Gruppenleitung das Problem anspricht, wie das folgende Beispiel zeigt:

In einer meiner Gruppen (ML) kam ein Patient immer wieder zu spät. Mal zwei, mal fünf, aber auch mal zehn Minuten. Ich war genervt, zumal ich nie wusste, ob er vielleicht gar nicht kommt. Bei Genervtheit lieber nicht konfrontieren, dachte ich. Es war ein somatisch schwer kranker Patient und ich hatte die Befürchtung, wenn ich ihn konfrontiere, gerate ich in eine negative Übertragung (rigide, entwertende Mutter). Ich hatte es einmal angesprochen und er sagte entschuldigend, er habe sich für fitter gehalten, er habe mit dem Fahrrad dann doch länger gebraucht – eingeladen wurde mein Mitgefühl für seine körperliche Schwäche, die aggressive, widerständige, eigenverantwortliche Seite hatte ich nicht zu fassen bekommen. Ich war mit dem Thema innerlich noch nicht weiter, als eine Mitpatientin ihn beim nächsten verspäteten Hereinkommen sehr freundlich fragte: »Darf ich dich mal was fragen?« »Ja.« »Würde es dir etwas ausmachen, pünktlich zu kommen? Mich stört das nämlich, wenn du zu spät kommst.« Er sagte: »Ja, das kann ich probieren« und war seitdem pünktlich zu Beginn der Sitzung da.

Später wurde klar, dass er zwischen zwei Forderungen geriet, die er beide gerne erfüllen wollte, nämlich einerseits die seiner Frau, die nicht möchte, dass er sie alleine lässt, und andererseits die der »strengen, rigiden Mutter«, die auf einer starren Ankunftszeit besteht. Er selbst kam in der Entscheidung nicht wirklich vor und geriet so häufig unter Stress.

11.3 Schweigen in der Gruppe

Ich (ML) sitze um 17.10 h mit sieben Teilnehmer:innen (vier Frauen, drei Männer) in der Gruppe. Um 17.00 h haben wir uns getroffen, jedes Mitglied hat blitzlichtmäßig etwas gesagt und nun herrscht Schweigen – länger als sonst, so lange, dass ich beginne, nachzudenken und zu spüren, was das Schweigen zu bedeuten haben könnte. Wie lange kann ich warten, bis die erste Aussage kommt, wann sollte ich das Schweigen brechen, um niemand an bedrohliche innere Szenarien zu verlieren, und wie kann ich das Schweigen konstruktiv wandeln? …

Schweigen aller in verschiedenen Gruppensituationen ist ein häufiger auftretendes Phänomen und kann sehr verschiedene Bedeutungen haben. Eines vornweg: Zur Abklärung der eigenen Selbstanteile der Leitung ist es gut zu wissen, ob ihr persönlich Schweigen Mühe macht oder nicht. Wird sie schnell unsicher, ungeduldig, schläfrig, fühlt sich unter Druck gesetzt etc., wenn um sie herum geschwiegen wird? Dann würde sie ihre Gefühle nicht als Gegenübertragungsgefühle (GÜ) nutzen können und sollte das Schweigen brechen, um aus ihrer eigenen innerlich gefangenen Situation herauszutreten und die Gruppe wieder wahrnehmen zu können.

Die Standardintervention ist nach einer Weile die offene Frage an die Gruppe:

»Lassen Sie uns mal eine Runde machen: Wo sind Sie innerlich gerade? Was beschäftigt Sie gerade?«

Alle haben dann einen Überblick, wo die Einzelnen sind, aber auch einen Gefühlseindruck über die Qualität der Anwesenheit und Atmosphäre im Raum. In der weiteren Arbeit kann die Leitung sich dann auf einen energetisch besonders geladenen Beitrag beziehen und diesen vertiefen oder das benannte Thema der Gesamtgruppe aufgreifen.

Hinter den in der Runde geäußerten Themen liegt oft ein noch unbewusstes Gruppenthema, das die Beiträge verbindet. Um zu ergründen, was das »verschwiegene« Gruppenthema sein könnte, kann die Leitung – über die einzelnen Beiträge hinaus oder gerade auch durch sie hindurch

1. auf die entstehende Gegenübertragung achten und sich folgende Fragen beantworten:
   - Welche Qualität hat das Schweigen? Welche Atmosphäre breitet sich aus?
   - Welches Gefühl ist in der Runde im Raum? Ist es Angst? Wenn

ja, wovor? Konflikt und Aggression? Ablehnung? Nicht mehr zugehörig zu sein? Zu viel Nähe? Leistungsanspruch in der Gruppe? Angst, zu viel Raum einzunehmen?
- Gibt es zwei widerstreitende Gefühle, wie etwa Fluchttendenzen aus Angst vor etwas und gleichzeitig in der Gruppe bleiben zu wollen, und daraufhin eine Erstarrung in der Mitte?
- Nicht nur Angst, auch Aggressionen, Scham und Ekel sind Gefühle, die nur schwer angesprochen werden können. Und auch sie können zu Schweigen führen.
- Oder war es ein nachdenkliches Schweigen und die Gruppe brauchte »nur« Zeit, um Gedanken in Worte zu fassen?

2. Oft führt auch ein Blick auf den Prozess der Gruppe zu einer Hypothese:
   - Wurde vor dem Schweigen ein Thema angeschnitten, das lähmt, ängstigt oder wütend macht, und diese Gefühle sollen abgewehrt werden – z. B. weil die Teilnehmer:innen sich hilflos fühlen, sie anzusprechen?
   - Ist die Gruppe noch am Anfang und geht es um die Angst vor und die Sehnsucht nach tieferem Kontakt?
   - Habe ich mich als Leiter:in in letzter Zeit in eine Alpha-Position begeben, sodass die Gruppe erwartet, dass ich »sage, wo's lang geht«?
   - Gab es in der letzten Sitzung ein unabgeschlossenes Thema und die Gruppe sucht den Anschluss?
   - Gibt es einen unterschwelligen Konflikt zwischen Mitgliedern, der sich schon gezeigt hat, aber noch nicht bearbeitet wurde, und alle haben Angst hineinzugeraten
   - Oder, oder, oder …

Die Hypothese, was das Thema hinter dem Schweigen der Gruppe sein könnte, kann dann der Gruppe angeboten werden, z. B.:

- »Ich frage mich, ob sich hier gerade niemand traut, etwas zu sagen, weil Sie befürchten, zu viel Raum einzunehmen?«
- »Die passenden Worte zu finden, scheint gerade nicht leicht.«

- »Mir geht die letzte Sitzung durch den Kopf und ja, das war … aufregend, viel, neu, überraschend …« (Verifizieren der Gefühle der anderen und sich als Therapeut:in dazugesellen).
- »Ich spüre bei einigen Angst, sich hier zu zeigen.«
- »Ich frage mich, ob hinter dem Schweigen eben vielleicht auch Resignation, Enttäuschung und Wut stecken.«
- »Ich höre, dass Ihnen die letzte Sitzung doch noch nachgeht und es eine Unsicherheit gibt, wie es damit weitergehen kann.«

Als Nächstes wartet die Leitung ab, wer den Ball aufgreift, und wenn das niemand tut, wird nachgefragt: »Stimmt meine Einschätzung?« Oder: »Wie geht es Ihnen mit meinem Kommentar?« Oder: »Will jemand etwas hinzufügen?«

3. Weitere Möglichkeiten sind:
   - Das Schweigen nonverbal zum Ausdruck zu bringen, z.B. ein Bild zu malen.
   - Eine kurze Murmelgruppe (zwei nebeneinander sitzende Teilnehmer:innen tauschen sich kurz aus, vgl. Kap. 10.4.1) zur momentanen eigenen Befindlichkeit.
   - Jede/r schreibt auf einen Zettel: Was ich alles jetzt nicht sage …

Im Anschluss würde man dann die Frage stellen: »Und was davon soll in die Gruppe?« Oder: »Was hindert Sie daran, das jetzt mit den anderen zu teilen?«

11.4 Rückzugstendenzen eines Gruppenmitglieds

Rückzugstendenzen eines einzelnen Gruppenmitglieds sollten immer vorrangig beachtet werden. Wenn jemand sich nicht einbringt, kann das unterschiedliche Gründe haben: Eventuell ist bei dem oder der Betreffenden ein Thema aufgekommen, das so belastend erscheint, dass die- oder derjenige sich nicht traut, es in der Gruppe anzusprechen, oder keine Hoffnung hat, Hilfe zu erhalten. Häufig ist es auch ein erlerntes Rückzugsverhalten, welches Probleme anderer als schwerwiegender als die eigenen erachtet. Aber es kann auch sein, dass in der Gruppe etwas geschehen ist, das zu einer Kränkung, einer erlebten Zurückweisung oder Ablehnung geführt hat, und das betroffene Gruppenmitglied hat Angst, die Situation anzusprechen. Dies ist häufig mit einem stummen Vorwurf an die Leitung verbunden: Hast du es nicht gemerkt? Wieso hast du mich nicht geschützt?

In einer meiner Gruppen (ML) wurde bereits in einer frühen Sitzung Selbstverletzung thematisiert. Ein Patient berichtete, er habe sich immer in den Arm gebissen, wenn er die Spannung zu Hause nicht mehr ausgehalten habe. Er habe dann manchmal die Bissspuren tagelang auf dem Arm abgebildet gehabt. Als die Frau, in die er so verliebt war, ihm eine Absage erteilte, habe er sich das erste Mal, seit er von zu Hause ausgezogen sei, wieder gebissen. Ein anderer Patient erzählte im Laufe des Abends von Situationen, in denen er sich selbst geboxt hatte, weil er mit seinem Studienabschluss nicht weiterkam. Gleich zwei Mitglieder zogen sich daraufhin zurück und blieben auch auf Ansprache bagatellisierend abwehrend. Einer der beiden platzte dann in der Abschlussrunde heraus, dass er sich früher auch verletzt habe und dass das gerade in der Sitzung alles wieder hochgekommen sei. Wir blieben einen Moment bei ihm, ohne ihn die alte Situation schildern zu lassen. Ich fragte, ob er eine Einzelsitzung haben möchte, das wollte er aber nicht. Er werde sich melden, wenn er es bräuchte. Er hatte wenigstens Worte und einen Raum für sich gefunden, wenn auch sehr am Ende der Sitzung. Die andere Patientin, die die ganze Zeit still war, fragte dann nach einer Einzelsitzung.

Im Einzelgespräch wurde deutlich: Sie war zunächst entsetzt über die Schilderungen der anderen Gruppenmitglieder, fühlte sich selbst viel gesünder und hatte Zweifel, ob sie in der Gruppe bleiben wolle. Nach und nach erzählte sie, dass sie vor einigen Jahren mit einem schwer kranken Partner zusammengelebt hatte, der sich u.a. selbst verletzte und sie sehr erniedrigt und finanziell geschädigt hatte. Die Patientin war in eine dysfunktionale Abhängigkeit geraten, aus der sie ihre Freund:innen machtvoll gerettet hatten. Es wurde deutlich, dass sie in der Gruppe in einen Konflikt geraten war, einerseits den anderen den Raum zu lassen, wesentliche Dinge zu berichten, und andererseits auf die eigenen Grenzen zu achten und sich selbst den Raum zu nehmen, den sie in Reaktion auf diese Geschichten gebraucht hätte. Auf meine Nachfrage konnte sie sagen, auch sauer auf mich gewesen zu sein, dass ich sie nicht geschützt hätte – was ich als eine Übertragung ihrer Beziehung zu ihrer Mutter auf mich verstand, die sie vor dem schlagenden, trinkenden Vater nicht geschützt hatte.

Beide Male hatte das Stillwerden der Mitglieder, ihr Rückzug, einen wichtigen Hintergrund, der angesprochen und bearbeitet werden musste.

Innerer Rückzug kann auch ein Hinweis auf das nahende Therapieende sein. Das Mitglied fühlt sich insgesamt so stabil, dass es sich innerlich langsam aus der Gruppe verabschiedet. In allen Fällen sollten Rückzugstendenzen – wenn dies nicht aus der Gruppe heraus geschieht – von uns als Therapeut:innen angesprochen und aufgeklärt werden.

11.5 Ein Gruppenmitglied nimmt zu viel Raum ein

In Supervisionen begegnen wir häufiger der Frage, wie wir als Gruppentherapeut:innen mit Menschen umgehen können, die viel Raum in der Gruppe einnehmen, in der Regel durch langes Reden. Zunächst ist die wichtige Frage, die wir oft nicht sofort beantworten können, was das Gruppenmitglied motiviert, so viel zu sprechen. Ist es Unsicherheit, Angst vor Ablehnung, die über-redet wird? Etwa wie: Solange ich spreche, kann mich keiner kritisieren oder eine Gegenrede beginnen? Ist es ein dringendes Bedürfnis, im Mittelpunkt zu stehen und von allen gesehen und gehört zu werden? Ist es eine Schwäche, sich zu konzentrieren und den wichtigen Kern des Narrativs nachvollziehbar darstellen zu können? Ist etwas geschehen, das die lange Erzählung rechtfertigt? Oder gibt es eine Furcht: Wenn ich nicht rede, bin ich nicht da?

Die hypothetischen Gründe würden auf unterschiedliche Strukturniveaus und neurotische Beziehungsmuster schließen lassen. Zu Beginn einer Gruppe wissen wir aber noch nicht, welche Ursachen zutreffen. Trotzdem möchten wir in der Gruppe schon zu Beginn gedeihliche Regeln einführen und dazu gehört sicherlich, dass der vorhandene Raum der Gruppe für lebendige Interaktionen genutzt wird.

Auch ohne den Grund für das Verhalten zu kennen, und etwas davon vermittelt sich ja doch nonverbal über Stimmqualität und Atmosphäre, nehmen wir an der Reaktion der anderen Mitglieder wahr, ob sie noch zuhören oder schon abgetaucht sind. Und wenn Letzteres einzutreten beginnt und sich niemand wehrt, wir vielleicht auch schon verstohlen angeschaut werden, müssen wir intervenieren, wenn wir die Gruppe energetisch nicht verlieren wollen, und müssen die betreffende Person konfrontieren:

z.B. durch Aktives Zuhören: »Darf ich Sie mal unterbrechen? Habe ich Sie richtig verstanden, Sie haben erzählt, …« *und hier kommt eine Zusammenfassung, in der verstärkt die Gefühle, die berichtet wurden oder die wir spüren können, angeboten werden.* Wenn kein großer Einspruch kommt, kann die nächste Frage an die Gruppe gerichtet sein: »Wie geht es Ihnen mit dem Gehörten?« Und an die Person, die erzählt hat: »Sie dürfen jetzt einfach nur zuhören.« Oder: »Ich schlage vor, dass Sie das, was die anderen jetzt dazu sagen, einfach nur anhören, ohne gleich darauf zu reagieren. Ist das möglich?«

Oder: »Entschuldigung, ich möchte Sie an dieser Stelle unterbrechen: Schauen Sie sich mal um. Gibt es jemand, von dem Sie etwas zu Ihrer Geschichte hören möchten?«

Oder – und das wäre sehr konfrontierend: »Schauen Sie sich mal um. Ich habe den Eindruck, Sie haben die Zuhörer:innen verloren. Wollen wir mal untersuchen, an welcher Stelle das passiert ist?«

Die Interventionen haben das Ziel, den Kontakt zwischen Gruppe und der oder dem viel Redenden wieder herzustellen. Die Gefahr besteht in einer Beschämung des/der Erzählenden. Deshalb ist es wichtig, bei den ersten Anzeichen von nonverbalem Unmut in der Gruppe zu reagieren, denn je länger ohne Resonanz erzählt wird, desto größer später die Scham.

In späteren Phasen, bei stabiler, kohärenter Gruppe und einer guten Gruppenposition des »Vielredners« bzw. der »Vielrednerin« könnten wir auch die Gruppe ansprechen: »Ich nehme wahr, dass einige nicht mehr aufmerksam sind. Stimmt das und mögen Sie den Grund dafür nennen?« Dieses Vorgehen unterstützt die anderen Gruppenteilnehmer:innen dabei, authentisch auch unangenehme Gefühle auszudrücken. Falls dann in der dritten Person über das Gruppenmitglied gesprochen wird, ist die Intervention: »Sagen Sie das bitte direkt!« Als Nächstes braucht das Mitglied, das so viel erzählt hat und jetzt aus der Gruppe heraus konfrontiert wird, unsere emotionale Unterstützung. Zu einem späteren Zeitpunkt kann dann mit diesem Gruppenmitglied erarbeitet werden, was der Hintergrund des »Vielredens« ist.

11.6 Zu viele Anliegen in einer Sitzung

> Nach einer urlaubsbedingten Sitzungspause wird zu Beginn der Gruppensitzung deutlich, dass viele aktuelle Probleme angesprochen werden, die sich jedoch zu drei Themenbereichen zusammenfassen lassen: Probleme mit dem Neinsagen, freie Zeit nicht genießen können und aus Pflichtbewusstsein krank zur Arbeit gehen.
> Anstatt zu versuchen, diese wichtigen Themen nacheinander in der Sitzung zu bearbeiten oder einige auf die kommende Woche zu verschieben, entscheide ich (SP) mich in diesem Fall dafür, der Gruppe anzubieten, sich nach Themen geordnet für 20 Minuten zu Zweier- bzw. Dreiergruppen zusammenzusetzen. Den drei Kleingruppen werden zwei Leitfragen mitgegeben: 1.) In welchen Situationen fällt mir dieses Verhalten leicht bzw. schwer? 2.) Woher (in meiner Familie) kenne ich dieses Verhalten? – Es ergeben sich sehr angeregte Gespräche. Nach Ablauf der Zeit berichten die drei Kleingruppen von neuen Erkenntnissen.

Im Prozess einer Gruppentherapie gibt es immer wieder einmal Sitzungen, in denen viele drängende Probleme gleichzeitig angesprochen werden und überlegt werden muss, wie man am besten damit umgeht. In den meisten Fällen wird das auf eine Priorisierung hinauslaufen. Welches angesprochene Problem scheint am dringendsten? Gibt es Teilnehmer:innen, die lange Zeit keinen Raum für sich in Anspruch genommen haben und deswegen unbedingt zum Zuge kommen sollten? Welches Thema scheint für die ganze Gruppe wichtig und sollte daher in den Fokus genommen werden? Die Therapeutin oder der Therapeut kann die Entscheidung, wie zu verfahren sei, an die Gruppe geben und bitten, sich einmal darüber auszutauschen, was vorrangig besprochen werden soll.

Gleichzeitig kann es sinnvoll sein, sich die dahinter liegenden unausgesprochenen Normen, die in der Gruppe gelten, zu vergegenwärtigen: Bekommt hier immer diejenige Patientin oder derjenige Patient am meisten Aufmerksamkeit, der oder dem es am schlechtesten geht? Das könnte die unausgesprochene Regel befördern: »Mir muss es schlecht gehen, damit man mich wahrnimmt«. Oder bestimmt diejenige Person, die sich als Erste äußert, immer den weiteren Fortgang der Sitzung? Das würde für ruhigere oder langsamere Gruppenmitglieder bedeuten, dass es schwerer für sie ist, sich für ihre Probleme Raum zu nehmen. Oder kommt das Mitglied dran, bei dem die anderen Sorge haben, dass es Ärger gibt, wenn für es nicht genügend Raum vorgehalten wird?

Die im Beispiel gewählte Möglichkeit, in solch einem Fall einmal Kleingruppengespräche ohne therapeutische Unterstützung vorzuschlagen, hat einige Vorteile:

- Alle Gruppenmitglieder haben die Möglichkeit, ihre Anliegen zu besprechen,
- es erfolgt ein direkter Austausch in kleiner Gruppe mit jemandem, dem oder der es ähnlich geht,
- die Selbstwirksamkeit wird gestärkt: Auch ohne therapeutische Begleitung kann man sich gegenseitig unterstützen.

Die Therapeut:innen haben die Wahl, bei den einzelnen Gruppierungen kurz vorbeizuschauen und Hilfe anzubieten oder aber sich darauf zu verlassen, dass diese bei Bedarf angefordert wird. Es sollte genug Zeit eingeplant werden, am Ende wieder in der Gesamtgruppe zusammenzukommen und sich auszutauschen. Dabei kann es darum gehen, was inhaltlich besprochen wurde, aber auch darum, wie es war, mit den betreffenden Gesprächspartner:innen dieses Gespräch zu führen (Prozessebene).

11.7 »Die Probleme der anderen belasten mich zu stark.«

In meiner Gruppe (SP) junger Frauen wird Luzie während der Sitzung immer stiller. Darauf angesprochen sagt sie, dass sie beim Anhören von Minas heftiger Geschichte starke Kopfschmerzen bekommen habe, weil sie so viele Parallelen zu sich entdeckt habe. Sie könne sich gar nicht mehr auf die Sitzung konzentrieren. Mina ist noch mit der Gruppe bei der Bearbeitung ihrer Geschichte, sodass es nicht sinnvoll erscheint, sich in diesem Moment mit der Gruppenaufmerksamkeit Luzie zuzuwenden. Zwei Bedürfnisse stehen parallel im Raum. Ich entscheide, mit der Bearbeitung bei Mina zu bleiben und Luzie dabei zu unterstützen, für sich zu sorgen: Ich ermuntere sie, sich eine Sitzposition zu suchen, in der sie sich wohl und sicher fühlt, z. B. mit einer Decke auf dem Sofa oder auf dem im Raum vorhandenen Knautschsack. Es dauert eine Weile, bis Luzie das Angebot annimmt und es sich auf dem Knautschsack mit einer Decke bequem macht. Ich betone, dass Luzie für sich sorgen darf, sich von den Problemen anderer auch hier in der Gruppe abgrenzen darf, und dass sie hier nichts »aushalten« muss, wie sie es aus ihrer Familie gewohnt ist.

In einer späteren Sitzung legen sich zwei Teilnehmerinnen als Abgrenzung von einer belastenden Schilderung große Kissen vor den Bauch. Eine andere Teilnehmerin bittet, es sich während einer Sitzung auf der im Therapieraum befindlichen Couch bequem machen zu dürfen. Offensichtlich haben sie aus der Arbeit mit Luzie gelernt, für sich zu sorgen. Als die Patientin, die gerade ihre Belastungen schildert – verunsichert durch die Abgren-

zung der anderen – verstummt und sich in der Gruppe umschaut, wird sie von mir dabei unterstützt, bei sich zu bleiben, da die anderen gerade gut für sich sorgen.
In einer anderen Gruppe wird mit einer Patientin, die sehr sensibel auf starke Gefühle anderer Gruppenmitglieder reagiert, besprochen, dass sie in solch einem Fall auch die Möglichkeit hat, kurzfristig die Sitzung zu verlassen, aber bitte in der Praxis bleiben solle. Es gebe aber auch die Möglichkeit, aus dem Sitzkreis herauszugehen und sich in eine Zimmerecke zu setzen, sodass sie weiter dabei sein könne, aber mehr Distanz habe.

Es gibt immer wieder Situationen, in denen Gruppenmitglieder Mühe haben, sich von starken Emotionen anderer abzugrenzen. Dies kommt besonders häufig bei neuen Teilnehmer:innen vor und bei Patient:innen, die von ihren Eltern parentifiziert wurden und daher nicht lernen konnten, sich in positiver Weise abzugrenzen bzw. für sich zu sorgen. Die Möglichkeit einer symbolischen Abgrenzung durch eine Kissenbarriere oder räumliche Distanzierung innerhalb der Sitzung gibt den Teilnehmenden die Erlaubnis, bei sich zu bleiben, eigene Bedürfnisse ernst zu nehmen und den anderen ihren Raum zu lassen. Die Selbststeuerung von Nähe und Distanz sowie von Empathie kann geübt und erfahren werden.

Gleichzeitig bekommt die Gruppe mit, wie es dem betreffenden Gruppenmitglied gerade geht, kann nachfragen oder sich anderweitig auf die Situation einstellen. Aufgabe der Gruppenleiterin oder des Gruppenleiters ist es zu entscheiden, ob eine Bearbeitung der emotionalen Betroffenheit der Person, die sich abgrenzt, zu diesem Zeitpunkt möglich und sinnvoll ist oder ob es zunächst einmal nur darum geht, Abgrenzung und Selbstfürsorge zu üben.

Im Extremfall kann auch das kurzfristige Verlassen der Gruppensitzung eine Lösung sein. Es empfiehlt sich jedoch, im Vorhinein zu vereinbaren, dass die betreffende Person kurz Bescheid gibt, wenn sie die Sitzung verlassen möchte, aber die Räumlichkeiten nicht verlässt. Für die Gruppenleitung bestehen dann verschiedene Möglichkeiten, mit der Situation umzugehen:

- Bei Arbeiten in Co-Therapie könnte eine:r der Therapeut:innen die Sitzung verlassen, um sich um das abwesende Gruppenmitglied zu kümmern,
- man kann auch nach angemessener Zeit eine kleine Sitzungspause einlegen und schauen, wie es der Person, die die Sitzung verlassen hat, geht.

Wenn die betroffene Patientin oder der Patient wieder an der Sitzung teilnimmt, muss gemeinsam bearbeitet werden, was vorgefallen ist und ob es in Zukunft alternative Möglichkeiten geben könnte, eine zu starke emotionale Überflutung zu vermeiden. Von dieser Möglichkeit einer Selbstfürsorge muss ein »Agieren« unterschieden werden, das darauf abzielt, Aufmerksamkeit zu erlangen, die man anderweitig nicht zu bekommen glaubt. Das Achten auf die eigene therapeutische Gegenübertragung (Sorge, Mitgefühl oder Ärger?) hilft dabei, diese Motive zu unterscheiden.

11.8 Zwei haben ein Geheimnis

In der Anfangsrunde teilt Sandra mit, dass sie heute kein Problem ansprechen möchte. Ihr gehe es gut. Nora wird immer unruhiger, bekommt einen roten Kopf und steht erkennbar unter Druck. Gefragt, was mit ihr los sei, antwortet sie, dass sie total unter Druck stehe, weil sie privat von einer anderen Gruppenteilnehmerin etwas Wichtiges erfahren habe, ihr aber versprechen musste, das in der Gruppe nicht zu erzählen. Sie wisse nun nicht, was sie machen solle. Ich (SP) bestätige, dass es sich hier ja um eine schwierige Situation handelt, in die sie durch diese Zusage geraten sei. Ich wende mich an die Gruppe, mit der Frage, wie man mit dieser Problematik umgehen solle. Nun meldet sich Sandra, die Gesprächspartnerin der belasteten Teilnehmerin, zu Wort: Es gehe wohl um sie. Sie habe Nora anvertraut, dass ihr Freund sie bei einer Auseinandersetzung neulich wieder heftig geschlagen habe. Eigentlich habe sie ja allen gesagt, dass sie sich endgültig von ihm getrennt habe. Da habe sie sich wohl »was vorgemacht« und es sei »doof« von ihr gewesen, von Nora zu verlangen, das für sich zu behalten. Nora wirkt entlastet, muss sich aber noch mehrmals versichern, dass Sandra nun nicht böse auf sie ist, weil sie ihr Geheimnis indirekt verraten hat.

Solch eine Situation kann entstehen, wenn, wie in meiner (SP) Gruppe, den Teilnehmer:innen erlaubt ist, auch außerhalb miteinander in Kontakt zu treten. Allerdings lautet die Regel, dass das, was außerhalb besprochen wird, in die Gruppe eingebracht werden soll. Auch in Gruppen, wo die Möglichkeit von Kontakten außerhalb der Sitzung nicht erwünscht ist, können solche Gespräche natürlich vor der Tür, beim gemeinsamen Aufbruch nach Gruppenende oder bei der gemeinsamen Heimfahrt in öffentlichen Verkehrsmitteln stattfinden. Nicht immer löst sich die Situation so schnell auf wie in diesem Fall.

Hier war es sinnvoll, zu besprechen, in welchen Gewissenskonflikt Sandra Nora durch die Bitte um Geheimhaltung und Nora sich selbst durch ihre Zusage, dieses »Geheimnis« für sich zu behalten, gebracht hat. Wenn Sandra sich nicht gleich gemeldet hätte, hätte man den entstandenen Gewissenskonflikt in allgemeiner Form mit der Gruppe besprechen müssen und gemeinsam überlegen, was wohl bei den Beteiligten dahinterstehen könnte: eine Entlastung? Ein Loyalitätskonflikt? Eine Schamproblematik? Angst vor Strafe? Ein ambivalentes Vermeidungsverhalten (»Ich will mich nicht damit auseinandersetzen, teile es aber trotzdem jemandem mit.«)? Eine unbewusste Delegation wie im Beispiel? Oder andere Gründe?

Mit der Gruppe wurde im Anschluss besprochen, wer schon einmal in eine ähnliche Situation geraten sei, ein problematisches Geheimnis für sich behalten zu sollen, ein Versprechen zu brechen oder Loyalität von jemandem zu erwarten, der oder die sich daran nicht halten kann. Der gemeinsame Blick auf diese Themen entlastete die Beteiligten von Schuldgefühlen.

11.9 Kollision mit eigenen Werten

Hin und wieder gibt es Patient:innen, die uns mit den Wertvorstellungen, die sie vertreten, in eigene (Ambivalenz-)Konflikte stürzen. Dabei kann es sich um politische oder religiöse Einstellungen handeln, um Einstellungen zum Mann-Frau-Verhältnis und vieles mehr. Als Therapeut:innen haben wir gelernt, tolerant zu sein, auch Menschen zu behandeln, die in wesentlichen Lebensbereichen ganz andere Lebenseinstellungen haben als wir selbst.

Sind diese Einstellungen unseren eigenen sehr entgegengesetzt, kann dieser »Werte-Clash« schon in einer Einzeltherapie schwierig sein, in der Gruppe wirft er zusätzliche Probleme auf. Es kommt leicht zu Spaltungsbewegungen, wie wir zuletzt z. B. an der Debatte um eine Impfpflicht gesehen haben. Die Gruppenmitglieder werden die gegensätzlichen Einstellungen bzw. Werthaltungen, auch wenn wir sie nicht direkt aussprechen, spüren und den Impuls haben, sich zu positionieren – entweder in Identifikation mit dem Gruppenmitglied oder mit uns. Im ersteren Fall haben wir Teile der Gruppe oder die Gruppe insgesamt gegen uns, im letzteren Fall droht eine Isolation der Person mit der unerwünschten Einstellung und wir müssen uns an ihre Seite stellen, um sie aus der »Omega-Rolle« herauszuholen.

Andererseits spiegelt eine Vielfalt von Lebenseinstellungen, die sich in einer Gruppe wiederfinden, das bunte Kaleidoskop des Lebens wider und bietet allen Gruppenmitgliedern die Chance, sich damit auseinanderzusetzen, Toleranz zu üben und die eigenen Einstellungen zu überdenken.

Gerade bei Neuaufnahmen ist es daher wichtig, zu überlegen, wie viel Vielfalt die Gruppe und man selbst verträgt und (aus-)halten kann, um für alle Beteiligten einen konstruktiven therapeutischen Prozess zu ermöglichen.

Es folgt ein Beispiel, in dem es im Hintergrund um eine kontroverse gesellschaftliche Debatte um Sexarbeit als regulären Beruf ging (seit 2002 gesetzlich anerkannt).

Ein Kollege hatte mir (SP) eine junge Frau, Mutter eines kleinen Kindes, die er als Jugendliche über längere Zeit wegen psychosomatischer Störungen behandelt hatte, für die Gruppentherapie überwiesen und ich hatte sie zu Probesitzungen aufgenommen. Auf die Frage eines Gruppenmitglieds, ob sie eine Ausbildung mache oder studiere, zögerte sie etwas und sagte mit dem Blick zu mir: »Ich hätte nicht gedacht, dass mir das jetzt so schwerfällt!« dass sie »erotische Masseurin« sei. Sie verdiene ihr Geld mit Nacktmassagen fremder Männer. Das sei aber keine Prostitution, da kein Sex damit verbunden sei, und sie verdiene richtig gutes Geld damit!

Ich hatte schon in den probatorischen Einzelsitzungen mit ihr darüber gesprochen und ihr meine Besorgnis mitgeteilt, dass sie weiter in dies prostitutionsnahe Milieu hineingeraten könne. Auf meine Frage, wie sie es finden würde, wenn ihre Tochter Prostituierte werden wolle, hatte sie nach kurzem Zögern geantwortet: »Nicht so gut.«

Ich war nun gespannt, wie die Gruppe auf diese Selbstaussage der neuen Teilnehmerin reagieren würde. – Die Gruppe reagierte erst einmal gar nicht. Ein anderes Thema wurde angesprochen. Einige Zeit später fragte ich die Gruppe nach Reaktionen auf die Tätigkeit der neuen Teilnehmerin. Als sie aus der Gruppe ausschließlich verständnisvolle und sogar bewundernde Reaktionen bekam, wiederholte ich meine Besorgnis um sie, die ich schon im Vorgespräch geäußert hatte.

Ich nahm damit in Kauf, mit meiner Einstellung und Bewertung sichtbar zu werden und damit eventuell Gegenreaktionen auszulösen, was aber nicht geschah. Wir waren am Ende der Sitzung und das Thema wurde nicht weiter vertieft.

Da die junge Frau kurz darauf ohne Absage fernblieb und die Probesitzungen abbrach, habe ich mir im Nachhinein Gedanken gemacht, ob sie den Ausdruck meiner Besorgnis vor den anderen Teilnehmerinnen als zu konfrontativ empfunden hat. Hat sie sich trotz äußerlich gezeigter Selbstbewusstheit geschämt? Oder war ihr bewusst geworden, dass ein Sicheinlassen auf einen Therapieprozess sie mit ihrer Ambivalenz konfrontieren und diese lukrative Tätigkeit in Frage stellen könnte? Dies schien mir am wahrscheinlichsten, und darauf hat vielleicht auch die Gruppe reagiert.

Im Nachhinein wurde mir bewusst, dass ich selbst in einer Ambivalenz befangen war zwischen mütterlicher Besorgnis sowie Ablehnung dieser Tätigkeit auf der einen Seite und der Überzeugung, ein liberaler, toleranter Mensch zu sein, andererseits. Hätte ich diese Bemerkung zurückstellen sollen? Was hat mich bewogen, zu diesem frühen Zeitpunkt meine Besorgnis im Gruppenkontext noch einmal so deutlich zu äußern und damit indirekt auch eine Bewertung der »Nacktmassagen« als problematisch abzugeben? Hatte ich die Befürchtung, die Aussicht auf schnelles Geld könnte auch andere Gruppenmitglieder veranlassen, in diesen Job einzusteigen? Warum hat die Gruppe so einseitig reagiert?

Meine Sorge um sie *nicht* anzusprechen, hätte wiederum bedeutet, indirekt den abgewehrten Teil der neuen Teilnehmerin zu unterstützen und dies auch der Gruppe zu signalisieren.

Ich denke, dass es sich hier um ein komplexes Geschehen handelte. Die junge Frau hatte mir schon in den probatorischen Einzelsitzungen von unangenehmen Situationen mit Kunden berichtet und hat zweifellos gemerkt, dass ich »erotische Nacktmassagen« nicht wertfrei als berufliche Tätigkeit betrachten kann. Auch den anderen Gruppenmitgliedern war dies mit Sicherheit bewusst und ich gehe davon aus, dass auch in ihnen, die überwiegend aus einem bürgerlichen Milieu kamen, widersprüchliche Gefühle gegenüber dieser Tätigkeit eine Rolle spielten, die sie allerdings nicht äußerten.

Die Auseinandersetzung mit diesem Thema und ihren dahinter liegenden psychischen Konflikten konnte wegen des Therapieabbruchs der jungen Frau leider nicht weitergeführt werden.

11.10 Selbstgefährdung einer Patientin

Susanne, die unter schwerem Diabetes Typ 1 leidet, geht es schlecht. Sie fühle sich mies, vergesse alles etc. Einen Grund nennt sie zunächst nicht. Auf meine Frage (SP) gibt sie zu, dass sie über einen längeren Zeitraum ihren Blutzuckerspiegel nicht kontrolliert hat und sich auch nicht gespritzt hat! Ich frage sie, ob sie sich umbringen wolle. Nein, daran habe sie noch nie gedacht. Da das Thema und die Hintergründe ihrer mangelnden Selbstfürsorge und Weigerung, ihre gesundheitlichen Probleme ernst zu nehmen, schon mehrfach besprochen wurden, ohne dass die Patientin ihr Verhalten änderte, setze ich ihr ein Ultimatum: Susanne soll sich bis zum Ende der Stunde überlegen, ob sie in der Lage sei, fest zu vereinbaren, dass sie bis zur nächsten Woche regelmäßig ihren Insulinspiegel kontrolliert und sich spritzt. Ansonsten sähe ich mich nicht in der Lage, mit ihr weiter an ihren psychischen Problemen zu arbeiten, wenn sie sich derartig selbst gefährde … Andere Mitpatient:innen drücken ihre Sorge um Susanne ebenfalls aus; ein Gruppenmitglied findet mich »zu streng«. Die Patientin sagt bei Sitzungsende, dass sie sich darauf einlassen möchte, und hält diese Vereinbarung in der Folgezeit auch ein.

Dieses Thema einer Selbstgefährdung kann natürlich auch in der Einzeltherapie eine Rolle spielen und ein Eingreifen des Therapeuten oder der Therapeutin erfordern. In der Gruppensituation hat es einen Einfluss auf die gesamte Gruppe: Andere Gruppenmitglieder fühlen sich hilflos oder aufgerufen, sich irgendwie hilfreich zu engagieren, wobei die betreffende Patientin die Gefahr ignoriert und sich quasi »schulterzuckend« in die Rolle der Gleichgültigen zurückzieht, die mit ihrem Körper irgendwie nichts zu tun habe.

Dieses Problem muss vorrangig angesprochen und bearbeitet werden, auch in seiner Auswirkung auf die anderen Gruppenmitglieder. Im obigen Fall war dies bereits mehrmals geschehen, ohne dass sich eine signifikante Verbesserung eingestellt hätte.

Ich entschied mich daher für eine stark konfrontierende Intervention, indem ich die betroffene Patientin vor die Wahl stellte, eine feste Vereinbarung über die kontinuierliche Kontrolle ihrer Insulinwerte zu treffen oder mit der Therapie auszusetzen. Ich agierte hier als Hilfs-Ich, indem ich erstens die Patientin mit dem Ernst der Lage und meiner Sorge um sie konfrontierte, indem ich sie fragte, ob sie sich umbringen wolle, und zweitens eine Vereinbarung mit ihr traf, die das Problem der fehlenden Selbstfürsorge in die Beziehung zu mir als Therapeutin (und zur Gruppe) verlagerte.

Da die Patientin eine solche Sorge um ihr Wohlergehen bei ihren Eltern nicht erlebt hatte, sondern sich ihrerseits stets um das Wohlergehen der Eltern kümmern musste, bedeutete meine Intervention eine neue, korrigierende emotionale Erfahrung für sie. Dass dieses Gespräch vor Zeugen – den Augen und Ohren der ganzen Gruppe – stattfand, die ebenfalls ihre Sorge ausdrückten, betonte seine Wichtigkeit und führte in diesem Fall zu einer Verhaltensänderung.

11.11 Alkoholkonsum

Bei der Gruppe, aus der das folgende Beispiel stammt, handelt es sich nicht um eine spezielle Gruppe von alkoholgefährdeten Menschen, sondern um eine »ganz normale« Gruppe von jungen Patient:innen mit unterschiedlichen Diagnosen. Nur von einer Patientin war das Thema Alkohol in den Vorgesprächen thematisiert worden. Der Grund, dieses Thema hier mit aufzunehmen, liegt darin begründet, dass Alkoholkonsum, aber durchaus auch der Konsum von anderen Suchtmitteln, oft verleugnend als »nicht so wichtig« angesehen oder aus Scham in einer Therapiegruppe verschwiegen wird. Es sollte also von therapeutischer Seite sowohl in den Vorgesprächen als auch an passender Stelle im Gruppenverlauf aktiv angesprochen werden.

Laut Psychotherapie-Richtlinie, wie im Faber-Haarstrick-Kommentar (Dieckmann et al. 2020) ausgeführt, dürfen Psychotherapeut:innen im Rahmen der Richtlinien-Psychotherapie mit Patien-t:innen, die an einer Abhängigkeitserkrankung leiden, zehn Sitzungen durchführen, mit dem Ziel, Abstinenz vom Suchtmittel zu erreichen (vgl. Kap. 3.3.3). Allerdings ist die Frage, ob schon eine Abhängigkeit vorliegt oder »nur« ein schädlicher Gebrauch, z. B. von Alkohol, oft nicht ganz leicht zu beantworten. Im Zweifelsfall sollte die Patientin aufgefordert werden, eine Suchtberatungsstelle zu kontaktieren und die dortige Beraterin von der Schweigepflicht zu entbinden, damit die Gruppenleitung in Rücksprache mit der Suchtberatung den Grad der Gefährdung klären kann.

Aber auch wenn keine regelrechte Abhängigkeitserkrankung vorliegt, wird der schädigende, weitverbreitete Gebrauch von Alkohol zur Beruhigung und Lösung von inneren Spannungen einen Psychotherapieprozess negativ beeinflussen.

Zu Anfang einer Gruppensitzung sagt Paula, sie trinke so gerne Alkohol, weil sie sich dann lockerer und leichter fühle. Lisa lässt durchblicken, dass sie auch Probleme mit dem Alkohol habe. Eine dritte Teilnehmerin, Tine, berichtet der Gruppe, dass sie zusätzlich in einer Abstinenzgruppe sei, die gerade begonnen habe, und in einer Einzelberatung zum Thema Alkohol.
Es stellt sich heraus, dass alle bis auf zwei Teilnehmer:innen bestätigen, dass sie Probleme im Umgang mit Alkohol haben. Die jungen Frauen berichten, dass sie am Wochenende oft so viel trinken, dass es ihnen am nächsten Tag schlecht gehe. Sie könnten vor Freunden nicht stopp sagen, ließen sich durch Beziehungspartner »verleiten« mitzutrinken oder fühlten sich als »Spaßbremse«, wenn sie nüchtern bleiben wollten.
Das Gruppengespräch dreht sich dann um die Beobachtung, dass fast alle in ihren Familien und unter nahen Bezugspersonen einen hohen Alkoholkonsum erlebt haben oder erleben. Irgendwann während dieser Diskussion hole ich (SP) eine Kiste mit bunten Klötzchen, stelle sie in die Mitte und bitte die Gruppe, für jede:n Verwandte:n oder jede nahe Bezugsperson, die ein Alkoholproblem hat, ein rotes Klötzchen vor sich hinzulegen. Die trockenen Alkoholiker:innen bekommen ein blaues Klötzchen. Außer einer Teilnehmerin hat jede am Ende ein oder mehrere Klötzchen vor sich liegen, bei zwei Teilnehmerinnen sind es fünf Klötzchen.
Alle sind ziemlich beeindruckt von diesem Ergebnis. Die Diskussion geht dann noch weiter darüber, wie viel Alkoholkonsum eigentlich »normal« sei. Diese Frage möchte Lisa geklärt haben. Anke fragt sie, wie viel sie denn für normal halte. Lisa berichtet, dass sie sich jetzt eine Grenze bei fünf Bier gesetzt habe. Ich konfrontiere sie damit, dass wir uns im Einzelgespräch zuvor auf

zwei Bier geeinigt hatten und dass ich es beunruhigend finde, dass Lisa diese Menge inzwischen ausgedehnt hat. Lisa rudert zurück und benennt nun wieder »zwei Bier« als Grenze. Ich frage Lisa, ob sie damit einverstanden sei, es in der nächsten Zeit jedes Mal in der Gruppe anzusprechen, wenn sie Alkohol getrunken habe und wie viel. Lisa erklärt sich nach kurzem Zögern damit einverstanden und hält diese Verabredung im weiteren Verlauf auch ein.

Lisa wurde in dieser Sitzung von mir mit ihrer Ambivalenz bezüglich ihres Alkoholkonsums konfrontiert. Mit ihrem erwachsenen Anteil wird eine feste Vereinbarung getroffen, in die die »Gruppenöffentlichkeit« einbezogen ist, die gemeinsam mit mir quasi als Hilfs-Ich fungiert. Die Tatsache, dass Lisa sich bereitwillig auf diese Kontrolle einlässt und die Vereinbarung in der Folgezeit tatsächlich einzuhalten scheint, zeigt, dass sie diese Hilfe auf dem Weg zu einem selbstverantwortlichen Umgang mit ihrem Alkoholkonsum benötigt und nutzen kann. Offensichtlich kann sie die in der Vereinbarung enthaltene Sorge um ihr Wohlergehen und ihre weitere Entwicklung spüren und als Hilfe annehmen.

Beim späteren Abschied aus der Gruppe betont Lisa, dass ihr besonders wichtig war, dass sie es mithilfe der Gruppe geschafft habe, ihr Trinkverhalten zu ändern. Die Beschränkung auf »nur zwei Bier« habe ihr geholfen, ihren Alkoholkonsum insgesamt in den Griff zu bekommen.

In einem anderen Fall in einer anderen Gruppe wollte sich Sophie, eine junge, schmächtige Patientin mit vielfältigen Diagnosen, deren starke Alkoholgefährdung bald nach Beginn ihrer Gruppenteilnahme immer deutlicher wurde, nicht auf eine derartige Vereinbarung einlassen. »Ich trinke doch nur, weil es mir so gut schmeckt und gar nicht soo viel – meist nur auf Partys!« Ich (SP) konfrontierte sie: »Wer fast eine halbe Flasche Wodka trinken kann, ohne sich danach betrunken zu fühlen, der hat ein Alkoholproblem.« In einem Einzelgespräch wurde mit ihr besprochen, die Gruppentherapie so lange auszusetzen, bis sie im Rahmen einer Suchtberatung zu einem anderen Umgang mit dem Trinken gefunden habe. In der folgenden Gruppensitzung, in der die Patientin sich verabschieden sollte, versuchte sie nochmals, mich umzustimmen, u. a. indem sie darauf hinwies, dass »auch andere in der Gruppe mal zu viel trinken«. Daraufhin solidarisierten sich immer mehr Gruppenmitglieder mit Sophie, weil sie den Ausschluss als »zu hart« empfanden. Ich erklärte, dass übermäßiger Alkoholkonsum einen Therapiefortschritt verhindere, und blieb bei meiner Entscheidung. Die Patientin verließ vorübergehend die Gruppe.

In diesem Fall entschied ich mich aufgrund der Uneinsichtigkeit der Patientin für einen – temporären – Ausschluss aus der Gruppe, wobei ich mir selbst den Vorwurf machte, den Grad ihrer Gefährdung in den Vorgesprächen nicht genau genug exploriert zu haben. Die entstandene Gruppensolidarität sprach für die Fähigkeit der Patientin, durch »Kleinreden« ihres Problems und der Implikation einer unfairen Behandlung die Gruppe auf ihre Seite zu ziehen.

Im Nachhinein zeigte sich, dass dieser Ausschluss bei den anderen Gruppenmitgliedern die Befürchtung geweckt hatte, selbst von einem Ausschluss bedroht zu sein. Das Vertrauen zu mir war kurzfristig angeschlagen und musste neu etabliert werden. Gleichzeitig wurde für alle deutlich, dass starker Alkoholkonsum keine »Lappalie« ist und dass ich mich nicht durch »Verhandlungen« von meiner klaren, therapeutisch begründeten Haltung abbringen lasse.

11.12 Umgang mit Scham

Häufig fühlt sich der Schritt, bestimmte Themen in der Gruppe anzusprechen, für die Patient:innen sehr groß an. Dies gilt besonders bei Themen, die für die Betreffenden mit großer sozialer Angst verbunden sind, und bei sehr schambesetzten Themen, wie z. B. Sexualität oder Gewalt in der Partnerschaft (vgl. Kap. 11.8).

Scham ist ein soziales Gefühl. Sie dient dem sozialen Zusammenhalt in Gruppen und der Anpassung ihrer Mitglieder an die in der Gruppe herrschenden Normen (Palmowski 1992). In der Gruppe begegnet uns Scham als ein Gefühl, das Patient:innen daran hindert, sich mit persönlichen Erfahrungen oder eigenen Verhaltensweisen, die ihnen peinlich sind, zu offenbaren, auch weil sie befürchten, dafür in der Therapiegruppe abgewertet zu werden. Dieser Mechanismus zeigt sich im Gruppensetting noch stärker als in der Einzeltherapie.

Scham hat in verschiedenen Kulturen einen unterschiedlich hohen Stellenwert und wird kulturell sehr unterschiedlich empfunden – entsprechend der expliziten und impliziten Normen, die in der jeweiligen Bezugsgruppe gelten. Für unsere Gruppenarbeit bedeutet das, dass wir gerade bei Menschen aus uns unbekannteren Kulturen besonders sensibel auf Schamgefühle achten müssen, die dafür sorgen können, dass die oder der Betreffende seine belastenden Probleme aus Angst vor Gesichtsverlust nicht anspricht.

Eine junge Teilnehmerin aus einer afghanischstämmigen Familie war wegen starker Depressionen in die Gruppe (SP) aufgenommen worden, nachdem sie, mit einer arrangierten Eheschließung konfrontiert, die Familie überstürzt verlassen hatte. In der Gruppe zeigte sie sich als »starke Frau«, stets guter Dinge, fröhlich lächelnd, scheinbar ohne eigene Probleme. Im Gegenteil: Als aktive Judokämpferin bot sie Teilnehmer:innen, die schlecht behandelt worden waren, Unterstützung an, nach dem Motto: »Wenn ich die Typen in die Finger kriege, können die aber mal was erleben!« In der Gruppe erntete sie dafür Bewunderung.
In mehreren Einzelsitzungen, um die sie bat, zeigte sich ein völlig anderes Bild: Die Patientin brach weinend zusammen, sprach davon, wie schlecht es ihr gehe und wie sehr sie unter der Trennung von ihrer Familie leide, der sie durch ihre Flucht vor der Heirat einen schweren Gesichtsverlust zugefügt habe. Darauf angesprochen, das Thema in die Gruppe einzubringen, konnte sich die Patientin das zunächst nicht vorstellen. Erst als sie nach mehreren parallel durchgeführten Einzelgesprächen von der Gruppe gefragt wurde, warum sie eigentlich hier in der Gruppe sei, gelang es ihr, über ihre Depressionen und ihr Dilemma (Sehn-

sucht nach Eingebundensein in ihrer Familie vs. Wunsch nach Freiheit und Eigenverantwortlichkeit) zu sprechen. Für sie war es eine neue Erfahrung, dadurch nicht aus der Gruppe ausgestoßen zu werden, sondern im Gegenteil Anerkennung für ihre Offenheit zu bekommen und weiter dazuzugehören.

Tatsächlich ist die Angst vor Beschämung ein wesentlicher und oft unzureichend beachteter Grund für Patient:innen, stark belastende Probleme in der Gruppentherapie nicht anzusprechen oder sich erst gar nicht auf das Risiko Gruppentherapie einzulassen. Meist mildern sich Schamgefühle im Verlauf der Teilnahme von allein, wenn deutlich wird, dass auch andere Gruppenmitglieder sich trauen, schambesetzte Inhalte anzusprechen. Dennoch kann es für die Gruppenkohäsion und die Offenheit in der Gruppe förderlich sein, bei gegebenem Anlass das Thema »Scham« einmal zum Gruppenthema zu machen, z.B. indem man der Gruppe vorschlägt, einmal an eine beschämende Situation oder ein Verhalten zu denken, für das man sich geschämt hat, und zu prüfen, wie schwer es wäre oder was man bräuchte, um dies hier mit den anderen zu teilen.

Wenn Gruppenmitglieder ihr Thema einbringen und dabei aus dem Kontakt mit der Gruppe gehen, z.B. länger auf den Boden schauen, ist dies häufig ein Zeichen von Scham. Eine Standardintervention beim Auftreten von Beschämung, die wir fast automatisch einsetzen und die oft sofort sehr hilfreich ist, lautet: »Bitte halten Sie einen Moment inne und schauen Sie sich in der Gruppe um!« Das führt nach unserer Erfahrung zu einer großen Erleichterung bei der beschämten Person, da meist alle Gruppenmitglieder interessiert und zugewandt zuhören und niemand die befürchtete Erwartung des Abgelehntwerdens erfüllt.

11.13 Ein sexueller Übergriff wird berichtet

In jeder therapeutischen Gruppe kann es sich ergeben, dass von einer Teilnehmerin sexuelle Übergriffe geschildert werden, die bei den Mitpatient:innen heftige Gefühle auslösen. Der Therapeutin oder dem Therapeuten fällt dann die Aufgabe zu, die Reaktionen der Gruppe und die eigene Gegenübertragung zu beobachten und zu entscheiden, ob man diese Schilderung frühzeitig begrenzt oder ob es vertretbar erscheint, dass die betroffene Patientin sich ausspricht und die Gruppe in emotionale Resonanz geht. Auch in letzterem Fall sollte eine *detaillierte* Schilderung von traumatischen Szenen vermieden werden. Die konkrete Aufarbeitung eines Traumas wird in aller Regel im Einzelsetting erfolgen. Was ist zu beachten, wenn z. B. ein sexueller Übergriff in der Gruppe angesprochen wird?

Nicht nur die betroffene Patientin selbst ist in dieser Situation besonders schutzbedürftig. Wir wissen inzwischen, dass es in der Bevölkerung eine große Anzahl von Menschen gibt, die mehr oder weniger belastende Übergriffe erlebt haben und auf entsprechende Schilderungen stark reagieren, sei es mit emotionaler Ansteckung, sei es mit Erstarrung oder Dissoziation. Viele Betroffene haben das Erlebte verdrängt, noch nie darüber gesprochen und sind nun in der Gruppe plötzlich mit eigenen belastenden Erinnerungen konfrontiert.

In meiner (SP) Therapiegruppe junger Frauen berichtet Maren von einem aufwühlenden Ereignis am Samstag. Sie habe einen Videoanruf von der Nummer einer entfernten Bekannten erhalten und diesen zunächst weggedrückt. Auf die Aufforderung hin, doch mal hinzugucken, habe sie den nächsten Videoanruf angenommen und instinktiv ihre Kamera zugehalten, um sich zu schützen. Ein unbekannter Mann habe sein Geschlechtsteil in die Kamera gehalten. Nach dem schnellen Auflegen habe sie sich zuerst damit beruhigt, dass nichts Schlimmes passiert sei, doch dann habe sie über Tage belastende körperliche Reaktionen gezeigt. Sie sei am Wochenende unfähig gewesen, sich zu konzentrieren und für Klausuren zu lernen. Dieses Erlebnis habe Erinnerungen an frühere missbräuchliche Situationen (mit einem sexuell nötigenden Ex-Freund) in ihr wachgerufen.

Ich ordne das Ereignis klar als sexuellen Übergriff ein und mache Vorschläge zur akuten Krisenbewältigung, indem ich ihr Möglichkeiten nenne, aus der passiven Erstarrungshaltung wieder herauszukommen und das Eindringen des Fremden in die eigene Intimsphäre energetisch zu beantworten: etwa wildes Tanzen mit Schüttelbewegungen (»den Übergriff abschütteln«), ein guter Duft als Gegenmaßnahme zum Ekel etc. Im Gehirn könne man nichts »löschen«, aber sie könne das Gewesene mit anderen Zuständen und Gefühlen verbinden und es sei wichtig, selbst aktiv zu werden, sich und das eigene Leben nicht von dem Aggressor bestimmen zu lassen. Auf die Frage, ob sie dem Unbekannten gern in Gedanken etwas sagen würde, nennt Maren aggressive Fantasien (Einstechen auf den Täter), was als Fantasie im Gegensatz zur echten Tat von mir als legitim und hilfreich bezeichnet wird.

Wie reagiert die Gruppe? Sarah äußert ihren Ärger und ihr Unverständnis für solche Männer; ihr helfe es, in die Wut statt in die Erstarrung zu gehen. Sie würde dem Unbekannten gern mitteilen, dass er ein Opfer, ein »Loser« sei, der sich nicht traue, auf normale Weise an Frauen heranzutreten. Auch Natalie zeigt sich wütend über »Dreckschweine, die so etwas machen«. Mona berichtet von ihrer Fantasie, den Aggressor ohrfeigen zu wollen. Sie sagt, sie habe in der Vergangenheit zwar auch schon Fotos mit sexuellen Motiven von ihr bekannten Männern bekommen, dies habe sie aber eher als Versehen eingeordnet. Außerdem habe es geholfen, dass sie die Männer kannte; deren Identität und Motive seien nicht wie in Marens Fall im Unklaren geblieben.

Maren bestätigt, dass vor allem die fehlenden Informationen über den Täter schlimm für sie seien. Habe der Typ speziell sie ausgesucht oder nur den Account der Bekannten gehackt? Wisse er, wie sie aussehe, wer sie sei? Sarah fallen an dieser Stelle eigene Erlebnisse mit sexueller Nötigung ein: In der Schulzeit sei sie einmal von einem Mitschüler an die Wand gedrängt worden, mit dem Versuch, sie zu küssen; ein Freund, der dazukam, habe ihn davon abgehalten. Sie selbst habe nie jemandem davon erzählt. Später habe der Aggressor ihr Fotos von den Brüsten seiner Freundin geschickt, was sie besonders verstört habe. Maxi berichtet, dass sie in einem Urlaub mit einer Freundin im Alter von 15 Jahren von einem Hotelrezeptionisten bedrängt worden sei.

Sie habe alle Kraft zusammengenommen und ihn weggestoßen, habe danach ständig Angst gehabt und sei froh über die baldige Abreise gewesen. Sie habe nie darüber gesprochen. Maren äußert jetzt, dass ihr gerade schlecht und schwindelig werde. Natalie fragt sie an dieser Stelle besorgt, was sie gerade brauche und ob ihr die Erzählungen der anderen nicht zu viel würden. Sie antwortet, dass durch Maxis Bericht gerade eine alte, vergessene Erinnerung an einen nackten Unbekannten im Urlaub am sonst menschenleeren Strand in ihr hochgekommen sei. Der sei ihr und ihrer Freundin gefolgt, um sich vor ihnen selbst zu befriedigen.

Es folgen noch einige weitere Berichte von »alltäglichen« Übergriffen, die den jungen Frauen widerfahren sind. Wir machen eine kurze Pause und ich entscheide, den vielen schlimmen Erinnerungen an Übergriffserfahrungen ein gemeinsames, energetisches Tanzen zu Trommelmusik bei weit geöffneten Fenstern entgegenzusetzen. So können die Erlebnisse äußerlich und innerlich »abgeschüttelt« werden. Es folgt ein fünfminütiges gemeinsames Tanzen nach mitreißender Trommelmusik – dabei wird ein Sitzsack in der Mitte gekickt und dient so der Aggressionsabfuhr.

Danach Feedback-Runde: Maxi zeigt sich erfreut vom Tanzen, möchte nichts weiter sagen. Natalie würdigt die neue Erfahrung, dass nicht nur der Geist den Körper bestimme (in Form von negativen körperlichen Reaktionen, wenn es einem schlecht gehe), sondern dass auch umgekehrt Körperaktivierung den Geist unterstützen könne. Eileen betont, wie gut es tue, aus der aufgezwungenen, hilflosen Opferhaltung in die Aktivität zu kommen. Mona äußert, dass sie anfangs nur dem Gruppendruck gefolgt sei, dann aber Freude am Tanzen und Kicken entwickelt habe. Sarah gibt kämpferisch an, jetzt wieder zu wissen, warum sie sich in feministischen Gruppen engagiere; sie fühle sich aktiviert und viel besser als zu Beginn der Sitzung. Maren berichtet, dass sie sich ebenfalls weniger hilflos fühle als zuvor. Allein könne sie sich bislang zu solchen Aktivierungsmaßnahmen nicht aufraffen, da schaffe sie es in solchen Situationen kaum aus dem Bett heraus. Gemeinsam sei dies viel einfacher.

Die hier beschriebene Gruppenszene zeigt ein »Ansteckungsphänomen«, das dadurch entsteht, dass sich ein großer Teil einer Gruppe durch die Schilderung einer Teilnehmerin an eigene, ähnlich geartete, negative Erlebnisse erinnert fühlt und stark darauf reagiert.

Statt zu versuchen, Marens starke Reaktion auf ihre früheren, weit heftigeren Missbrauchserfahrungen hin zu untersuchen und in der Gruppe zu besprechen, wird hier zunächst im Sinne einer Informationsvermittlung/Psychoedukation interveniert, um der jungen Frau zu bestätigen: Das war kein lustiger Scherz unter jungen Leuten, sondern tatsächlich ein sexueller Übergriff. Sodann wird lösungsorientiert besprochen, wie die Patientin den aversiven Reizen entgegenwirken und ihr Gefühl von Selbstbestimmung wieder erlangen kann. Dabei gebe ich als Therapeutin ihr die Erlaubnis, in der Fantasie auch starke eigene Aggressionen gegen den Täter zuzulassen.

Die Gruppe unterstützt diesen Ansatz durch empathische Rückmeldungen und die Mitteilung eigener Bewältigungsversuche in ähnlichen Situationen. Die Patientin erfährt Solidarität; Yaloms Faktor »Universalität des Leidens« kommt hier zum Tragen.

Als dann immer mehr Gruppenteilnehmer:innen von früheren sexuellen Übergriffen berichten, die sie bislang noch niemandem anvertrauen konnten, droht die Stimmung von der anfangs energiegeladenen gemeinsamen Empörung in allgemeine Hilflosigkeit zu kippen. Ein Gefühl der Bedrückung und Lähmung breitet sich aus. In dieser Situation beschließe ich, dieser Lähmung mit einer ressourcenaktivierenden Gruppenübung entgegenzuwirken (Steuerung der Atmosphäre), die dazu geeignet ist, gehemmte aggressive Impulse nach außen zu richten und symbolisch die Opferrolle zu verlassen. Wie die anschließende Feedback-Runde zeigt, war eine solche Körperübung in dieser Situation sehr wirksam, um diese jungen Frauen nicht nur in der akuten Situation in ihrer Selbstwirksamkeit zu stärken, sondern ihnen auch eine Möglichkeit zur Anwendung in späteren Situationen aufzuzeigen. Die Rückmeldungen zeigen, dass die Beteiligten in der Lage waren, die Intervention für sich zu nutzen. Gruppenkohäsion und Solidarität untereinander wurden dadurch ebenfalls gestärkt.

11.14 Suizidale Krise

Die Möglichkeit, dass eine Patientin oder ein Patient sich während einer laufenden Therapie das Leben nimmt, ist sicher für jede Therapeutin und jeden Therapeuten sehr belastend und würde zweifellos Fragen nach der eigenen (Mit-)Verantwortung auslösen. Geschähe das im Rahmen einer ambulanten Gruppenpsychotherapie, wo sich die Teilnehmenden ja oft lange kennen und enge Beziehungen miteinander eingehen, so wäre das für die gesamte Gruppe eine sehr schwere Belastung. Die gesamte Gruppe geriete in einen Strudel von Schuldgefühlen und Hilflosigkeit. Erinnerungen an eigene Suiziderlebnisse bzw. -gedanken würden getriggert und unweigerlich würden entsprechende Abwehr- und Verarbeitungsmechanismen auftreten.

Aufkommende Suizidgedanken während einer Psychotherapie sind gar nicht so selten. Wir müssen damit umgehen, und auch in einer ambulanten Therapiegruppe kommt es vor, dass Patienten suizidal werden – eine schwierige Situation.

Zunächst einmal sollte *vor* Beginn der Gruppentherapie mit jedem künftigen Gruppenmitglied der Umgang mit eventuellen Krisen besprochen und im »Gruppenvertrag« schriftlich verankert werden. Gerät ein Gruppenmitglied in eine schwere Krise, äußert Suizidgedanken oder konkrete Suizidabsichten, so muss die Gruppenleitung sofort reagieren und wird in der Regel eine die Einzelsitzung anbieten – wenn nötig noch am gleichen Tag. Da wäre dann abzuklären, ob die oder der Betreffende sich klar von den geäußerten Suizidabsichten distanzieren kann, welche Unterstützungsmöglichkeiten es gibt und ob eine Psychiatrieeinweisung erforderlich wird. Eventuell muss die einzeltherapeutische Behandlung eine Zeitlang fortgesetzt werden. Dies alles sollte mit der Gruppe offen besprochen werden.

> Eine Patientin mit einer Borderline-Diagnose kämpfte schon seit längerem mit schweren depressiven Zuständen. Aus diesem Grunde war mit ihr ein »Anti-Suizid-Vertrag« geschlossen worden, in dem sie zusicherte, sich während der Therapie nicht das Leben zu nehmen. Durch eine Trennung von ihrer Partnerin

geriet sie nun in eine akute Krise und deutete während der darauffolgenden Gruppensitzung an, dass sie »nicht mehr weiterwisse«. Sie habe am Wochenende schon »Abschiedsbriefe formuliert«, habe sich aber dann doch nicht entschließen können, ihrem Leben ein Ende zu setzen.
Die Gruppe war beunruhigt und äußerte Mitgefühl und Sorge um die Patientin. Der Blick aller Anwesenden richtete sich auf mich (SP): Was werde ich tun, um der Patientin zu helfen? – Ich bot der Patientin eine sofortige Krisensitzung direkt im Anschluss an die Gruppentherapie an. In dieser Einzelsitzung wurde der Anlass für die akute Krise bearbeitet, und mit der Patientin wurden Möglichkeiten der Selbsthilfe in Krisensituationen (»Skills«) durchgesprochen, die ihr in früheren Zeiten geholfen hatten. Da die Patientin sich in dieser Krisensitzung nicht klar von ihren Suizidabsichten distanzieren konnte, bestand ich auf einer Klinikeinweisung und leitete entsprechende Schritte ein. Der Patientin wurde erklärt, dass sie wieder an der Therapiegruppe teilnehmen könne, wenn sie zusichern könne, dass sie den Anti-Suizid-Vertrag einhalten werde.
Die Patientin wurde kurz darauf in der für sie zuständigen psychiatrischen Klinik aufgenommen. Noch vor der nächsten Gruppensitzung hatte sie den anderen Gruppenmitgliedern per SMS mitgeteilt, sie sei von mir »aus der Gruppe rausgeworfen« worden. Ich sah mich daraufhin mit einer Gruppe konfrontiert, die Erklärungen für diesen »Rauswurf« verlangte. Es gelang mir, den Gruppenmitgliedern zu vermitteln, dass sowohl die Patientin vor sich selbst als auch die Gruppe vor einer zu hohen Belastung geschützt werden musste. Auch wenn einige das zunächst nicht einsehen mochten, stellte sich heraus, dass in dieser Sitzung seit längerem wieder wesentliche, belastende Themen von anderen Gruppenmitgliedern angesprochen werden konnten, die diese offenbar instinktiv zurückgehalten hatten, solange die suizidale Patientin anwesend war.
Die Patientin konnte sich nach ihrem Klinikaufenthalt klar von Suizidabsichten distanzieren und kam in die Gruppe zurück.

11.15 Streit ums Ausfallhonorar

Viele Kolleg:innen vereinbaren zu Beginn der Gruppe im Gruppenvertrag ein Ausfallhonorar. Die Erfahrung zeigt, dass dann nicht so leicht eine Sitzung versäumt wird, als wenn kein Ausfallhonorar gezahlt werden muss. Dieses Vorgehen ist inhaltlich auch deshalb gerechtfertigt, weil die Therapeutin oder der Therapeut die Gruppensitzung auch bei fehlenden Gruppenmitgliedern abhält, aber keine:n »Ersatzteilnehmer:in« einsetzen kann. Das Ausfallhonorar ist in Gruppen häufiger ein Konfliktthema, bei dem eine klare Haltung seitens der Therapeutin oder des Therapeuten gefordert ist.

Beispiel einer Kollegin:
Eine Patientin kommt u.a. in die Gruppe, weil sie unter heftigen Spannungskopfschmerzen leidet. Sie sagt die Gruppe deswegen auch häufiger ab. Als sie von der Gruppenleiterin auf das fällige Ausfallhonorar angesprochen wird, reagiert sie aggressiv: Ihre Kopfschmerzen würden sich verstärken, wenn sie nun noch den Druck habe, zur Gruppe kommen zu müssen. Sie wisse nicht, ob sie unter diesen Umständen in der Gruppe bleiben wolle. In der Gruppe reagieren alle mit: Ein Gruppenteilnehmer mit Migrationshintergrund unterstützt die offensichtlich angefasste Patientin: Es sei nicht in Ordnung, dass die Therapeutin hier in der Gruppe jemanden so »vorführe«. Das sei beschämend. Die Gruppe weiß, dass dieser Patient sich in der Schule mit rassistischen Bemerkungen vorgeführt fühlte und kaum wehren konnte. Er fühlt mit der Patientin. Die Patientin schaut ihn dankbar an. Ein anderer Patient eilt der Therapeutin zu Hilfe: Das mit dem Ausfallhonorar sei schließlich eine Vereinbarung, die für alle gilt und auf die auch sie sich eingelassen habe. Also müsse sie das auch bezahlen – wie alle anderen auch, wenn sie nicht kommen können! Eine weitere Patientin mag die konfliktreiche Stimmung nicht und möchte gerne wieder Harmonie haben: »Ich möchte, dass du in der Gruppe bleibst.« Das können alle bekräftigen. Die Therapeutin fragt die Patientin nach ihrem Gefühl, wenn sie das Ausfallhonorar zahlen muss. Diese sagt, sie fühle sich doppelt

schlecht: Erst der Schmerz und dann noch die Zahlung. »Sie fühlen sich ausgenutzt?« »Genau. Mit mir kann man das ja machen. Ich kann mich nicht durchsetzen und die anderen nehmen sich, was sie haben wollen.« »Auch ich?«
Nach und nach wird die Übertragung klarer. Die Patientin ist viele Jahre lang von ihrer Mutter für deren Belange funktionalisiert worden. Verschiedene Gruppenmitglieder unterstützen nun die Patientin darin, sich auch weiterhin gegen jegliche Form von Ausnutzung zur Wehr zu setzen, vermitteln ihr aber auch, dass die Therapeutin das falsche Ziel ist und Verträge unter Erwachsenen eingehalten werden müssen. Es dauert, bis diese Erkenntnis bei der Patientin auch im Gefühl ankommt.

Für Patient:innen kann das Thema Ausfallhonorar auch deshalb zunächst überraschend und schwierig nachzuvollziehen sein, weil sie mit der Behandlung in einen Dreiecksvertrag eintreten: Die Therapeutin oder der Therapeut behandelt, die Krankenkasse bezahlt und die Person, die monatlich ihren Beitrag an die Krankenkasse bezahlt, wird behandelt. Dies verändert sich, wenn sie fehlt, denn die Krankenkasse bezahlt nur erbrachte Leistungen. Dafür aufkommen zu sollen ist für manche Patient:innen schwer einzusehen, sind wir als Patient:innen doch gewohnt, Arzttermine abzusagen, ohne ein Ausfallhonorar zahlen zu müssen. Das Gefühl, von der Gruppenleitung bestraft zu werden, liegt nahe und ist je nach Übertragungssituation und Beziehung zur Therapeutin oder zum Therapeuten mit unterschiedlich intensiven Gefühlen verbunden. Diese Gefühle sollten in der Gruppe Raum haben und vor dem Hintergrund der jeweiligen Lebensgeschichte und aktuellen Beziehung verstanden werden.

Aber Achtung: Wegen uneinheitlicher Rechtsprechung ist die Frage, in welchen Situationen ein Ausfallhonorar verlangt werden kann und wann nicht, nach wie vor ein schwieriges Thema (vgl. Kap. 3.3.2). Eine klare schriftliche Regelung vor Beginn der Therapie erspart spätere Auseinandersetzungen und verringert ein Agieren durch ein Rütteln an den Rahmenbedingungen.

11.16 Verbaler Angriff auf die Gruppenleitung

Immer wieder gibt es Situationen in der Gruppe, in der die Therapeutin oder der Therapeut verbal angegriffen wird. Dabei kann man sich als Gruppenleitung zumindest für einen Moment aus der neutralen Beta-Position in die Omega-Position versetzt fühlen. Und es fühlt sich meist alarmierend an, aus der Omega-Position heraus reagieren zu müssen. Der Angriff kann unterschiedliche Gründe haben:

1. Die Therapeutin oder der Therapeut hat einen Fehler gemacht, der eingestanden werden sollte, wie z. B. etwas Wichtiges übersehen, jemanden vorgezogen oder eine Rahmenvereinbarung nicht eingehalten. Die Anerkennung eines offensichtlichen »Fehlers« ist für die Transparenz und das Vertrauen in die Integrität der Leitung wichtig. Danach allerdings folgt die Bearbeitung in der Form der Sinngebung: Was hat es in Ihnen ausgelöst? Was ist daran für Sie bedeutsam?

> Vor einigen Jahren war ich (ML) an einem fast freien Tag bei der Gartenarbeit und wusste, in etwa einer Stunde muss ich los zur Gruppe. Als ich aber ins Haus kam, war die Uhr eine Stunde weiter. – Oh Schreck! Zeitumstellung! Ich konnte die Gruppe über meinen Praxiskollegen informieren, ich käme eine halbe Stunde zu spät. – Alle saßen bereits im Gruppenraum und etwas außer Atem setzte ich mich dazu. Bevor ich mich bei der Gruppe entschuldigen konnte, fuhr mich eine Teilnehmerin an, so viel Unzuverlässigkeit habe sie noch nicht erlebt. – Ich war auf dem Weg zur Gruppe sehr damit beschäftigt gewesen, wieso mir dieser Fehler unterlaufen war. Und neben meiner Erschöpfung und Urlaubssehnsucht hatte ich gespürt, wie mir genau diese Teilnehmerin auf der Seele lastete. Sie war möglicherweise emotional instabil, reagierte sehr impulsiv auf die Äußerungen anderer Gruppenmitglieder und ich konnte sie manchmal nicht schnell genug begrenzen oder hinterfragen, bevor sie andere angriff und verletzte. Es war an der Zeit, ihre Impulsivität auf eine angemes-

sene Art anzusprechen und ich hatte mir auf dem Weg überlegt, wie ich das zum Thema machen könnte. Bisher hatte ich mich nur schützend vor die anderen gestellt. Jetzt fand ich in meinen Vorüberlegungen den Zeitpunkt reif, sie zu konfrontieren und dabei das Risiko einzugehen, selbst von ihr angegriffen zu werden. Bereits in der Vorstellung war das aufregend. Und nun? Jetzt stand ich selbst am Pranger und konnte nicht aus der Beta-Position den Prozess verlangsamen, verstehen und konfrontieren. Ich fühlte mich erst einmal schachmatt, denn damit hatte ich nicht gerechnet! Wie gut, dass ich mir vorher schon Fragen überlegt hatte, die mir jetzt wieder einfielen. Aber zunächst musste ich mich entschuldigen und konnte dann sagen: »Sie haben ja gerade wie für die ganze Gruppe gesprochen, oder?« Alle, aber vor allem die Patientin, waren erstaunt, war sie es doch gewohnt, dass ihre Impulsivität mit Ablehnung beantwortet wurde. »Ich kann mir nur vorstellen, dass die anderen ihre Angst, dass ich vielleicht gar nicht mehr komme, etwas freundlicher hätten ausdrücken können.« Stille. Die Patientin schaute mich an. »War es so?«, fragte ich sie. »Ja. – Kurz bevor ich total wütend wurde, dass ich hier auf Sie warten muss, schoss mir durch den Kopf, ob Sie überhaupt noch kommen, und ich fühlte mich für einen Moment sehr wertlos.«
Das war eine erste Öffnung, ein Blick hinter die aggressive Abwehr der Patientin. Und um sie zu entlasten und nicht weiter im Mittelpunkt zu halten – ich wusste nicht, ob sie das vielleicht dann doch beschämen könnte und ihre Abwehr aktiviert würde –, fragte ich die anderen, welche Gedanken und Gefühle sie während des Wartens auf mich hatten. Und wir konnten grob (!) zwei Arten von Umgang unterscheiden: Die »Angsttiere«, die sich bei Gefahr wie dieser in ihre innere Höhle zurückziehen und leise werden, und die »Angriffstiere«, die zubeißen, wenn sie sich in Gefahr wähnen. Die genannte Patientin gehörte zu Letzteren. Das Gemeinsame in der Gruppe war die Verunsicherung.

2. Ein Konflikt in der Gruppe oder ein eigenes Bedürfnis kann noch nicht angesprochen werden und wird mit der Leitung stellvertretend ausgetragen.

Die Gruppe lief bereits seit einem Jahr. Die Mitglieder waren gut im Kontakt und es gab ein »Gruppenbaby«, eine Patientin, die nicht nur die jüngste an Jahren, sondern auch die jüngste an Reife war. Ihre Lebensgeschichte hatte ihr nicht ermöglicht, eine gute innere Struktur aufzubauen und sie holte in der Gruppe viele Erfahrungen nach. Diese Rolle war akzeptiert und auch, dass sie manchmal ein bisschen mehr Raum bekam als die anderen. Ein wichtiger Aspekt dieser Aufteilung war, dass andere mitprofitierten, ohne sich outen zu müssen. Ich (ML) hatte das schon einmal scherzhaft eingebracht – auch um das »Küken« zu entlasten. Darauf war keine Reaktion erfolgt. Ich wusste nicht, ob das angekommen war.

Dann ergab sich wieder eine Gruppensituation, in der sie sehr verzweifelt von ihrer Mutter erzählte, die sich auch aktuell nicht um sich selbst kümmere, ihren Alkoholkonsum nicht aufgeben wolle und sich auch nicht wirklich für die Patientin interessiere, die dieses Desinteresse immer mit erhöhter Versorgung der Mutter beantwortet hatte, um die Beziehung zu erhalten. Das wurde ihr schmerzhaft bewusst. Sie fühlte sich haltlos und wurde von mir und der Gruppe empathisch unterstützt (Mitfühlen, korrigierende emotionale Erfahrung) in der Erforschung dieser Beziehungsgeschichte.

Sie beruhigte sich im Laufe der Sitzung und dann ging es los: Eine Mitpatientin lehnte sich cool zurück und sagte in schneidend kaltem Ton: »Die Therapeutin könnte ja auch mal darauf achten, dass hier nicht immer dieselben Personen von Interesse sind. Das sind sie nämlich auch gar nicht für alle. Und ich frag mich schon, ob diese Behandlung nützt.« Hochaggressiv und gegen mich gerichtet – das kannte ich bisher von dieser Patientin nicht. Ich hatte sofort den Impuls, die junge Patientin zu schützen, da »Desinteresse an ihr«, ihre gerade erkannte Wunde mit der Mutter, benannt wurde und im Raum stand. Das war nicht nötig, sie konnte selbst sagen: »Mir hat das eben sehr gutgetan.« Und dann: »Und was brauchst du?« Sie konnte das so entwaffnend sagen, dass die aggressive Patientin sich gesehen fühlte und ihrerseits sagen konnte: »Ich möchte auch mal die Aufmerksamkeit der gesamten Gruppe.« Ich hatte ein bisschen Zeit, mich vom Angriff zu erholen. Sie schaute mich unsicher an. »Wie war und ist es denn in Ihrem Leben mit Aufmerksamkeit von anderen bestellt?«, fragte ich sie und sie hatte den Mittelpunkt. Am Ende war da bei ihr ein bisschen Scham über den Stil, ein bisschen Stolz, dass sie sich das getraut hatte, und sie war dankbar, diesen Raum bekommen zu haben.

3. Es gibt eine Weigerung, selbst Verantwortung für den eigenen Prozess zu übernehmen, »das Verhaltensmuster als etwas Eigenes (zu) akzeptieren und Verantwortung dafür (zu) übernehmen« (Rudolf 2006, S. 138). Diese Verantwortung wird stillschweigend an die Therapeutin oder den Therapeuten delegiert und ein versorgendes Verhalten eingefordert. Wird die Gruppenleitung dann als konfrontierend oder versagend erlebt, richtet sich die enttäuschte Wut der Patientin gegen sie. Schuldvorwürfe werden erhoben und es ist nicht immer leicht, eine klare, therapeutische Haltung beizubehalten.

Ein Beispiel, das uns von einem Kollegen zur Verfügung gestellt wurde:

In einer emotional aufgeladenen Gruppensitzung sagt plötzlich eine Patientin, die sich im Konflikt mit einer anderen Patientin befand, an die Gruppe gewandt, abfällig über den Gruppenleiter, ohne ihn dabei eines Blickes zu würdigen: »Ist genau wie mit dem Gruppenleiter in meiner letzten Einzelsitzung, der hat mich auch nicht verstanden!« Der empfindet dies als schweren aggressiven Seitenhieb auf sich. Er spürt starke Wut über diese provokative Entwertung vor der Gruppe in sich aufsteigen, spürt, wie ihm das Blut in den Kopf steigt und er den Impuls spürt, die Patientin direkt zu attackieren, was sie sich erlaube, ihre Wut vor der Gruppe wie Dreck nach ihm zu werfen! Er hält inne, hält den heftigen aggressiven Gegenimpuls in sich und sagt stattdessen nur: »Das ist ja sehr heftig, da möchte ich jetzt gar nichts zu sagen.«

Er nimmt gleichwohl die heftigen, ihn durchaus quälenden Gegenübertragungsgefühle mit in den Urlaub. Er überlegt, der Patientin eine E-Mail zu schreiben. E-Mails waren manchmal eine Form der Kommunikation, die die Patientin in schweren Krisen zusätzlich zu den Gruppen- und Einzelsitzungen für sich nutzte, um mit dem Leiter zu kommunizieren. Er entschied sich dagegen, nun selbst diese Form zu nutzen, weil er es als massives eigenes Agieren außerhalb der Gruppensitzung begriff, und hielt bewusst, aber durchaus mit Mühe, sein Nichthandeln, sein Nichtagieren aus. Er akzeptierte für sich, die massiven aggressiven Angriffe der Patientin gegen ihn und die eigenen heftigen, wuterfüllten Gegenübertragungsgefühle in diesem Moment im Grunde nur in sich containen zu können. Dieses innere Halten war bedeutsam: Nach drei Tagen bekam er eine E-Mail der Patientin, in der diese ihm schrieb, dass ihr, wenn sie das Gefühl habe, bei jemandem »unten durch zu sein, alles egal« sei und dass sie das zu diesem Zeitpunkt gegenüber dem Leiter genauso gefühlt habe!

Die nächste Gruppensitzung verlief friedlich. Aber in der übernächsten Sitzung kommt es in einer Konfliktsituation wieder zu einem ähnlich indirekten Ausbruch dieser Patientin gegen den Leiter. Diesmal reagiert der jedoch anders, gefasst, aber klar benennend. Er sagt: »Sie werfen ihre ganze Wut wie Dreck auf mich. Bleiben Sie bei sich! Was ist das für eine Wut in Ihnen, die Sie da auf mich werfen?« Das wirkt; die Patientin ist irritiert, hält inne, beginnt zu überlegen. Sie beruhigt sich im Verlauf – und beginnt über sich zu sprechen. Sie kann nun in der Gruppe benennen, dass sie Angst habe, wie in der E-Mail an den Leiter bereits mitgeteilt, »beim Leiter eh unten durch zu sein!«, und dass sie den befürchteten »Rausschmiss« besser selbst habe provozieren wollen, »um wenigstens so die Kontrolle zu behalten!«. Die Gruppe erarbeitet nun mit ihr, wie sie durch solche nicht mitgeteilten Fantasien, wie andere abwertend über sie denken könnten, natürlich heftige negative Reaktionen einsammelt.

Für den Leiter wurde es rückblickend eine sehr wichtige Erfahrung, seine eigenen heftigen negativen Gegenübertragungsgefühle zunächst zu containen, zu verdauen und innerlich zu verarbeiten, »darüber zu schlafen« und erst dann zu intervenieren. So ist es möglich, eine eigene klare, aber auch wertschätzende Ausdrucksform zu finden, die sich entladende Aggression zu benennen, was, wie im Fallbeispiel erkennbar, durchaus auch deutlich sein kann, aber eben nicht erneut verletzend.

11.17 Umgang mit Aggressionen in der Gruppe

Wie im Beispiel »Angriff auf die Leitung« bereits kurz beschrieben, begegnen uns phänomenologisch, praxisorientiert und auf einen einfachen Nenner gebracht, drei verschiedene Ausdrucksformen von Aggressionen in der Gruppe: Rückzug nach innen mit der Wendung der Aggression gegen das eigene Selbst, Aggression nach außen mit der Externalisierung jeder inneren Spannung und schließlich diejenige, in der schnell für eine Seite Position bezogen wird, wenn Aggressionen in der Gruppe ausgetragen werden. Gruppenmitglieder, die so reagieren, sind vielleicht am ehesten mit der Position der »Gammas« von Schindler zu beschreiben.

Der Umgang mit Aggressionen in der Gruppe fällt den meisten Therapeut:innen nicht leicht. Vor allem, wenn sie plötzlich und unerwartet auftauchen, besteht die Gefahr, sich schnell energetisch infizieren zu lassen, und es kostet Kraft, dann nicht sofort zu (re-)agieren.

Die hohe emotionale Bedeutung der Erfahrungen in der Gruppe muss von uns als Leitung anerkannt und benannt werden: sowohl im positiven als auch im negativen Erleben, sowohl für die Teilnehmer:innen als auch für uns selbst. Jeder aggressive Angriff kann fast immer als ein Ausdruck von Abwehr verstanden werden. Dahinter steckt die Angst, existenziell bedroht zu sein. Diese Bedrohung ist zwar »nur« gefühlt, verschwindet aber oft nicht einfach durch kognitive Entkräftigung. Der »Verdauungsprozess« braucht seine Zeit, wie folgendes Beispiel einer Kollegin aus der Intervisionsgruppe zeigt:

In dieser Gruppe wurden – wie immer – gleichzeitig zwei Neue in die Gruppe aufgenommen: Eine depressiv anklagende Patientin, die voller Wut ist, und ein »sperriger«, attraktiver Mann, der wegen ständiger Hänseleien gelernt hat, sich mit polterigem Angriff dagegen zu wehren. Sie scheinen von Beginn an eine Allianz gegen die Gruppe zu bilden, die versucht, die beiden zu integrieren.
Die neue Patientin äußert sich – submissiv-feindselig – in für die Gruppe nicht verständlichen, an die Einzeltherapie anknüpfenden Geschichten und antwortet auf Nachfrage, es reiche doch, wenn die Leiterin wisse, worum es gehe. Der neue Patient, der sich auf einen Stuhl gesetzt hat, während alle anderen auf dem Boden sitzen, und der jetzt über den Gruppenmitgliedern thront, springt ihr in einem pseudo-protektiven Angriff (»Angriff ist die beste Verteidigung«) zur Seite und sagt: »Ja, muss man denn hier gleich alles erzählen?« Die Patientin – nie gewohnt von einem Mann unterstützt zu werden, aber mit tiefer Sehnsucht danach – fühlt sich tief berührt und verstanden. Dafür gelobt, zieht sich der Patient allerdings sofort zurück: Das sei ganz allgemein gemeint gewesen. Die Gruppe reagiert unruhig.
Die Leiterin erwartet, bei Versuchen zu intervenieren ebenfalls angegriffen zu werden: Sowohl von der Gruppe im Sinne von: Was für Menschen nimmst du in unsere Gruppe auf? Als auch von den Neuen: In was für eine Gruppe nimmst du uns auf? Sie hält sich zurück und interveniert kaum. Sie trägt und contained. Bemerkt lächelnd im Vorbeigehen nach Ende der Gruppe auf die Frage: »Muss die Neue bleiben?« »Ach, das wird schon!« und »Jede:r hat doch hier seine Ängste und Themen«. Woraufhin eine Teilnehmerin sagt: »Und Sie sind doch unsere Beste!«
Nach drei bis vier turbulenten Sitzungen und je einem Einzelgespräch mit den Neuen legt sich die Angstabwehr ein bisschen, der neue Patient fühlt sich in seiner (provozierenden) Art angenommen. Schließlich (ca. achte Sitzung) kann er erzählen, wie sehr ihn die Geschichte eines geretteten Hundes mit Genickbruch berührt hat, und seine verletzliche und fürsorgliche Seite zeigen – die aggressive Stimmung ist gewichen. Die Gruppe beginnt wieder, konstruktiv zu arbeiten.

Die Leiterin war zunächst von der Gruppe schnell in die aggressive Stimmung involviert und indirekt angegriffen worden, hielt sich dann containend zurück und arbeitete leise und am Rand des Geschehens: In ihrer Antwort auf die provozierende Frage, ob die Neue bleiben muss, bleibt sie ruhig und macht eine sehr positive Aussage: »Das wird schon!«, verspricht eine »bessere« Zukunft in der Gruppe und gibt einen Hinweis, dass sie sich nicht aus der Ruhe bringen lässt. Durch den Satz: »Jeder hat doch hier seine Ängste und Themen«, arbeitet sie mit einer Aussage, die für alle gilt, gegen die Spaltung und gibt einen möglichen Grund für die Aggressionen an, nämlich Abwehr von Angst. Diese beiden Sätze sind positive, stabilisierende, vertrauens- und haltgebende »Neben«-Interventionen, die auch vermitteln, dass es sich lohnt, in der Gruppe zu bleiben. Auch hier dauert es seine Zeit, bis der Angstlevel sinkt und ein veränderter Umgang mit innerer Spannung möglich wird.

Im obigen Beispiel wird spürbar, wie groß die Angst ist, in eine bestehende Gruppe zu kommen, und wie sehr die Patient:innen auf ihr jeweiliges Abwehrmuster zurückgeworfen werden. Bis zur Lockerung der Abwehr müssen die Aggressionen unter Umständen ausgehalten und gehalten werden. Und immer wieder kommt es vor, dass Patient:innen die Gruppe verlassen, weil Aggressionen nicht aushaltbar waren, nicht verstanden wurden und dysfunktional blieben.

In der Gruppe sind begleitende Einzelsitzungen – wie im Beispiel oben beschrieben – manchmal hilfreich, um das Erlebte weiter zu explorieren. Dabei gilt die Regel, dass alles, was in die Gruppe gehört, wieder in die Gruppe gebracht werden sollte. In den Einzelsitzungen werden die Hemmnisse bearbeitet, wie z. B. Scham, Angst vor Auseinandersetzung oder Ausgeschlossenwerden. Die Therapeutin hält sich an die Schweigepflicht.

Häufig wird Aggression verdeckt und nicht gleich sichtbar – aber durchaus fühlbar – untergebracht, wie ein anderes Beispiel zeigt, das uns von einer weiteren Kollegin zur Verfügung gestellt wurde:

In einer bereits länger bestehenden Gruppe ist eine Patientin, die sich etwas unecht verhält. Sie ist sehr erfolgreich und hübsch, allerdings nicht so beliebt in der Gruppe, weil sie mehrmals kein Interesse an den Prozessen der anderen Gruppenmitglieder gezeigt hatte und sich gern mit ihren Themen in den Mittelpunkt stellt.
Als die Frage ansteht, ob sie die Therapie verlängern und weiterhin in der Gruppe bleiben möchte, sagt sie: »Ich weiß es nicht. Ich weiß gar nicht, was ihr mir bringt!« Die Gruppe schweigt – schließlich konfrontiert die Leiterin sie: »Hörst du, was du da sagst?« Die Patientin versteht die Frage nicht: Man wird sich doch fragen dürfen, was einem so eine Gruppe bringt, oder? Die Leiterin fragt die Gruppe: »Wie fühlt sich das an?« Dann reagiert die Gruppe klärend im Sinne von: Wieso sollen wir dir etwas bringen? Was bringst du uns?
Die klärende Konfrontation kommt zum richtigen Zeitpunkt: Die Patientin ist »konstruktiv beschämt«, kann die Konfrontation annehmen und fragt dann, ob die Gruppe sie weiterhin dabeihaben möchte. Sie bleibt in der Gruppe, wird weicher, entwickelt nach und nach Interesse an den anderen und die Szene wird zum gern zitierten, freundlichen Scherz in der Gruppe. Letztlich wurde ihre Angst davor, nach Nähe und Zugehörigkeit fragen zu müssen und sich ausgeliefert zu fühlen, hinter der Abwehr deutlich.

In den meisten Fällen ist es sinnvoll, den Ausdruck von Aggression in der Gruppe nicht zu übergehen. Wir können Aggression benennen und erfahrbar machen, dass Aggression Gegenaggression oder Angst auslöst. Die Therapeutin in diesem Beispiel hat durch Markieren des Satzes zur Reflexion eingeladen und dann die Klärung an die Gruppe übergeben, die reif genug war, die Patientin so zu konfrontieren, dass sie sich nicht verletzt fühlte.

Im obigen Beispiel war es möglich, die *indirekte* Aggression in der Sitzung gleich sichtbar und bearbeitbar zu machen. Das ist häufig – wie auch oben beschrieben – nicht so. Hier ein Beispiel für lange zurückgehaltene Aggression, die sich plötzlich entlädt:

In einer meiner Frauentherapiegruppen (ML) herrschte häufiger Schweigen. Es gab lebendige Phasen, in denen Themen konstruktiv bearbeitet wurden, und auch immer wieder Stockungen. Ich fragte mich, was vermieden wird, und fragte mich auch, wie es um das Vertrauen in der Gruppe vs. Macht, Konkurrenz und Rivalität bestellt ist. Ich sprach die Stockungen bei nächster Gelegenheit an und gab die Themen fragend nach möglicher Ursache in die Gruppe (Klären und fragendes Deuten). Nach einer »Schweigeminute« fragte eine Patientin: »Sollen wir das jetzt sagen?« Ich fragte: »Wäre das gut?« »Ich glaube schon«, war die Antwort und die Patientin begann vorsichtig zu erzählen, zu welcher der Frauen sie Vertrauen hat, wo sie in Konkurrenz ist und wo sie unsicher ist, wie sie wahrgenommen wird, aber interessiert daran ist. Nach und nach öffneten sich auch die anderen Patientinnen. Ich begann mich innerlich zu entspannen, denn ich glaubte zu spüren, dass die Themen wesentlich für den jetzigen Zeitpunkt waren und alle davon profitierten.
Gerade war eine emotional instabile Patientin an der Reihe, die sehr treffend ihre Beziehungen zu den anderen beschrieb, da fiel ihr eine andere ins Wort: »Also, eins muss ich dir jetzt mal sagen, was mich schon ewig an dir nervt: Dass du dich immer so in den Mittelpunkt stellst, und das kann ich einfach nicht leiden. Das ist hier in der Gruppe schon ewig so, ich halte mich dann oft zurück und sage gar nichts mehr, weil ich so wütend werde.« Eine weitere Patientin sprang ihr gleich bei: »Ja – ist mir auch schon aufgefallen.« Alle waren paralysiert, ich auch. Die angegriffene Patientin vertrat sich ganz gut, nachdem ich sie zweimal gefragt hatte, was in ihr los sei und ob sie etwas dazu sagen möchte. Auf die Frage, was genau jetzt in der angreifenden Patientin passiert war, konnte diese nur sagen: »Das Fass ist übergelaufen! Jetzt geht es mir besser!« Die Gruppe reagierte verunsichert: Einige hatten Angst, dass die Gruppe auseinanderbricht, andere konnten ihr Entsetzen und den Schreck über den aggressiven Ausbruch benennen.
Nun fragte ich die angreifende Patientin, wie es ihr gehe, wenn sie jetzt miterlebt, was gerade in der Gruppe geschehen ist. Sie

berichtete, dass sie in der Klinik, in der sie einige Monate zuvor für acht Wochen gewesen war, von Therapeuten und Mitpatienten gescholten wurde, weil sie aggressive Feedbacks gebe. Sie habe das nicht verstanden und bekomme jetzt irgendwie einen Zugang dazu. Worte habe sie noch nicht. Die Gruppe beruhigte sich in dem Maße, in dem die Patientin das Thema zu sich nehmen konnte. Meine Deutung, ob es vielleicht um Neid gehen könnte, wenn die andere so viel Platz in der Gruppe bekommt, konnte sie vorsichtig annehmen. Wir vertagten die genetische Suche. Die Sitzung war zu Ende.

In den folgenden Sitzungen konnten wir an verschiedenen Stellen herausfinden, dass die angreifende und die angegriffene Patientin ähnliche Familienkonstellationen hatten, aber mit unterschiedlichen Rollen: Die angreifende Patientin hatte einen Bruder, der der Augenstern der Mutter war, während sie immer funktionierte und ihren Neid herunterschluckte. Die angegriffene Patientin war der Augenstern des Vaters gewesen und hatte sehr unter den Angriffen der älteren Schwester gelitten, wenn der Vater (wie hier in der Frauengruppe) nicht dabei war (Kreuzübertragung). Neid, weißer und schwarzer, und der eigene Umgang damit wurden für die Gruppe ein wichtiges Thema.

Auch hier war es möglich, nach einer sehr energiegeladenen und emotional anstrengenden Sitzung die tieferen Themen zu benennen und später im Verlauf zu bearbeiten. Aber wie oben schon gesagt: Die Aggression musste zunächst ausgehalten werden. Die Therapeutin oder der Therapeut sollte in solchen Situationen verbal oder nonverbal Gelassenheit und Zuversicht statt Drama vermitteln, im Wissen darum, dass jedes Verhalten, und sei es auch noch so schwer akzeptierbar, seinen Sinn und seine Wurzeln in der jeweiligen Lebensgeschichte hat.

11.18 Spaltung in der Gruppe

Was ist damit gemeint? Eine gespaltene Gruppe besteht aus mindestens zwei Untergruppen, die untereinander in dem Spaltungsthema nicht der gleichen Meinung sind. In einer Therapiegruppe können sich zu bestimmten Themen temporär Binnendifferenzierungen bilden, wie z.B. in alt vs. jung, in »lange in der Gruppe« vs. neu, männlich vs. weiblich – vorübergehende Polarisierungen unter den Teilnehmer:innen der Gruppe, die in konstruktive Auseinandersetzungen der Mitglieder mit den anderen, sich selbst und der Leitung münden.

Andererseits gibt es manchmal regelrecht destruktiv wirkende Spaltungsbewegungen, die sogar zum Zerfall einer Gruppe führen können. Sich mit einer Teilgruppe verbunden zu fühlen, zu einer »Ingroup« zu gehören, erzeugt eine emotionale Sicherheit, die es ermöglicht, sich gegen die als »anders« Wahrgenommenen abzugrenzen und sie fremd und unverstanden zu lassen. Eine konstruktive Anpassungsbewegung, ein Interesse zu verstehen, findet dann nur in der »Ingroup« statt. Für die therapeutische Arbeit ist die »Reife« der Spaltung wichtig. Zwei als unvereinbar wahrgenommene Positionen können auf der Ebene der *frühen* Abwehrorganisation der Spaltung, z.B. bei einer Borderline-Erkrankung, zu der dann auch in bestimmten Situationen die Beziehungsgestaltung der projektiven Identifikation gehört, die den Betreffenden noch nicht bewusst ist, nur schwer in einer Gruppe behandelt werden, da die freigesetzten Gefühle in der Person und im Gegenüber – sei es Aggression oder Angst – sehr heftig sind.

> Vor Jahren leitete ich (ML) eine Gruppe mit fünf Frauen und vier Männern. Eine der Frauen hatte eine Borderline-Diagnose und zahlreiche Behandlungen hinter sich, war auf Empfehlung ihres Vorbehandlers in die Gruppe gekommen und wirkte auf mich sehr introspektionsfähig. Zunächst lief die Gruppe gut an, die Patient:innen lernten sich kennen. Eine Frau verließ die Gruppe sehr früh, hatte mir anvertraut, sie habe Angst vor der Borderline-Patientin. Bald schon zeigten sich die ersten Spaltungstenden

zen, die von der Patientin ausgingen: Sie fühlte sich einer anderen, sehr jungen Patientin sehr nah und versäumte keine Situation, ihr zu sagen, wie sehr sie sie mochte. Die Männer in der Gruppe beachtete sie kaum und sie begann, eine andere Frau anzugreifen, die schnell von den Männern in der Gruppe unterstützt wurde, was die Patientin benennend angriff und als Schwäche auslegte. Ich brauchte Zeit, um zu verstehen, wie die Patientin sich durch Manipulation einerseits Unterstützung sicherte, andererseits Konkurrent:innen um meine Gunst in schlechtem Licht erscheinen ließ und im Grunde bestimmte, wer in der Gruppe zu Wort und zum Arbeiten kam und wer nicht. Sie hatte eine dominante, manipulierende, destruktive Position eingenommen.

Ich arbeitete zunächst integrierend, ohne diese Beobachtungen anzusprechen, indem ich ihre Aussagen relativierte (Konfrontieren »unter dem Radar«). Ich spürte förmlich, dass das einige Gruppenmitglieder entlastete, und mir wurde bewusst, dass viele sich von ihrer möglichen Aggression bedroht fühlten, denn alle vermieden, mit ihr in Konflikt zu geraten. Dadurch hatte die Patientin sehr viel Raum und Macht und die Gruppe fühlte sich blutleer an. Als sie einmal einem Mann in der Gruppe, der gerade von seiner Fürsorge für seinen kranken Vater erzählte, über den Mund fuhr, stoppte ich sie und markierte ihr Verhalten als aggressiv und unempathisch. Sie wehrte sich heftig dagegen. Ich stoppte sie wieder und sagte, ich möchte jetzt, dass der Mann weiter im Mittelpunkt bleibt, aber später würde ich gerne wissen, wieso sie so reagiert habe. Offensiv zur Tür schauend blieb sie. Die junge Patientin sagte auch gleich: »Ich möchte, dass du bleibst.« Die Sitzung endete, ohne dass sie drankam. Ich erwähnte das zum Ende der Sitzung bedauernd.

In der nächsten Sitzung eröffnete sie mir, sie habe sich übergangen gefühlt. Ich sagte, dass ich das verstünde, und fragte die anderen, wie sie hier seien und was sie an Themen heute hätten. Es gab keine anderen Themen und ich sprach diese offensichtliche Konfliktangst in der Gruppe nicht an. Ich fragte nach den Gefühlen der Gruppenmitglieder, wenn ich jetzt mit der Patientin

arbeiten würde. Einige konnten benennen, dass sie mit ungutem Gefühl gekommen seien, andere hatten die letzte Sitzung komplett vergessen. Der Mann, der in der letzten Sitzung im Mittelpunkt stand, war unsicher, ob er sich schuldig fühlen müsse.
Ich schlug der Patientin vor, alle Gedanken und Gefühle, die sie gehabt hatte, einmal auszusprechen und zu spüren, wie es ihr dann gehe. Sie kam in Kontakt mit einem großen Hass auf mich, der immer wieder verflogen war und dann erneut in ihr aufflammte. Sie schämte sich dafür, weil sie wusste, dass ihr Gefühl nicht zu dem passte, was real geschehen war. Als Auslöser für den Hass nannte sie meine Macht, vorzugeben, wem sich die Gruppe zuwendet, und dass ich mich in der letzten Sitzung gegen sie gewendet und dem Mann den Vortritt »verschafft« hatte. Außerdem hätte ich das Versprechen gebrochen, ihr auch noch Zeit einzuräumen. Ich fragte: »Und nun?« und nach einer stummen Weile sagte sie leise: »Weiß ich auch nicht.« »Gibt es eine Antwort auf meine Frage in der letzten Sitzung (warum sie so unempathisch auf den Mitpatienten reagiert hatte)?« »Nein. Wenn ich Sie verstehe, fange ich an, mich zu hassen. Wenn ich mich verstehe, hasse ich euch.«
Damit war das Thema nicht zu Ende. Der Gruppe wurde spürbar, welcher innere Kampf in der Patientin tobte, und sie konnten sich im Folgenden oft darauf beziehen. Die Patientin entschied, sich eine Weile neben mich zu setzen, um das Gefühl meiner Unterstützung zu haben. Die Gruppe wurde mutiger, sie zu konfrontieren. Die Manipulationen ließen nach.

Durch ihr teils unterschwellig, teils offen aggressives Verhalten erzeugte die Patientin sehr viel Spannung in der Gruppe. Sie konnte ihre Angst, nicht gesehen, nicht beachtet zu werden, vielleicht sogar entwertet oder ausgestoßen zu sein, nicht verbalisieren. Durch die Gruppe getriggerte traumatische Kindheitserfahrungen konnte sie nicht mitteilen, da sie ihr im Wesentlichen trotz vieler Vorbehandlungen nur atmosphärisch zur Verfügung standen und in der Gruppe re-inszeniert wurden. Die Gruppe geriet in eine hoch geladene und kaum besprechbare Affektlage, jetzt war jede und jeder mit eigenen diversen Ängsten und Re-Inszenierungen von frühen oder gar traumatischen Erfahrungen beschäftigt.

Spaltungstendenzen auf dieser frühen Ebene treten auf, wenn Patient:innen entsprechende Bewältigungsmechanismen entwickelt haben, die zunächst nicht mentalisiert werden können. Als Leiter:innen müssen wir das Unaushaltbare, Unaussprechliche, die heftigen Aggressionen in der Gruppe aushalten und containen. In diesem Fall ist das gelungen, aber es gelingt nicht unbegrenzt und immer. Manchmal ist es eine unumgängliche Entscheidung, ein Gruppenmitglied gehen zu lassen und nicht für den Gruppenverbleib zu kämpfen.

Unter akuten Belastungen und Stress haben Menschen die Tendenz, auf eine frühere »Reifestufe« zu regredieren. Ihnen stehen dann bereits entwickelte komplexe Lösungen mit einer Ambiguitätstoleranz nicht mehr zur Verfügung, die Umgebung wird vereinfachend wahrgenommen und es werden vorwiegend Schwarz-Weiß- bzw. Entweder-oder-Bewertungen getroffen, die Komplexität extrem reduzieren und das Leben zu erleichtern scheinen. Auslöser für Spaltungen in Gruppen können akute innere oder äußere Belastungen von Einzelnen oder der ganzen Gruppe sein. Eine starke Belastung ist z. B. die Coronapandemie. Die Frage: »Impfen oder nicht?« hat bereits in einigen Therapiegruppen zu erheblichen Spaltungsbewegungen geführt.

Wie schon oben erwähnt, ist auch bei Spaltungstendenzen in der Gruppe die Beta-Position mit dem Wissen um die Existenzberechtigung beider Untergruppen für die therapeutische Leitung die Position der Wahl. Frühes Ansprechen und der Versuch, die Spaltung zu verstehen, sowie das Einbringen passender Erklärungen oder Deutungen (s. o.) sind wichtig, auch wenn das Verständnis nicht immer gleich gelingt. In einem Leitungsteam besteht dabei die Gefahr, dass die beiden Leiter:innen infiziert werden und nun ihrerseits die Spaltung zwischen sich spüren(s. letztes Beispiel im nächsten Abschnitt). In so einer Situation sind Supervision und Intervision, wo auch unangenehmste Gefühle ausgedrückt und auf mögliche Gegenübertragungsanteile untersucht werden können, dringend erforderlich.

11.19 Co-Leitung und Spaltung

Seit 2021 ist es möglich, eine ambulante Therapiegruppe, die zu zweit geleitet wird, mit den gesetzlichen Krankenkassen abzurechnen. Wir schätzen die gemeinsame Gruppenleitung sehr. Das macht Spaß und erleichtert die Arbeit, da man gemeinsam die Gruppe erlebt und sich über die Dynamik austauschen kann, die Patient:innen gemeinsam diagnostiziert, Behandlungsfokusse bespricht und auch z. B. in Urlaub gehen kann, ohne dass die Gruppe ausfällt. Zwei Therapeut:innen bringen weitere Dynamik in die Gruppe: Nun gibt es zwei verschiedene Leiter:innen, die potenziell für Elternübertragungen zur Verfügung stehen, unterschiedlich auf die Teilnehmer:innen und deren Anliegen reagieren, unterschiedliche Gefühle in den einzelnen wecken.

Wer leitet nun die Sitzung? Wir halten viel von der Absprache, dass alternierend eine Person den Vordergrund, die andere den Hintergrund übernimmt. Das heißt, die oder der eine übernimmt die sichtbare Regie, reagiert direkt auf das Gesagte, regt Interaktion an, bietet einem Mitglied eine Einzelarbeit in der Gruppe an, wenn es nötig erscheint, oder fördert auf andere Weise den therapeutischen Prozess. Die andere Leitungsperson bleibt mehr im Hintergrund, beobachtet das Geschehen und kann am Ende berichten, was sie beobachtet hat – vor der Gruppe oder in der Nachbesprechung. Sie steht natürlich zur Verfügung um zu unterstützen, kann mit der »Regisseurin« direkt während der Gruppe, transparent für die Mitglieder, über das weitere Vorgehen – Vor- und Nachteile dieses oder eines anderen Weges – sprechen.

In einer unserer Gruppen hatten mein Kollege und ich (ML) uns auf ein Abwechseln von Sitzung zu Sitzung verständigt. Nach einer Weile konnten wir sagen, wer sich bei ihm und wer sich bei mir mit seinen Themen öffnete bzw. wer bei mir und wer bei ihm Raum bekam. Wir wollten der Gruppe diese Beobachtung gerne zur Verfügung stellen und verstehen, was zu dieser Aufteilung führte – auch ob sie von uns ausging oder von den Patient:innen. In einer Sitzung stellten wir unsere Beobachtung vor, stellten uns weit auseinander im Raum und baten die Gruppe, sich uns zuzuordnen. Die beiden Gruppen, die sich gebildet hatten, standen sich gegenüber. Eine Person stand in der Mitte, konnte sich nicht entscheiden. Die Frage an alle: Wie fühlt sich das an? Es kamen sehr unterschiedliche Reaktionen, von: »Hier fühle ich mich wohl und sicher« bis »Jetzt fehlen mir die anderen«. Dann forderten wir die Patient:innen auf, einen nach der anderen, langsam zum anderen Therapeuten bzw. zur Therapeutin zu gehen und wahrzunehmen, was in ihnen passiert, und das auszusprechen. Es kamen Trennungsgeschichten, Ängste, vereinnahmt zu werden, entwertet zu werden, nicht gewollt zu sein, nicht so wie andere gemocht zu werden usw., zum Vorschein. Dann ließen wir die Gruppe wieder zusammenstehen. Erleichterung war spürbar. Am Ende der Sitzung wurde die fühlbar stärkere Wärme und Nähe thematisiert. Diese Arbeit hatte es ermöglicht, unangenehme und negativ gefärbte Gefühle früh und selbstverständlich zur Sprache zu bringen, undramatisch und als dazugehörig. Mit diesen Gefühlen angenommen und Teil des Ganzen zu sein hat m. E. zu einer tieferen Entspannung und emotionalen Sicherheit geführt.

Die Arbeit zu zweit wirft unweigerlich auch für die Therapeut:innen Themen auf, die bearbeitet werden müssen. Bei allem gegenseitigen Respekt und der Unterstützung werden in der Regel auch Konkurrenzgefühle spürbar:

- Wer hat wie viele Patient:innen für die Gruppe gewinnen können?
- Welche Patient:innen sind zugänglicher?
- Wer hat die beste Interventionsidee?
- Von wem fühlen sich die Patient:innen besser verstanden?
- Von wem am geeignetsten herausgefordert?
- Wer wird mehr geliebt von den Gruppenmitgliedern?

Diese Gefühle entstehen natürlicherweise mal mehr, mal weniger spürbar und bringen uns mit unseren Geschwistererfahrungen in

Kontakt oder auch in gegenseitige Elternübertragungen. Unsere Verletzlichkeit wird spürbar.

> In einer Supervisionsgruppe junger Kolleg:innen, die ich (ML) leite, wurde folgendes Thema vorgestellt: Die Kollegin arbeitet als PIA (Psychotherapeutin in Ausbildung) an einer psychosomatischen Klinik und wurde als Co-Leitung der Gruppe einer erfahrenen Kollegin zugeteilt. Nach einer krankheitsbedingten Abwesenheit der Kollegin, in der die junge Kollegin die Gruppe tiefenpsychologisch fundiert und interaktionell geleitet hatte, bat die gesundete Kollegin um Rücksicht, sie sei noch nicht so belastbar. Die Supervisandin leitete die Gruppe weiter, bis drei Sitzungen später die erfahrene Kollegin wie aus heiterem Himmel und unverblümt angesäuert vor der Sitzung sagte: »Vielleicht komme ich ja heute auch mal zu Wort!«

Diese Situation könnte sich auch in einer ambulanten TP-Gruppe mit zwei Therapeut:innen, wo die Zusammenarbeit freiwillig gewählt wird, in ähnlicher Weise abspielen.

> Ich (ML) fühlte mich bei der Supervision des obigen Beispiels erinnert an eine Gruppe, die ich mit einer Co-Therapeutin leitete, die früher eine Supervisandin von mir gewesen war und gerade erst begonnen hatte, Gruppen zu leiten. Zunächst hielt sie sich im Hintergrund. Dann aber – und wir wollten das ja auch beide – kam sie mehr und mehr in den Vordergrund und ich spürte an der einen oder anderen Stelle eine Wehmut, ihr – der Jüngeren – den Platz zu überlassen und sie womöglich innerlich vorbeiziehen zu lassen, um dann auch von ihr lernen zu können und mich mit ihr zu freuen, wenn ihre Interventionen von der Gruppe angenommen wurden und zu tiefen Prozessen führten. Einmal angesprochen, verschwanden die negativen Gefühle. Unsere Zusammenarbeit war für die Gruppe fruchtbar.

Unser Rat für ähnliche Situationen ist, von vornherein in den Besprechungen zur Gruppe die Besprechung der Beziehung der beiden Therapeut:innen untereinander kontinuierlich miteinzuplanen, nicht erst, wenn es schwierig wird. Dieses professionelle Vorgehen habe ich (ML) bitter erlernen müssen:

> In einer meiner ersten Therapiegruppen, die ein etwas anderes Setting als die wöchentliche TP-Gruppe hatte, waren einige linke Politaktivist:innen. Sie vertraten inhaltlich nachvollziehbare (antirassistische, Gender- und feministische) Normen auf eine sehr fundamentalistische Art. Andere Gruppenmitglieder wurden wegen ihrer projizierten Homophobie abgewertet und hatten es schwer, einen Platz in der Gruppe zu finden. Während mein Kollege und ich die Mitglieder mit dem eng vorgetragenen Fundamentalismus linker Normen konfrontierten, vor allem im Gegensatz zu der lautstark geforderten Toleranz in alle Richtungen, verabredete sich die Gruppe der »Aktivist:innen«, die Autoritäten gegenüber grundsätzlich rebellisch und ablehnend gegenüber standen, ohne unser Wissen in der Pause, wie sie uns und vor allem meinen Kollegen vorführen könnten. Untereinander besprachen sie, mit welchen Fragen und in welcher Reihenfolge sie seine »Widersprüche« aufdecken wollten und führten ihn so geplant in eine (Widerspruchs-)Falle; ich erinnere mich nicht mehr an die Fragen und seine Antworten; nur noch an mein äußerst ungutes Körpergefühl. Plötzlich erschien mein Kollege allen als der nichtwissende Macho und ich als die kluge, feministische Gruppentherapeutin.
>
> Unsere Beziehung war zu dem Zeitpunkt ganz gut, aber offenbar nicht stabil genug, um der herbeigeführten Spaltung integrierend entgegenzutreten. Ich fühlte mich unglaublich narzisstisch aufgewertet. Das war mein inneres Einfallstor für die Spaltung. Ich nahm die mir zugeschriebene Rolle an – heute schäme ich mich dafür. Mein Kollege geriet in Selbstwertzweifel, zumal er gerade privat wegen einer Trennung unter Druck stand und auch dort den Anfeindungen der Partnerin ausgesetzt war. Das war sein inneres Einfallstor für die Spaltung – auch er nahm die ihm angetragene Rolle an, fühlte sich beschämt und kämpfte dagegen an.

Im Nachhinein wurde deutlich: Grob beschrieben führte die Vaterlosigkeit der Hauptakteure zu der Inszenierung. Zwei Patienten hatten belastende Trennungen der Eltern als Kinder miterlebt, erlebt, wie die Mütter depressiv zusammenbrachen, nachdem sie wegen anderer Frauen verlassen worden waren. Beide Patienten waren früh parentifiziert, auf die Mutter fokussiert und bereit, jeden neuen Mann als potenziellen Konkurrenten aus dem Feld zu schlagen. Bei zwei weiteren waren die Väter zwar geblieben, die Patient:innen hatten aber den Respekt vor ihnen verloren: Der eine Vater hatte die Mutter tyrannisiert und dominiert, er war selbst depressiv und nicht in der Lage, die Familie zu ernähren; der andere war sehr erfolgreich und hatte sich aus der Familie entfernt – man wusste nicht, ob er außerhalb eine Geliebte hatte oder die Arbeit seine Geliebte war. Alle vier Patient:innen hatten also aus der eigenen Lebensgeschichte unterschiedliche Gründe, eine Vaterfigur anzugreifen und zu depotenzieren, späte Rache an einem nicht so bedrohlichen Objekt – dem Therapeuten – zu üben. In der Gruppe verschmolzen diese unbewussten Motive zu einer neuen Wahrheit, in der mein Kollege als die zu bekämpfende Vaterfigur erschien.

Das schreibt sich heute so logisch und einfach. Damals waren wir zunächst in den ausgelösten Gefühlen gefangen. Ich fragte mich, ob ich mit dem Kollegen weiter arbeiten könne und sah meine Täterinnenanteile nicht. Nach zwei weiteren Sitzungen kamen wir überein, Supervision zu nehmen. Mein Kollege hatte schon überlegt, wie er die Leitung der Gruppe beenden könnte. Die Supervision deckte eine Kreuzübertragung auf: Ich sah in ihm meinen depressiven Onkel, er in mir seine strenge Tante – das erleichterte uns. Danach war ein gemeinsames Arbeiten zwischen uns wieder vorsichtig und mit Vorbehalt möglich. Die Supervisorin wies uns auch auf die narzisstischen und emotional instabilen Anteile der Gruppenpatient:innen hin, die Entwertungs- und Spaltungsmechanismen als Überlebensstrategie brauchten bzw. als Abwehrmechanismus entwickelt hatten, um unaushaltbare Gefühle von Wertlosigkeit oder Abgelehntsein nicht wieder erleben zu müssen, indem sie sie teilweise in anderen – hier: meinem Kollegen – unterbrachten und mich gleichzeitig zur eigenen Schuldabwehr zur »Komplizin« machten. Dadurch veränderte sich unser Blick auf die Gruppe: Wir kamen in eine professionellere, wohltuende Distanz.

In der Gruppe veränderte sich durch unsere Integration der Spaltung die Atmosphäre zum Positiven, wir konnten die Teilnehmenden besser mit ihren Angriffen konfrontieren, sie blieben nach und nach aus, andere Themen kamen in den Vordergrund, Diversität wurde möglicher. Die Bearbeitung der Vaterthemen auf der jeweils persönlichen Ebene war erst ca. ein halbes Jahr später möglich; die Mentalisierung und das Verständnis für die Re-Inszenierung durch eine ganze Untergruppe gelang bei allen nicht direkt Beteiligten. Die Beteiligten wehrten bis auf eine Person die Schamgefühle ab, die aufgetreten wären, hätten sie die Re-Inszenierung als solche anerkannt.

Seither ist mir die Macht einer Gruppe sehr gegenwärtig, vor allem die Stärke, mit der Spaltungsprozesse sich ausbreiten können, und die Gefahr, sie nicht rechtzeitig zu erkennen oder sich auf eine Seite einzulassen. Mindestens einer der Patienten hatte eine Borderline-Diagnose und die Qualität der hergestellten Beziehung war die einer projektiven Identifikation. Wahrscheinlich ist es kaum möglich, sich diesem Übertragungsgeschehen sofort zu entziehen und in eine therapeutische Distanz zu gehen. Aber es ist wünschenswert und wichtig, einen Spaltungsprozess als solchen zu erkennen, mentalisierend Worte dafür zu finden und Wege, die therapeutische Integration und Einheit wiederherzustellen. Um all diese und ähnlich verwirrende Prozesse gemeinsam gut zu bewältigen ist – wie oben bereits beschrieben – eine routinemäßige Aussprache unter den Leiter:innen eine wesentliche Vorbereitung, auch weil dadurch eine gemeinsame Sprache entwickelt wird und die beiden sich in ihren Gefühlswelten besser kennenlernen. Begleitende Super- oder Intervision gehört u. E. routinemäßig zum Gruppenleiten dazu.

Und: Erst kommt die Beziehung zwischen den Therapeut:innen – dann die Beziehung zur Gruppe!

In dem Buch »Macht in Gruppen« von Oliver König werden solche

Prozesse theoretisch beschrieben. Laut König sind Gruppenmitglieder bei entsprechender Beziehungserfahrung durchaus in der Lage, die einzelnen Leiter oder Leiterinnen durch eine rigide Rollenspaltung aufzuteilen, z. B. die eine Seite als nur versorgend, die andere als nur strafend wahrzunehmen. »Diese Wahrnehmung kann über eine Art Rückkopplungsprozess durchaus Realitäten schaffen, die dann den Leitern untereinander Probleme bereiten. Auf Seiten des Trainers wird eine solche Aufspaltung dann als Reduktion erlebbar, die Neid, Konkurrenz, Ärger und Trauer hervorrufen kann, vor allem, wenn sie einen in eigene alte, überwunden geglaubte emotionale Zustände zurückführt. Auf Seiten der Teilnehmer lässt sich diese psychodynamische Aufspaltung der Eigenschaftsprofile der Trainer als Versuch ansehen, die fantasierte Macht der Trainer etwas zu reduzieren« (König 1996, S. 180).

11.20 Widerstand in Gruppen

Wir könnten fast alle oben beschriebenen Phänomene als Widerstandsphänomene einzelner Gruppenmitglieder oder wie im letzten Beispiel eines Teils der Gruppe beschreiben. Ob Schweigen, Rückzug, viel Raum einnehmen, Rütteln am Rahmen, Geheimnisse oder Aggression – auf die eine oder andere Weise kommen wir mit einem Widerstand in Kontakt, der sich zwischen Therapieziel und Bearbeitung schiebt und zunächst beantwortet werden muss, bevor es in die eine oder andere Richtung weitergeht. Laut Wöller und Kruse (2002) ist Widerstand ein interaktionelles Phänomen, d. h., alle, die Gruppe, die einzelnen Mitglieder und die Therapeutin bzw. der Therapeut, sind daran beteiligt. Und wir wissen, dass jeder Widerstand seinen Sinn als Schutzfunktion hat. Genau der könnte verbalisiert in die Gruppe gegeben werden, um den Prozess wieder in Gang zu bringen – wenn es uns gelingt, den gerade wirksamen Sinn zu finden und zu versprachlichen

Häufig sind es ja schmerzliche Erfahrungen oder Erinnerungen, die durch den Therapieprozess spürbar werden und die vermieden werden sollen. Manchmal ist es möglich, statt des schmerzlichen

Erlebens zunächst das (in der Kindheit real frustrierte) »primäre« Bedürfnis oder die dahinterliegende Sehnsucht zu benennen, sehr allgemein formuliert als: »*Wie gut wäre es, sich einfach zeigen zu können, ohne Angst haben zu müssen – vor was auch immer.*« Dieser Blick »hinter den Widerstand« erreicht die Patient:innen oftmals. Sie fühlen sich verstanden und können zuvor abgewehrte Gefühle zulassen und ausdrücken.

Und wenn es uns einmal nicht gelingt, den Widerstand und das dahinter liegende Bedürfnis zu verstehen, ist es vielleicht auch noch nicht der richtige Moment. Es fehlen noch wesentliche Informationen, verbal oder nonverbal, im Hier und Jetzt, dort und dann oder genetisch, die uns den Sinn des Widerstands erklären können. Dann empfiehlt es sich, den Widerstand vielleicht nur zu benennen und stehen zu lassen und an anderer Stelle weiterzuarbeiten.

Ich (ML) habe es mir z. B. zur Regel gemacht, wenn eine Patientin oder ein Patient aus der Gruppe in der Runde wieder mal sagt: »Ich hätte da ein Problem, aber ich möchte es nicht erzählen«, abzuwarten bis etwa 20 Minuten vor Schluss und die Person dann erneut anzusprechen: »Mich würde schon noch interessieren, was Sie heute mitgebracht haben.« Die Patientin oder der Patient ist bis dahin wieder in der Gruppe angekommen und kann normalerweise ansprechen, was ihn oder sie belastet.

In ähnlicher Situation habe ich (SP) gute Erfahrungen damit gemacht, bei einem Gruppenmitglied, das sich so äußert, die Ambivalenz anzusprechen, etwa mit der Aussage: »Das ist jetzt schwierig für mich. Ich bekomme einerseits die Botschaft, dass da etwas ist, was Sie belastet, und andererseits möchten Sie nicht darüber sprechen. Ich weiß jetzt nicht, worauf ich reagieren soll.« Oder ich frage: »Stellen Sie sich vor, Sie gehen nach der Sitzung nach Hause. Was fühlt sich besser an: Es erzählt zu haben oder nicht?« Meist wird dann erzählt.

Erleben wir die ganze Gruppe im Widerstand, schlagen wir vor, die Einzelnen zu fragen, was gerade passiert ist, was sie fühlen und denken. Das macht in unserem Erleben aus der Gruppe als Ganzes wieder einzelne Mitglieder, wir sammeln Informationen und können mit jeder Information den Widerstand besser verstehen. Dadurch kommen wir mit der Gruppe wieder in Kontakt. Im Anschluss wäre ein »Blick in den Spiegel« angezeigt, im Sinne des interaktionellen Verständnisses von Widerstand: *»Wie habe ich die Gruppe in den Widerstand gebracht?«*

Herausfordernde Situationen sind immer auch Entwicklungschancen und halten uns im Gruppengeschehen wach und lebendig. Sie sind auf zwei Ebenen herausfordernd: Zum einen müssen wir im Moment reagieren, intuitiv und ohne alles durchdacht zu haben, also fehleranfällig, und zum anderen haben wir nach der Sitzung die Aufgabe, das Geschehene zu verstehen, zu deuten und zu entscheiden, ob und wie wir unsere Erkenntnisse in der nächsten Sitzung ansprechen wollen.

11.21 Hilfe! Die Gruppe löst sich auf!

Pandemiebedingt hatte ich (SP) eine Zeitlang wegen der Abstandsregeln nur sechs Patientinnen in der Gruppe. Von zweien hatten wir uns in den vergangenen Wochen verabschiedet. Letzte Woche waren zwei neue Patientinnen zu Probesitzungen dazugekommen – die Gruppe füllte sich wieder auf. Kurz vor der Sitzung am Abend erreichten mich nun zwei Mitteilungen: Beide neuen Teilnehmerinnen hatten sich gegen eine weitere Gruppenteilnahme entschieden. Die Begründungen erschienen mir vage. »Gruppentherapie ist doch nichts für mich«, schrieb die eine. Die andere deutete an, dass sie in meiner Gruppe »vielleicht doch nicht so erwünscht« sei. – Was war passiert?
Als ich die vier verbliebenen Teilnehmerinnen mit den Absagen konfrontierte, meinte eine zögerlich, es habe in der kurzen Lüftungspause, als die Co-Therapeutin und ich nicht im Raum gewesen seien, eine Unterhaltung mit den neuen Gruppenteilnehmerinnen gegeben, in der jemand »nicht so nett« über eine

Teilnehmerin gesprochen habe, die vor kurzem die Gruppe verlassen hatte. Das könne ja eventuell der Grund für die beiden Absagen sein …

Ich merkte, wie in mir Ärger hochstieg. Ich hatte mich gefreut, neue Gruppenmitglieder gewonnen zu haben und nun das! Warum wird hier abschätzig über ehemalige Teilnehmerinnen gesprochen? Wollte die Gruppe die Neuen »vergraulen«? Das waren Themen, die angesprochen werden mussten. Aber zunächst einmal war ich damit beschäftigt, meinen Ärger zu verdauen.

Jetzt meldete sich Ute etwas bedrückt zu Wort: Sie habe gerade erfahren, dass sie im Nachrückverfahren einen Studienplatz in einer anderen Stadt bekommen habe und müsse nun Hals über Kopf da hinziehen. Heute sei ihr letzter Tag. Sie wisse, dass das gegen unsere Vereinbarung sei, aber das gehe nun mal nicht anders …

Neben dem Ärger wegen der beiden Absagen spürte ich ein Gefühl von Kontrollverlust und Resignation. Löste sich die Gruppe auf? Plötzlich – so fühlte es sich an – war die Gruppe bedrohlich klein geworden. Und ich hatte keine weiteren neuen Teilnehmerinnen auf der Warteliste! Mir kam der Satz in den Sinn: »Die Ratten verlassen das sinkende Schiff«. Puh! Schnell weg mit dem Gedanken! (Ob wohl die übrigen Gruppenmitglieder einen ähnlichen Eindruck haben?) – Nein. Das Schiff war nicht am Sinken. Ich musste die Ruhe bewahren und den Teilnehmenden vermitteln, dass wir uns hier in einer zwar ungewohnten, aber nichtsdestotrotz förderlichen Situation befinden, die positiv bewertet und genutzt werden kann, um mit den eigenen Themen voranzukommen.

Nachdem wir das Thema des Schlechtredens über Abwesende ausführlich besprochen hatten – die entsprechende Teilnehmerin war selbst sehr bestürzt über die Wirkung auf die Neuen – und Ute zu ihrem Studienplatz gratuliert hatten, sprach ich jetzt das Thema der Gruppengröße an: »Wie fühlt es sich für Sie an, dass wir jetzt hier in so einer kleinen Runde beisammen sind?«

In den vielen Jahren, in denen wir – die Autorinnen – Therapiegruppen anbieten, gab es immer wieder einmal Phasen, in denen mehrere Gruppenmitglieder gleichzeitig ihre Teilnahme beendeten und die Gruppe dann plötzlich sehr klein wurde. In solchen Zeiten erleben wir sowohl bei den Gruppenmitgliedern als auch bei uns selbst regelmäßig eine Irritation, wenn die Gruppe statt sechs oder acht Teilnehmer:innen nur noch drei oder vier zählt. Die damit verbundenen Gefühle müssen angesprochen werden – sei es die Beklemmung, sich nicht mehr so gut in der größeren Gruppe »verstecken« zu können, seien es positive Gefühle von »Endlich habe ich mehr Platz für meine Anliegen« oder vieles mehr.

Mit unseren eigenen Gefühlen müssen wir dabei auch klarkommen. Wir müssen unser Bedauern über den Verlust wichtiger Gruppenmitglieder, eventuelle Enttäuschung, Ärger sowie Unlust, neue Gruppenmitglieder zu gewinnen, verarbeiten. Unser Honorar pro Gruppensitzung hat sich trotz des finanziellen Ausgleichs bei kleinerer Gruppengröße momentan verringert und wir müssen vermutlich in Aktion treten, um neue Patient:innen für die Gruppe zu interessieren.

Wichtig dabei ist, dass wir uns klar entscheiden, ob wir die Gruppenarbeit fortsetzen wollen oder ob es Gründe gibt, die Gruppe zu beenden. Ist dies nicht der Fall, ist es unsere Aufgabe, der Gruppe Stabilität und die Sicherheit zu vermitteln, dass die Therapie weitergeht und hilfreich ist.

In dieser Situation ist es von Vorteil, wenn wir gut mit anderen Gruppentherapeut:innen und zuweisenden Stellen vernetzt sind, sodass wir über freigewordene Gruppenplätze informieren können (Pape & Langenbach 2014).

KAPITEL 12

Die Gruppentherapie endet

Auch die Endphase (in) einer Gruppe will gut geplant sein. Abschiede nach einer intensiven Phase im Leben rufen grundsätzlich starke Emotionen hervor. Andere freiwillige und unfreiwillige Abschiede im Leben der betreffenden Mitglieder werden erinnert. Im Extremfall werden frühe Situationen von Einsamkeit und Verlassenwerden aktualisiert und bewirken eine Regression in die entsprechenden Gefühlszustände. Existenzielle Gefühle von Angst vor der Endlichkeit des Lebens schwingen mit. Insofern ist es wichtig, der Endphase einer Therapie genügend Bedeutung zuzumessen und ausreichend Zeit dafür einzuplanen. Formal ist die gemeinsame Arbeit durch die von der Krankenkasse für die jeweiligen Patient:innen bewilligten Gruppentherapiestunden begrenzt, es sei denn, ein Gruppenmitglied entscheidet sich, nach Ablauf der bewilligten Gruppensitzungen noch für eine Weile als Selbstzahler:in an der Gruppe teilzunehmen.

Im ambulanten gruppentherapeutischen Setting gibt es zwei unterschiedliche Bedingungen, unter denen unsere Patient:innen ihre Teilnahme an der Gruppentherapie beenden: Entweder werden Einzelne verabschiedet, weil sie im besten Fall ihr persönliches Therapieziel erreicht haben, oder es hören alle gemeinsam auf, wobei es einen Unterschied macht, ob das gemeinsame Ende von vornherein geplant war oder die Therapeutin oder der Therapeut die Gruppe unvorhergesehen beendet.

12.1 Gemeinsames Ende einer Therapiegruppe

Im Falle einer geschlossenen Therapiegruppe ist das Ende von vornherein festgelegt. Alle sind sich der Tatsache bewusst, dass die Gruppe zu einem bestimmten Zeitpunkt beendet sein wird, ähnlich wie bei einer Schulklasse oder in einer Reisegruppe, die gemeinsam eine Reise antritt, gemeinsam etwas erlebt und sich am Ende voneinander verabschiedet – im Wissen, dass sie sich vermutlich in dieser Konstellation nicht wieder begegnen werden.

Nehmen wir an, die Gruppe sei gut gelaufen, die Einzelnen haben davon profitiert. Durch das Teilen tiefer Gefühle und problematischer Lebenssituationen ist eine große Nähe unter den Gruppenmitgliedern entstanden. Es wurden Konflikte untereinander ausgetragen und geklärt. Unterschiedlichkeiten konnten erkannt, benannt und akzeptiert werden. Nun rückt das Ende einer intensiven gemeinsamen Gruppenerfahrung näher. Was haben wir in dieser Phase als Gruppenleitung zu erwarten und was sollte von unserer Seite aus beachtet werden?

Wenn der Abschied gut vorbereitet ist, ist die gesamte Gruppe positiv auf das Ende der Therapie eingestellt. Im Unterbewussten läuft die Zeitschiene mit und bereitet in jedem Mitglied die bevorstehende Trennung vor. Die große Nähe unter den Teilnehmer:innen weicht schon einer gewissen Tendenz zur Individualisierung: Einige haben vielleicht neue Außenaktivitäten begonnen, versäumen einzelne Sitzungen oder zeigen auf andere Weise, dass ihr Interesse für die Gruppentherapie nachgelassen hat. Der gemeinsame Abschied von der Gruppe wird für sie unkompliziert sein.

Normalerweise wird es einzelne Teilnehmer:innen geben, für die das Ende zum rechten Zeitpunkt kommt, andere haben das Gefühl, dass sie noch nicht so weit sind. Sie wünschen sich eine Fortführung der Therapie oder zeigen möglicherweise durch eine akute Verstärkung ihrer Symptomatik, dass sie weitere Hilfe benötigen. Dies kann in bestimmten Fällen auch erforderlich sein. Andererseits muss nicht bei jeder Symptomverstärkung gegen Therapieende weitere Therapie angebracht sein: Wie in einem Theaterstück, bei dem die Schauspieler:innen am Ende der Vorstellung noch einmal auf die Bühne treten und sich verneigen, können auch Symptome, die im Therapieprozess bearbeitet worden sind, am Ende noch einmal auftreten und gesehen werden wollen – und sei es, um sich noch einmal der therapeutischen Beziehung zu vergewissern, die ja auf dem Vorhandensein krankheitswertiger Symptome beruht.

Die Länge der Abschiedsphase sollte an die Länge des gesamten Gruppenprozesses angepasst sein: Bei einer Gruppendauer von einem Jahr empfehlen wir, den letzten Monat für die Abschiedsphase einzuplanen. In dieser Zeit sollte besprochen werden, welche Anliegen offen sind und noch bearbeitet werden können, aber auch, was offengeblieben ist und jetzt nicht mehr zu Ende geführt werden kann.

> Eine schöne Übung mit dem Namen »Futur II« kann zu einem Zeitpunkt gemacht werden, wenn noch einige Sitzungen zur Verfügung stehen. Sie besteht darin, der Gruppe eine Imagination anzubieten, in der die Teilnehmenden aufgefordert werden, sich vorzustellen, dass sie sich gerade endgültig von der Therapiegruppe verabschiedet haben, sich auf dem Nachhauseweg befinden und darüber nachsinnen, was ungesagt geblieben ist, was sie noch hätten ansprechen/bearbeiten/erledigen wollen – um dann festzustellen, dass jetzt noch die Möglichkeit besteht, dies zu tun!

Die Endphase eines Gruppentherapieprozesses sollte für einen Rückblick auf die gemeinsame Zeit und eine Bilanz der Therapieergebnisse genutzt werden. Die Therapeutin oder der Therapeut kann eine gemeinsame innere Reise durch die Stationen der Gruppentherapie anleiten, in der jedes Gruppenmitglied sich noch einmal auf seine eigene Situation am Anfang der Therapie und den durchlaufenen Prozess besinnt und dies dann mit den anderen teilt. Ein Feedback von den anderen Gruppenmitgliedern, das sich in diesem Fall auf positive Veränderungsschritte konzentriert, trägt zur Abrundung und Verifizierung der eigenen Erfahrung bei. Es können einander auch imaginäre »Geschenke« mitgegeben werden – z. B. ein

»roter Faden«, den es nicht zu verlieren gilt, das Bild einer »Hängematte« zum Ausruhen oder Ähnliches.

Rituale dienen von alters her dazu, den Übergang von einer Phase in eine andere zu markieren und zu begleiten. Ein gemeinsames Abschiedsritual in der letzten Sitzung kann diese Funktion erfüllen und kann den Teilnehmenden eine Hilfe sein, den Abschluss der gemeinsamen Gruppentherapieerfahrungen zu würdigen.

Worte verschenken: Jedes Gruppenmitglied schreibt für jedes andere ein Wort zum Abschied auf eine Karte und auf die Rückseite den eigenen Namen. Reihum liest jedes Mitglied vor, welche Worte es bekommen hat.
Am Ende, wenn alles gesagt ist, stellen sich die Gruppenmitglieder in einen Kreis und verabschieden sich von den anderen über Blickkontakt. Nach einer Weile drehen sich alle um und spüren noch einmal die Gruppe im Rücken. Jedes Mitglied verlässt den Raum, wann es möchte.

12.2 Ende einer Jahresgruppe

Einige Kolleginnen oder Kollegen bieten ihren Patient:innen nach einem gemeinsamen Beginn eine Gruppenteilnahme für ein Jahr an. Zu diesem festgelegten Zeitpunkt endet die aktuelle Gruppe und einige Teilnehmer:innen verabschieden sich. Diejenigen, die weitermachen wollen, bilden den Ausgangspunkt für eine neue Gruppe, zu der jetzt Patient:innen von der Warteliste hinzugenommen werden.

Gruppen mit einem solchen »Jahresvertrag« nehmen eine Art Zwitterstellung zwischen den geschlossenen und halboffenen Gruppen ein. Einerseits endet die aktuelle Gruppe zu einem von vornherein feststehenden Zeitpunkt. Die ausscheidenden Patient:innen verabschieden sich. Andererseits gibt es eine Nachfolgegruppe, die – falls *niemand* ausscheidet – sogar mit der beendeten Gruppe identisch sein kann.

Der Vorteil einer solchen Konstruktion ist eine große Stabilität der Gruppe, die nur einmal im Jahr ihre Zusammensetzung ändert, wobei natürlich unvorhersehbare Lebensereignisse zu einem früheren Ausscheiden Einzelner führen können. Ein weiterer Vorteil ist darin zu sehen, dass dadurch deutlicher wird, dass der jährliche Wechsel von Gruppenmitgliedern tatsächlich den Beginn einer »neuen« Gruppe markiert, die sich quasi neu erfinden muss. Das Thema Abschied (und Neubeginn) kommt unweigerlich einmal im Jahr auf den Tisch.

Auch die Möglichkeit einer Festlegung auf eine sechsmonatige Teilnahme wird von einigen Gruppentherapeut:innen genutzt, die damit feste Termine für das Ausscheiden und die Aufnahme neuer Mitglieder vorgeben, z. B. vor und nach der Sommerpause bzw. den Weihnachtsferien.

12.3 Einzelne beenden ihre Gruppenteilnahme

Eine kontinuierliche, halboffene Therapiegruppe wird im Allgemeinen so geführt, dass frei werdende Plätze von neu aufgenommenen Patient:innen besetzt werden. Dies ist normalerweise mehrfach im Jahr der Fall. Unserer Erfahrung nach sind die Abschiede jedoch oft nicht gleichmäßig übers Jahr verteilt, sondern kommen in »Wellen«, sodass es Zeiten relativer Stabilität in der Gruppe gibt und Zeiten, in denen mehrere Gruppenmitglieder kurz nacheinander aufhören und sich die Gruppenstärke dadurch kurzfristig deutlich verringert. In solchen Phasen ist es von besonderer Bedeutung, dass die Gruppenleitung die Gruppe stabil hält, die Vorteile einer momentan kleineren Mitgliederanzahl betont und sich nicht in den Strudel möglicher Auflösungserscheinungen hineinziehen lässt (vgl. Kap. 11.21).

Hier ist es wichtig, dass wir den verständlichen Impuls, Gruppenmitglieder aus Gründen der Gruppenstabilität noch für eine Weile »festzuhalten«, hinterfragen, da dies eine Funktionalisierung unserer Patient:innen bedeuten würde.

Wenn mehrere für die Gruppe wichtige Mitglieder sich gleichzeitig oder kurz nacheinander verabschieden, so ist die entstehende

Lücke besonders stark spürbar, aber auch der Weggang einzelner Gruppenmitglieder kann sich auf den gesamten weiteren Verlauf auswirken. Eventuell fehlt das Gruppenmitglied, das die Alpha-Position innehatte, an der sich andere orientiert haben, und diese Position muss neu besetzt werden. Oder eine andere Position, an die sich die Gruppenteilnehmer:innen gewöhnt hatten, ist plötzlich nicht mehr besetzt.

So wurde der Abschied einer besonders lustigen, schnell reagierenden Teilnehmerin in meiner Gruppe (SP) allgemein bedauert, weil man die Teilnehmerin als Person vermisste und auch, weil deutlich wurde, dass es nun den anderen zufiel, spontan zu sein, ein Schweigen zu brechen oder auch einmal für Leichtigkeit und Lachen zu sorgen. Eine Zeitlang nach ihrem Weggang hieß es immer mal wieder: »Schade, dass Leyla nicht mehr da ist! Wer macht uns denn jetzt die Leyla?«

Grundsätzlich muss auch bei der Beendigung der Gruppenteilnahme durch einzelne Patient:innen ausreichend Zeit für deren Abschiedsphase eingeplant werden. Nach der Ankündigung, dass jemand die Gruppenteilnahme beenden wird, sollten noch mindestens drei bis vier Sitzungen dafür zur Verfügung stehen. Dies sollte schon im Vorhinein besprochen und im Gruppenvertrag schriftlich festgelegt werden (siehe Anhang), auch um plötzlichen Abbrüchen, z. B. nach einem Konflikt in der Gruppe, vorzubeugen. Durch diesen »Zeitpuffer« besteht die Möglichkeit, dass unabgeschlossene Dinge beendet werden können. Das können Konflikte innerhalb der Gruppe sein, die noch geklärt werden, oder Gefühle, die noch mitgeteilt werden sollen.

Es kommt vor, dass Patient:innen sich erst dann intensiv um ihre Anliegen kümmern, wenn das Therapieende kurz bevorsteht. Auf einmal werden grundsätzliche, schon lange vorhandene Probleme thematisiert, für deren Bearbeitung die ganze Zeit über wohl der Mut oder die Motivation gefehlt hat. Dies kann bei der Gruppenleitung zu der Überlegung führen, ob es überhaupt vertretbar sei, dass die oder derjenige die Gruppe zu diesem Zeitpunkt verlässt. Stattdessen sollte dieser Abwehrmechanismus aufgedeckt und in der Gruppe besprochen werden. Wenn noch drei bis vier Sitzungen zur Verfügung stehen, kann überlegt werden, was in dieser Zeit realistischerweise noch bearbeitet werden kann.

Auch beim Ausscheiden einzelner Teilnehmer:innen muss Zeit für eine Bilanz der bisherigen Gruppenteilnahme und der eigenen inneren und äußeren Entwicklung eingeräumt werden. Wir empfehlen, dies in der *vor*letzten Sitzung zu tun, um die letzte Sitzung für den definitiven Abschied vorzuhalten.

In dieser Sitzung, in der es für die jeweilige Teilnehmerin um eine Bilanz ihres bisherigen Therapieprozesses geht, hat sich in meiner Gruppe (SP) das Ritual entwickelt, dass die ausscheidende Teilnehmerin kurz ihre eigene Entwicklung während der Therapiezeit resümiert und dann zwei andere Gruppenmitglieder um ein Feedback bittet, dem dann andere, wenn sie möchten, noch etwas hinzufügen können. Im Allgemeinen fallen diese Abschluss-Feedbacks sehr herzlich und positiv aus. Auch wir als Leiterin und Co-Leitung geben in diesem Fall unser Feedback hinzu.

Auch für die Abschiedssitzung der ausscheidenden Teilnehmerin hat sich ein spezielles Ritual etabliert, eine sogenannte »Abschiedstorte« aus Papier: Aus zwei DIN-A4-Blättern werden zwei gleichgroße Kreise ausgeschnitten; der eine Papierkreis wird in »Tortenstücke« in der Anzahl der verbleibenden Gruppenmitglieder zerschnitten, die ihr kleines »Tortenstück« für die ausscheidende Patientin gestalten, indem sie einen guten Wunsch o. Ä. für sie aufschreiben oder zeichnen. Die einzelnen »Tortenstücke« werden dann auf den zweiten Papierkreis aufgeklebt, sodass eine »Abschiedstorte« entsteht, die der ausscheidenden Patientin überreicht wird.

Diese »Torte« stellt für die scheidenden Patientinnen ein Übergangsobjekt dar, einen Anker und eine Erinnerung an ihre Zeit und ihre Begleiterinnen in der Gruppentherapie. Wir haben von manchen Patientinnen im Nachhinein gehört, dass sie diese »Abschiedstorte« noch lange aufbewahrt und sie sich zum Teil

als Erinnerung an den Therapieprozess an prominenter Stelle in ihrer Wohnung aufgehängt haben.
Auch die ausscheidenden Teilnehmerinnen bedanken sich bei der Gruppe in der Regel mit einem kleinen Geschenk: ein paar selbstgebackene Kekse, eine beschriftete Postkarte, ein Tütchen mit Blumensamen … Dieses Abschiedsritual hat sich als Tradition etabliert, ohne dass dies von uns als Gruppenleitung angeregt wurde.

Natürlich wird das Ausscheiden eines Gruppenmitglieds nicht grundsätzlich von allen bedauert. Scheidet ein Teilnehmer oder eine Teilnehmerin aus, die mit seinen oder ihren Problemen sehr viel Raum in der Gruppe eingenommen hat oder sehr selbstbewusst auftrat, kann es sein, dass danach in der Gruppe eine gewisse Erleichterung spürbar wird: Auch zurückhaltendere Gruppenmitglieder kommen jetzt mehr zum Zuge oder trauen sich mehr zu.

Um deutlicher zu spüren, welche Lücke ein ausscheidendes Gruppenmitglied hinterlässt bzw. wie sich die Gruppe ohne die betreffende Person anfühlt, wird empfohlen, nicht gleich in der folgenden Sitzung jemand Neues aufzunehmen, sondern mindestens eine Sitzung abzuhalten, in der über diese Gefühle gesprochen wird. Von Fall zu Fall wird es auch notwendig und ertragreich sein, vor einer Neuaufnahme mit der Gruppe zu thematisieren, welche Erfahrungen sie mit Trennungen und Veränderungen in ihrem Leben gemacht haben.

Um diesem Thema auch symbolisch deutlichen Raum zu geben, habe ich in meinen Gruppen (ML) einen besonderen Ablauf der Abschiedssitzung etabliert: In der letzten Sitzung verlässt der oder die ausscheidende Teilnehmer:in die Gruppe schon nach der Hälfte der Zeit. Dadurch wird der Unterschied zwischen vor- und nachher sofort spürbar. Einen Moment bleibt die Gruppe beim Gefühl, verlassen zu sein, dann werden in der Regel die ersten Ideen zum weiteren Leben des ausscheidenden Mitglieds ausgetauscht, wie: »Hoffentlich kommt sie gut nach Hause.«, oder: »Bestimmt fängt er jetzt endlich mit Rudern an.« Und dann kommt das Gefühl, auch ohne das Mitglied weiterarbeiten zu können. Die Gruppe existiert weiter, sie ist anders, aber nicht in Gefahr. Am Ende steht oft die Frage nach dem neuen Mitglied: »Wann kommt es und wie ist es so?«

12.4 Das Sitzungskontingent eines Gruppenmitglieds läuft aus

In einer Therapiegruppe, die durch die Krankenkasse finanziert wird, kann es passieren, dass die Gruppenteilnahme beendet werden muss, obwohl die- oder derjenige sich eigentlich noch nicht dafür bereit fühlt. In diesem Fall geht es darum, vor Einleitung der Abschiedsphase zu prüfen, woran das liegt: Hat sich die Patientin oder der Patient nicht ausreichend für die Erreichung ihrer oder seiner Ziele eingesetzt? Ist die Zielsetzung der tiefenpsychologisch fundierten Gruppentherapie nicht genügend eingegrenzt worden? Hat dieses Gruppenmitglied grundsätzlich ein Problem mit Abschied und Trennung, was jetzt im Abschied von der Gruppe bearbeitet werden kann? Oder sind stark belastende Lebensprobleme aufgetreten oder Probleme so gravierend, dass eine Fortführung der Therapie unerlässlich erscheint? Im letzteren Fall könnte eine Fortführung der Therapie über die Höchstgrenze hinaus über das Gutachterverfahren beantragt werden, wenn sich keine andere Form der Behandlung oder Unterstützung sinnvollerweise anbietet. Manchmal möchte ein Gruppenmitglied auch aus freien Stücken noch weiter in der Gruppe an sich arbeiten und zahlt weitere Sitzungen selbst.

12.5 Die Gruppenleitung beendet die Gruppe

Auch hier muss unterschieden werden, ob die Beendigung durch den Gruppenleiter oder die Gruppenleiterin freiwillig oder unfreiwillig geschieht. Im Falle einer unfreiwilligen Beendigung, etwa durch schwere Erkrankung (vgl. Yalom 2005) oder andere unerwartet eingetretene Lebensumstände, handelt es sich um eine Ausnahmesituation, in der die Gruppenleitung entscheiden muss, ob sie noch in der Lage ist, die Gruppe entsprechend in einigen Sitzungen zu beenden, nur über das Ende zu benachrichtigen oder für eine Übergangsregelung zu sorgen. Bei der wachsenden Zahl von Gruppentherapeut:innen wird es im ambulanten Setting immer wahrscheinlicher möglich sein, dass eine andere Kollegin oder ein anderer Kollege die Gruppe übernimmt. Dies müsste dann mit jeder involvierten Krankenkasse einzeln abgeklärt werden.

Die Gruppe gerät in solch einem Fall vermutlich in eine Krise, auf die die einzelnen Gruppenmitglieder sehr unterschiedlich reagieren werden. Es sind regressive Reaktionen in unterschiedlicher Ausprägung zu erwarten, die sich in anklammerndem oder aggressivem Verhalten, in Therapieabbrüchen und Symptomverstärkungen äußern können.

Wenn die Beendigung der Gruppe freiwillig geschieht, sollte das bevorstehende Ende bereits etwa ein halbes Jahr im Voraus angekündigt werden. Es sollten dann keine neuen Gruppenmitglieder mehr aufgenommen werden, d. h., eventuell frei werdende Gruppenplätze können nicht mehr besetzt werden. Das angekündigte Ende kann bei den verbleibenden Mitgliedern zunächst unterschiedliche emotionale Reaktionen auslösen, von Ängsten über Ärger auf die Leitung bis hin zu Schuldgefühlen und vielleicht auch Erleichterung. Wenn diese ersten Reaktionen in der Gruppe Raum haben dürfen und bearbeitet wurden, geht die Gruppe wie bei einer von vornherein zeitlich begrenzten Gruppe gemeinsam auf das Ende zu.

Damit endet auch unser Praxisbuch. Im Schreiben, Diskutieren, Redigieren und Wiedererleben der vielen Situationen in den unterschiedlichsten Gruppen sind wir im Verständnis der komplexen und spannenden Aufgabe, Gruppenpatient:innen in ihrem Wachstum zu unterstützen, ein Stück weitergekommen. Der intensive Austausch beim gemeinsamen Schreiben hat uns Spaß gemacht. Über Anregungen und Rückmeldungen freuen wir uns.

KAPITEL 13

Anhang

Formale Voraussetzungen zum Erwerb der Fachkunde: Erlangen der Abrechnungsgenehmigung für Gruppenpsychotherapie

Für den Erwerb der tiefenpsychologisch fundierten Fachkunde in der psychotherapeutischen Gruppentherapie sind nachzuweisen:

- eingehende Kenntnisse und praktische Erfahrungen in der Gruppenpsychotherapie der psychoanalytisch begründeten Verfahren.

Dabei ist nachzuweisen, dass in

- mindestens 40 Doppelstunden analytischer oder tiefenpsychologisch fundierter Selbsterfahrung in der Gruppe,
- mindestens 24 Doppelstunden eingehende Kenntnisse in der Theorie der tiefenpsychologisch fundierten Gruppenpsychotherapie und Gruppendynamik erworben und
- mindestens 60 Doppelstunden kontinuierlicher tiefenpsychologisch fundierter Gruppenbehandlung, auch in mehreren Gruppen,
- unter mindestens 40 Stunden Supervision durchgeführt wurden.

Fragenkomplexe für das Vorgespräch

1. Ist diese Patientin bzw. dieser Patient für eine Gruppentherapie geeignet?
- Können Sie es zeitlich einrichten, kontinuierlich an der Gruppe teilzunehmen?
- Stimmen Sie den Vereinbarungen im Therapievertrag (wie Ausfallhonorar und Schweigepflicht) zu?

Motivation und Ziel:
- Wie sind Sie auf die Idee gekommen, eine Gruppe zu suchen?
- Was versprechen Sie sich von der Teilnahme?
- Welche Fragen/Themen/Probleme möchten Sie in der Gruppe bearbeiten?
- Was wissen Sie bereits darüber bzw. über sich?
- Wie möchten Sie die Themen in der Gruppe bearbeiten?
- Wann hätte sich für Sie die Teilnahme gelohnt? Was darf auf keinen Fall passieren?

Bisherige Erfahrungen mit Gruppentherapie:
- Haben Sie bereits einmal an einer Gruppentherapie eventuell im Rahmen einer Klinikbehandlung teilgenommen?
- Mit welchen Erfahrungen/Erfolgen? Was war besonders hilfreich? Was hat Sie gestört oder behindert?

Und mit Gruppen:
- Welche Gruppen in Ihrem Leben haben Sie besonders geschätzt? (z. B. Schule/Chor/Sport/Gemeinde/Uni/Teams …)
- Was hat Ihnen dort so gut gefallen?
- Wie würden Sie Ihre Rolle in den Gruppen beschreiben?
- Haben Sie bereits negative Erfahrungen mit Gruppen gemacht? Welche?
- Was bedeutet das für Sie aus heutiger Sicht?

Der Blick auf die anderen Gruppenteilnehmer:innen und die Leitung:

- Was glauben Sie, wie werden Sie sich mit den anderen Gruppenteilnehmer:innen fühlen?
- Wie wäre es wertvoll und hilfreich für Sie? Was darf auf keinen Fall passieren?
- Wie fühlen Sie sich mit mir? Was bedeutet das für Sie?

Bei diesen Fragen ist es wichtig, auf die eigene Gegenübertragung zu achten und zu erspüren, welche Atmosphäre hergestellt wird/werden soll.

Bei Patient:innen, die Sie noch nicht kennen, werden natürlich therapeutische Vorerfahrungen und biografisch bedeutsame Erlebnisse ausführlich besprochen. Auch die Ziele sollten genau erarbeitet werden.

2. **Ist die Gruppe, die ich anbiete, für diese Patientin bzw. diesen Patienten geeignet?**
   Aufgrund der Beantwortung der oben beschriebenen Fragen kann ich überlegen, ob die bisherige Planung der Gruppe oder die bereits bestehende Gruppe für diesen Patienten oder diese Patientin geeignet ist, und zwar sowohl vom Strukturniveau her als auch von den zu behandelnden Themen. Ein Mensch mit einem guten Strukturniveau wird von einer Gruppe mit vorwiegend mäßigem Strukturniveau nicht so sehr profitieren können, weil er unter Umständen konfrontierende Interventionen und Spiegelungen braucht, um eine stabile, aber auf seine Themen bezogene schlecht angepasste Abwehr in Frage zu stellen oder durchlässiger werden zu lassen. Dies kann Menschen auf mäßigem Strukturniveau verunsichern und ängstigen, da sie zunächst stabilisierende Rückmeldungen und Interventionen brauchen. Umgekehrt ist das leichter möglich: Eine Gruppe von gut strukturierten Patient:innen kann in der Regel ein Mitglied mit strukturschwächeren Anteilen ganz gut integrieren und rücksichtsvoll behandeln.
   Zu den einzubringenden Themen, aber auch für Alter und Geschlecht gilt das Arche-Noah-Prinzip (siehe Zusammensetzung der Gruppe):

Es sollten – wenn möglich – zwei Personen in der Gruppe sein, die sich in ihrem Thema wiederfinden, die etwa im gleichen Alter sind, dasselbe Geschlecht oder einen Migrationshintergrund haben, um sich verstanden und nicht einsam auf verlorenem Posten zu fühlen. Zur Not kann dies vorübergehend die Leitung sein, was sich aber auch ungünstig auf die Gruppendynamik auswirken kann – dann nämlich, wenn z. B. das Gruppenmitglied eine besondere Nähe mit der Leitung herstellen möchte und sich gleichzeitig in Opposition zur restlichen Gruppe begibt.

3. **Wie fühle ich mich mit der Patientin bzw. dem Patienten? Welche Gegenübertragung kann ich wahrnehmen?**
   Eine ganz wichtige Überlegung ist, wie ich mich in der Arbeit mit dem Patienten bzw. der Patientin fühle:

- Habe ich eine wohlwollende Gegenübertragung?
- Kann ich mich in die Person hineinversetzen und habe ich Mitgefühl?
- Kann ich die Lebensleistung würdigen und habe ich Respekt vor den zu bewältigenden Fragen?
- Möchte ich meinen Teil der Verantwortung für den therapeutischen Prozess dieser Person tragen?
- Und kann ich diesem Menschen konstruktiv Grenzen setzen, etwa wenn eine andere Person verletzt wird, er oder sie sich selbst oder mich destruktiv behandelt?
- Was müsste diese Person tun, dass ich sie ablehne? Halte ich das für wahrscheinlich?

Beispiel eines Gruppenvertrages für eine Therapiegruppe

1. **Schweigepflicht:** Was in der Gruppe geschieht, gehört nicht nach draußen. Die Therapiesituation muss ein (absoluter) Schutzraum sein und bleiben. Um eine größtmögliche Offenheit nach innen zu unterstützen, ist ein Schweigen nach außen hin notwendig.

2. **Ehrlichkeit:** Was in der Gruppe angesprochen wird, soll ehrlich sein. Dies ist für das Vertrauen untereinander und für die Wirksamkeit der gegenseitigen Unterstützung und der therapeutischen Arbeit Voraussetzung.

3. **Regelmäßige Teilnahme:** Durch die Arbeit entstehen Beziehungen untereinander oder vertiefen sich bereits bestehende Beziehungen – die Teilnehmer:innen werden sich wichtig. Manchmal hat eine Person das Gefühl: »Das kann jetzt nur diese oder jener verstehen.« Für die Beziehungen untereinander und auch für das gesamte Gruppengefüge, in dem jede und jeder einen Platz hat, ist es wichtig, dass alle an allen Sitzungen teilnehmen. Jede Teilnehmerin und jeder Teilnehmer bemüht sich, äußere Terminhindernisse zugunsten der Gruppe auszuräumen.

4. **Ausagieren:** Es erschwert die Therapie, wenn, was manchmal passiert, Gruppenmitglieder häufig außerhalb der Therapiesituation Erlebtes oder während der Therapie Erlebtes miteinander besprechen, was eigentlich in die Gruppe gehört. Deshalb möchte ich, dass solche Gespräche in die Gruppe eingebracht werden, samt der dazugehörigen Gefühle.

5. **Sexuelle Kontakte:** Sexuelle Kontakte zwischen Gruppenmitgliedern sind untersagt, sie sind einer ernsthaften therapeutischen Arbeit hinderlich. Im Schutzraum der Therapie können mit dieser Grenze eventuell entstehende Gefühle erotischer, sexueller oder zärtlicher Natur möglichst angstfrei erforscht werden.

6. **Achtsamer Umgang mit sich und anderen:** Jedes Gruppenmitglied verpflichtet sich dem Ziel, mit sich und den anderen Gruppenmitgliedern achtsam umzugehen, vor allem körperliche und psychische Grenzen der anderen zu respektieren und die eigenen Grenzen deutlich zu machen, so gut es geht.

7. **Emotionale Not**: Wenn ein Gruppenmitglied außerhalb der Therapie in eine emotionale Notsituation gerät, nimmt es Kontakt zu mir auf. Ich melde mich nach Nachricht auf meinem Anrufbeantworter so schnell wie möglich zurück.

8. **Suizidalität:** Gerät ein Gruppenmitglied in starke lebensmüde Gefühle und ich bin nicht erreichbar, begibt es sich unverzüglich in eine Klinik.

9. **Bezahlung:** Alle Gruppensitzungen müssen bezahlt werden, auch die, an denen jemand – trotz Punkt 3. – nicht teilnehmen kann. Eine Sitzung kostet xx,xx Euro. Auch wenn bei Anwesenheit die Kosten von der Krankenkasse getragen werden, müssen die Ausfallkosten privat bezahlt werden.

10. **Beendigung der Teilnahme:** Beim Auslaufen der Bewilligung durch die Krankenkasse endet die Gruppenteilnahme. Ein früherer Beendigungswunsch soll 3–4 Sitzungen vorher mitgeteilt werden, um einen guten Abschied zu ermöglichen.

Ich nehme an der Gruppe teil und erkläre mich mit dem Vertrag einverstanden:

Ort, Datum: ______________________________

E-Mail-Adresse: ______________________________

Name und Unterschrift: ______________________________

Übung zur achtsamen Wahrnehmung des Körpers

Nehmen Sie wahr, wie Sie im Moment sitzen. Verändern Sie Ihre Haltung nicht. Nehmen Sie wahr, wie ihr Rücken und ihr Gesäß im Kontakt mit dem Stuhl sind. Und atmen Sie dabei.

Welche Empfindungen haben Sie im Rücken, welche im Gesäß? Spüren Sie den Halt, den der Stuhl Ihnen gibt. Und atmen Sie dabei.

Nehmen Sie dann Ihre Füße im Kontakt mit dem Boden wahr. Welche Empfindungen haben Sie in den Füßen? Spüren Sie den Halt, den der Kontakt mit dem Boden Ihnen gibt.

Nehmen Sie dann Ihre Atmung wahr, ohne etwas an ihr zu verändern: Wo spüren Sie die Atembewegung im Körper? In der Nase? Im Mund und Rachen? Im Brustkorb, den Schlüsselbeinen, den Schultern? Spüren Sie Ihr Zwerchfell bei der Ein- und Ausatmung? Den Bauchraum? Den Rücken? Das Gesäß? Kommt durch das Atmen eine Empfindung in den Beinen und Füßen an?

Atmen Sie dann hörbar ein und aus. Ziehen Sie beim nächsten Einatmen den Bauch ein und spüren Sie, wie der Brustkorb sich bewegt. Wiederholen Sie diese Atembewegung ein paar Mal.

Drücken Sie dann beim nächsten Einatmen den Bauchraum ein bisschen nach vorne, spüren Sie, wie sich das Zwerchfell senkt. Wiederholen Sie diese Atembewegung ein paar Mal.

Lassen Sie es dann und spüren Sie Ihren Körper. Gibt es einen Bewegungsimpuls? Geben Sie dem nach und spüren Sie, was sich dadurch verändert hat.

Welche Empfindungen können Sie im Moment in Ihrem Körper wahrnehmen?
In Kopf … Gesicht … Hals … Schultern … Armen … Händen … Fingern … Brust … oberem Rücken … Bauchraum … unterem

Rücken … Gesäß … Oberschenkeln … Unterschenkeln … Füßen … Zehen?

Gibt es Bereiche, die sich verspannt oder blockiert anfühlen? Versuchen Sie, den Atem in die verspannten Bereiche zu lenken. Stellen Sie sich vor, wie die Bereiche mit jedem Atemzug mit Sauerstoff versorgt und warm werden … Und atmen Sie.

Wenn es einen Bewegungsimpuls gibt, folgen Sie dem Impuls und nehmen Sie wahr, wie sich Ihre Körperwahrnehmung verändert hat durch die Bewegung.

Kommen Sie nun in den Raum zurück. Öffnen Sie langsam die Augen und schauen Sie sich um. Vielleicht müssen Sie sich recken und strecken.

Literaturverzeichnis

Antons, K (2000). Praxis der Gruppendynamik. Göttingen: Hogrefe

Bach, G, Goldberg, H (1990). Keine Angst vor Aggression. Frankfurt am Main: Fischer

Behr, H, Hearst, L (2018). Gruppenanalytische Psychotherapie: Menschen begegnen sich. Hohenwarsleben: Westarp

Bielecke, A & Pape, S (2008). Eine für alle und alle für eine: Arbeit mit dem Inneren Team in der Gruppenpsychotherapie. In: Schulz von Thun, F, Kumbier, D (Hg.): Impulse für Beratung und Therapie. Reinbek: Rowohlt

Chopich, E & Paul, M (2009). Aussöhnung mit dem inneren Kind. Berlin: Ullstein

Cierpka, M et al. (2014). OPD-2 – Operationalisierte Psychodynamische Diagnostik: Das Manual für Diagnostik und Therapieplanung. Göttingen: Hogrefe

Dieckmann, M, Becker, M, Neher, M (2020). Faber/Haarstrick. Kommentar Psychotherapie-Richtlinien. München: Urban und Fischer

Dorst, B, Vogel, R (Hrsg.) (2014). Aktive Imagination: Schöpferisch leben aus inneren Bildern. Stuttgart: Kohlhammer

Ermann, M, Hirsch, M, Semmler, K, Strauß, B, Streek, U (2016). Kombination Einzel- und Gruppenpsychotherapie. Psychodynamische Psychotherapie. Forum der tiefenpsychologisch fundierten Psychotherapie 3. Stuttgart: Schattauer

Fenichel, O (2005). Psychoanalytische Neurosenlehre 1–3:Studienausgabe. Gießen: Psychosozial

Foulkes, SH (1978). Praxis der gruppenanalytischen Psychotherapie. München: Reinhardt

Foulkes, SH (2017). Gruppenanalytische Psychotherapie. Hohenwarsleben: Westarp

Gephart, H (2009). Die Gruppe als Heilmittel: Psychotherapie in der Gruppe in: Cornelia Edding/Karl Schattenhofer (Hg.) (2009): Handbuch Alles über Gruppen. Theorie, Anwendung, Praxis. Weinheim: Beltz

Görlitz, G (2011). Körper und Gefühl in der Psychotherapie – Basisübungen. Stuttgart: Klett-Cotta

Görlitz, G (2011). Körper und Gefühl in der Psychotherapie – Aufbauübungen. Stuttgart: Klett-Cotta

Hayne, M (1998). Die Indikationsstellung in der Gruppentherapie. In: Jahrbuch für Gruppenanalyse. 4:137–148

Heigl-Evers, A (Hg. 1971). Psychoanalyse und Gruppe. Göttingen: Vandenhoeck und Ruprecht

Heigl-Evers, A, Heigl, F (1994). Das Göttinger Modell der Anwendung der Psychoanalyse in Gruppen unter besonderer Berücksichtigung der psychoanalytisch-interaktionellen Methode. In: Gruppenpsychotherapie und Gruppendynamik. 30:1–29

Holzboog, E, Menninger, K et al. (1977). Problemata, Bd. 52: Theorie der psychoanalytischen Technik. Stuttgart: Frommann-Holzbloog

Hüther, G (2011). Was wir sind und was wir sein könnten: Ein neurobiologischer Mutmacher. Frankfurt: Fischer

Jaeggi, E (1989). Das präsentative Symbol als Wirkfaktor in der Psychotherapie oder: Der Patient als Künstler. In: Forum der Psychoanalyse 5,2:140–153

Jaeggi, E, Riegels, V (2008). Techniken und Theorie der tiefenpsychologisch fundierten Psychotherapie. Stuttgart: Klett-Cotta

Jung, CG (1964). Der Mensch und seine Symbole. Freiburg/Breisgau: Olten

Kabat-Zinn, J (2019). Gesund durch Meditation: Das große Buch der Selbstheilung mit MBSR. München: Knaur

Keil-Kuri, E (2001). Der Kassenantrag in der Gruppenpsychotherapie. In: Tschuschke, V (Hg.) Praxis der Gruppenpsychotherapie, 82–85. Stuttgart: Thieme

Kern, S, Stadler, C (2010). Psychodrama. Eine Einführung. Wiesbaden: Vs Verlag für Sozialwissenschaften

Klagsbrun, F (1993). Der Geschwisterkomplex. Frankfurt/M: Eichborn

König, K, Lindner, W (1992). Psychoanalytische Gruppentherapie. Göttingen: Vandenhoeck & Ruprecht

König, O (1996). Macht in Gruppen. Stuttgart: Klett-Cotta

König, O, Schattenhofer, K (2020). Einführung in die Gruppendynamik. Heidelberg: Carl-Auer

Kumbier, D (2008). Weder Volkslied noch Sonate: Schwierigkeiten einer Identitätsbildung als tiefenpsychologische Psychotherapeutin. In: Psychodynamische Psychotherapie. 4:240–249

Kumbier, D (2013). Das innere Team in der Psychotherapie: Methoden- und Praxisbuch. Stuttgart: Klett-Cotta

Leuner, H (2012). Katathym Imaginative Psychotherapie: Grundstufe – Mittelstufe – Oberstufe. München: Huber

Leutkart, C, Wieland, E, Wirtensohn-Baader, I (2016). Kunsttherapie aus der Praxis für die Praxis: Materialien – Methoden – Übungsverläufe. Dortmund: Verlag Modernes Lernen

Linehan, M (2016). Handbuch der Dialektisch-Behavioralen Therapie (DBT) Bd. 1: Skills Training Manual: Zur Behandlung psychischer Störungen. München: Cip-Medien

Majce-Egger, M (1999). Gruppentherapie und Gruppendynamik – Dynamische Gruppenpsychotherapie: Theoretische Grundlagen, Entwicklungen und Methoden. Wien: Facultas

Mattke, D, Reddemann, L, Strauß, B (2009). Keine Angst vor Gruppen! Gruppenpsychotherapie in Praxis und Forschung. Stuttgart: Klett-Cotta
Nowak, C, Gührs, M (2011). Kompass Interaktionspädagogik: Sicher navigieren in interaktionellen Lernprozessen. Meezen: Limmer
Palmowski, B (1992). Zur Bedeutung von Scham und Selbsterleben für Indikation und Verlauf in der analytischen Gruppenpsychotherapie. In: Forum der Psychoanalyse 8:134–146
Pape, S, Langenbach, M-L (2014). Gruppentherapie-Netzwerk Hamburg: Ein Erfahrungsbericht. In: Psychotherapie Aktuell. 3: 26–28
Perls, F (1976). Grundlagen der Gestalttherapie. Stuttgart: Klett-Cotta
Philipp de, W (2019). Systemaufstellungen im Einzelsetting. Heidelberg: Carl-Auer
Piontek, R (2004). Ambulante Gruppentherapie als Hürdenlauf. In: Psychosoziale Umschau 1:15–18
Reddemann, L (2016). Imagination als heilsame Kraft. Stuttgart: Klett-Cotta
Reddemann, L (2017). Imagination als heilsame Kraft, CD. Stuttgart: Klett-Cotta
Ritter, R (1997). Zur inneren Wirkung von Setting und Rahmen. In: Integrative Therapie 4:512–519
Rüger, U et al. (2005). Faber/Haarstrick. Kommentar Psychotherapie-Richtlinien. München: Urban & Fischer
Rüger, U et al. (2020). Faber/Haarstrick. Kommentar Psychotherapie-Richtlinien. München: Urban & Fischer
Rosa, H (2021). Resonanz. Berlin: Suhrkamp
Rothschild, B (2002). Der Körper erinnert sich. Essen: Synthesis
Rudolf, G (2006). Strukturbezogene Psychotherapie. Stuttgart: Schattauer
Schäfers B, Lehmann B (2006). Gruppe In: Schäfers B, Kopp J (Hg.): Grundbegriffe der Soziologie. Wiesbaden: VS Verlag, 97–101.
Schulz, CM (1960). Peanuts United feature syndicates, inc.
Schulz von Thun, F (2018). Miteinander reden: Fragen und Antworten, Reinbek: Rowohlt
Schwartz, R, Sweezy, M (2021). Systemische Therapie mit der inneren Familie. Stuttgart: Klett-Cotta
Semmler, K (2016). Kombinierte Einzel- und Gruppentherapie im Spannungsfeld zwischen Arbeitsbündnis und Übertragungsagieren. In: Psychodynamische Psychotherapie. Forum der tiefenpsychologisch fundierten Psychotherapie. 3: 140–149
Staats, H, Dally, A, Bolm, T (2014). Gruppenpsychotherapie und Gruppenanalyse: Ein Lehr- und Lernbuch für Klinik und Praxis. Göttingen: Vandenhoeck & Ruprecht
Stahl, E (2012). Dynamik in Gruppen. Weinheim: Beltz
Stahl, S (2015). Das Kind in dir muss Heimat finden. München: Kailash
Stiles, WB (2002). Assimilation of problematic experiences. In: Norcross, JC (Hg.), Psychotherapy relationships that work: Therapist contributions and responsiveness to patients (S. 357–365). New York: Oxford University Press

Strauß, B, Mattke, D (2012). Gruppenpsychotherapie: Lehrbuch für die Praxis. Berlin, Heidelberg: Springer

Strauß, B (2017). Psychodynamische Gruppenpsychotherapie – Wirkungen und Nebenwirkungen. In: Psychodynamische Psychotherapie. Forum der tiefenpsychologisch fundierten Psychotherapie. 2:73–84

Strauß, B (2022). Psychotherapie kompakt. Gruppenpsychotherapie: Grundlagen und integrative Konzepte. Stuttgart: Kohlhammer

Taubner, S, Fonagy, P, Bateman, A (2019). Mentalisierungsbasierte Therapie. Göttingen: Hogrefe

Trautmann-Voigt, S, Voigt, B (2019). Mut zur Gruppentherapie! Das Praxisbuch für gruppenaffine Psychotherapeuten. Stuttgart: Schattauer

Trautmann-Voigt, S (2013). Tiefenpsychologisch fundierte Gruppentherapie in der ambulanten Psychotherapie. In: Deutsche Psychotherapeutenvereinigung. 1:12–17

Tschuschke, V (2010). Gruppenpsychotherapie: Von der Indikation bis zu Leitungstechniken. Stuttgart: Thieme

Walcher, M (2014). Der »leere Stuhl« als Technik der integrativen Gestalttherapie. Wien: AV Akademikerverlag

Weiss, H, Harrer, M, Dietz, T (2015). Das Achtsamkeits-Buch. Stuttgart: Klett-Cotta

Wöller, W, Kruse, J (2002). Tiefenpsychologisch fundierte Psychotherapie. Stuttgart: Schattauer

Wöller, W (2015). Tiefenpsychologisch fundierte Psychotherapie als ressourcenbasiertes integratives Verfahren. In: Psychodynamische Psychotherapie. Forum der tiefenpsychologisch fundierten Psychotherapie. 1:3–12

Yalom, ID (1995). Theorie und Praxis der Gruppenpsychotherapie. Ein Lehrbuch. Stuttgart: Klett-Cotta, 3. vollst. überarb. Neuauflage

Yalom, ID (2005). Theorie und Praxis der Gruppenpsychotherapie. Ein Lehrbuch. Stuttgart: Klett-Cotta, 14. Aufl. 2021

Yalom, ID (2005). Die Schopenhauer-Kur. München: btb

Yalom, ID (2005). Im Hier und Jetzt: Richtlinien der Gruppenpsychotherapie, New York: Random House

www.klett-cotta.de/lebenlernen

Dankwart Mattke, Luise Reddemann,
Bernhard Strauss, Bernhard Strauß

Keine Angst vor Gruppen!

Gruppenpsychotherapie in Praxis und Forschung

Leben Lernen 217. 399 Seiten, broschiert. ISBN 978-3-608-89077-8

Damit Gruppentherapie gelingt!

Wer sich als Psychotherapeutin oder -therapeut der Herausforderung stellt, mit Gruppen zu arbeiten, wird in diesem Buch alle wichtigen Instrumente beschrieben finden; zudem typische Schwierigkeiten und Fallstricke, welche die Dynamik einer Gruppe bereithält. Je ein ausführliches Kapitel ist der Gruppenarbeit mit Trauma-PatientInnen und der Gruppentherapieforschung gewidmet.

»Das vorliegende Werk ist für alle geeignet, die gruppenpsychotherapeutische Ansätze kennenlernen und durchführen wollen. Angesprochen sind sowohl interessierte Laien, die sich für die Dynamik von Gruppen interessieren als auch Fachpersonen, wie PsychologInnen, PsychotherapeutInnen, PädagogInnen, etc., die mit therapeutisch geführten Gruppen arbeiten.« *buchtips.net*

Leben LERNEN
Klett-Cotta